急诊中医临床实践录

主 编 杨 赛 黄 磊

副主编 宋 曦 胡 扬

编 委 曾雅军 陈之兴 王文翰 龙 超

科学技术文献出版社
SCIENTIFIC AND TECHNICAL DOCUMENTATION PRESS
·北京·

图书在版编目（CIP）数据

急诊中医临床实践录 / 杨赛，黄磊主编. —北京：科学技术文献出版社，2024.3

ISBN 978-7-5235-0713-1

Ⅰ.①急… Ⅱ.①杨… ②黄… Ⅲ.①中医急症学—中医临床 Ⅳ.① R278

中国国家版本馆 CIP 数据核字（2023）第 159118 号

急诊中医临床实践录

策划编辑：薛士滨　责任编辑：郭　蓉　周可欣　责任校对：张吲哚　责任出版：张志平

出　版　者　科学技术文献出版社

地　　　址　北京市复兴路15号　邮编　100038

编　务　部　（010）58882938，58882087（传真）

发　行　部　（010）58882868，58882870（传真）

邮　购　部　（010）58882873

官 方 网 址　www.stdp.com.cn

发　行　者　科学技术文献出版社发行　全国各地新华书店经销

印　刷　者　北京九州迅驰传媒文化有限公司

版　　　次　2024 年 3 月第 1 版　2024 年 3 月第 1 次印刷

开　　　本　710×1000　1/16

字　　　数　238千

印　　　张　16

书　　　号　ISBN 978-7-5235-0713-1

定　　　价　98.00元

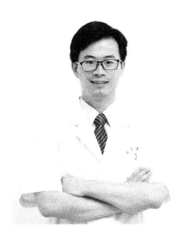

　　杨赛，出生于中医世家，副主任医师，湖南省直中医医院中医巡诊专家组成员，湖南省中医药和中西医结合学会经典与临床分会委员，湖南省新冠病毒感染中医救治专家组成员。硕士研究生，毕业于广州中医药大学，师从广东省名中医池晓玲教授，曾受经方名医黄仕沛教授、沈宝藩教授指导，潜心研究经方学术，从事急危重症工作 10 余年，擅长运用经典古方治疗神昏病、肺衰病、肺热病、心衰病、顽固性咳嗽病、水肿病、头晕病、头痛病、腰痛病、泄泻病、腹痛病、多汗症、喉痹等常见急症及疑难杂病。曾主编《急诊常用中医药特色诊疗技术汇编》。

作者简介

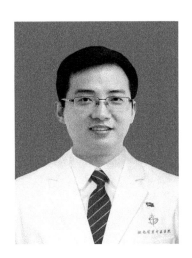

　　黄磊，副主任中医师、湖南中医药大学硕士研究生导师，长期从事急危重症医疗及管理工作。担任国家（湖南）中医紧急医学救援队副队长、湖南省医疗应急工作专家组成员，湖南省中医急诊科质量控制中心副主任，湖南省中医药和中西医结合学会急诊专业委员会副主任委员、株洲市急救科普协会会长。曾荣获"首届湖南省最美医生"、"湖南省抗击新冠病毒感染先进个人"、"湖南省卫生应急先锋"、"雷锋式健康卫士"、湖南省卫生健康委员会"五四青年奖章"、"株洲市优秀青年医师"等称号。主持并参与湖南省中医药管理局、湖南省卫生健康委员会科研课题3项，主编《急诊常用中医药特色诊疗技术汇编》，发表论文10余篇，能熟练运用中医理论特别是经方治疗外感热病、急性咳嗽、痤疮、胃脘痛、泄泻、头痛、失眠、胸痛、腰痛等内科杂病。

　　我与杨赛医师自毕业后一直从事急诊临床工作，刚毕业那些年，我们经常在一起值班，一同讨论如何提升急危重症诊疗能力，研究如何开展新技术新项目，伴随着学科的不断发展，自身的急危重症诊疗水平得以快速提升，一晃也过去了十多个年头，直到 2018 年我们一起参加中华中医药学会组织的第三届全国青年医师急救技能大赛，与全国各省队伍同台竞赛并获得团体一等奖，这次竞赛让我们看到了更多的中医急诊元素，回来后我们就思考如何发展急诊中医特色，让"简、便、廉、验"的中医技术服务更多的急诊患者。因为急诊学科的特殊性，患者不太可能长时间滞留在急诊科，而且病患多抱有立竿见影的心态，我们在疾病诊疗过程中经过反复讨论，遴选出一批高效经方与外治法，取得了不错的效果。并于 2019 年 10 月在全省率先开设急诊经方诊室，经过三年多运行，吸引了大量患者前来就诊，解决了很多急诊临床中遇到的问题，也积累了很多成功救治案例，特别是这几年我们对如何在急诊科开展中医特色诊疗也积累了一些经验。因此，我和杨赛医师经过充分酝酿后，决定把我们这几年的经历和部分有效案例出版成书籍，方便有兴趣的同道一起交流。

　　《急诊中医临床实践录》全书共有 6 个部分，第一部分为医论部分，主要介绍急诊人才培养和部分学习实践心得。第二部分为科室在方药使用过程中积累的一些成功经验，第三、第四部分为部分成功诊疗案例与分析，在编辑过程中我们尽量保持原汁原味，第五部分为附录，罗列了急诊常用穴位和中药，方便读者临证查阅。

　　由于时间、个人学识水平有限，本书在内容叙述之中言辞表达不尽准确，一些论点认识上还有很多不足，出于实用和对中医的热爱，此作所述出入有过或不及之处，敬请有识之士批评指导。

黄磊

2024 年 1 月 1 日

序言二

自 2003 年开始学习中医，至今已经 20 余载，身边很多大学同学已经转行不再行医，学医之苦不言而明，学中医之难更甚，回想这一路走来，是什么支撑着自己坚持下来，并且对于中医事业的信心日益增强？首先是兴趣，从小跟随祖父、伯父一起上山采药、炮制中药，亲自品尝中药的酸、苦、甘、辛、咸，目睹长辈运用中医药治疗毒蛇咬伤、破伤风、尿毒症、蛇窜疮的神奇疗效，逐渐对中医药产生了兴趣，自觉地想去采更多的药、背诵更多的方歌、看更多的经典。其次是信心，从自身服用中药的体验中、亲自为亲友治病的经历中、名医医案中逐渐积累运用中医药的信心。最后是崇拜，大学本科实习时曾经跟诊于国医大师沈宝藩教授，沈教授半日接诊患者百余人，由于工作量大，有 4 位副主任医师抄方辅助，为了满足患者的求诊需求，经常需要加班；读研究生时，跟随导师池晓玲教授坐诊，每次门诊虽然工作量很大，池老师仍然稳如泰山，医患沟通非常到位，教学讲解一丝不苟；工作后，曾经有幸跟诊了广州名中医黄仕沛教授，收获良多，亲见黄教授治疗西医同行推荐过来的疑难重症疗效惊人，我想这便是中医药的优势。

机缘巧合，我毕业后一直从事着急危重症的诊治工作，虽然大多数医院，这一领域基本被西医药占据，然而我一直觉得中医药是可以治疗急危重症的，只是缺乏认识，缺乏这一领域的人才，并且一直在关注这一领域发展。国医大师张学文曾说"中医不是慢郎中"，历代名中医都擅长治疗急症，现在的中医看慢性病多些，于是就给人"中医药不能看急症"的误解。中医药治疗急危重症在西医药进入中国之前是一直被认可的，后来随着西医药的强势发展，医院急诊逐渐失去了中医的地位，从

2003 年非典疫情到如今的新型冠状病毒感染，中医药治疗急危重症的优势逐渐得到大家的认可，国家要求中医药全面发展，当然不能丢了急诊领域。

著书立说本是晚年之举，无奈有感于当今急诊中医药的发展缓慢，在湖南省直中医医院急危重症中心主任黄磊党委委员的建议下，将我们在急诊工作积累的一些经验和典型病案分享给急诊同行，以抛砖引玉，寄希望于能够给予急诊同行使用中医药的信心，鼓励同行转变思路，运用中医思维，发挥中医药在急诊的优势和特色。由于时间仓促，个人水平有限，不足之处请大家批评指正。

感谢宋曦同志的策划整理，肖斌斌同志的图片处理，杨俊夫同志的摄影，刘洋同志作为穴位图片模特，感谢他们为本书顺利出版提供的帮助。

杨赛

2023 年 12 月 30 日

内容提要

　　本书专注于急诊中医临床研究，全书分为 5 个部分，包括医论、方药杂谈、急诊方药内服治疗篇、急诊中医药外治篇、附录。本书重点介绍急诊中医药内服治疗急诊常见病、多发病的临床体会、辨证论治、经方方证、疗效观察，其中不少案例为西医同行难治的疾病在作者的精心调治下得到治愈或明显缓解。作者以亲身临床实践，向读者同行展示了急诊中医药的疗效，给予急诊同行应用中医药的信心，鼓励同行转变思路，发挥中医药在急诊的优势和特色。

　　本书具有 3 个特色：

　　1. 全书所有案例均来自作者的急诊临床经历，很多案例的治疗具有可重复性强、实用性强、有效率高的特点。

　　2. 全书记载病案大多为急诊常见病、多发病的纯中医药治疗，专注于急诊中医临床研究。

　　3. 本书介绍的案例涉及内、外、妇、儿、五官科，所用治疗包括内服中药和中医药特色外治疗法等多种治疗手段。

　　本书适合中医临床医师、急诊医师、中医院校学生阅读使用。

目 录

医 论

方药杂谈

急诊方药内服治疗篇

急诊中医药外治篇

附 录

医 论

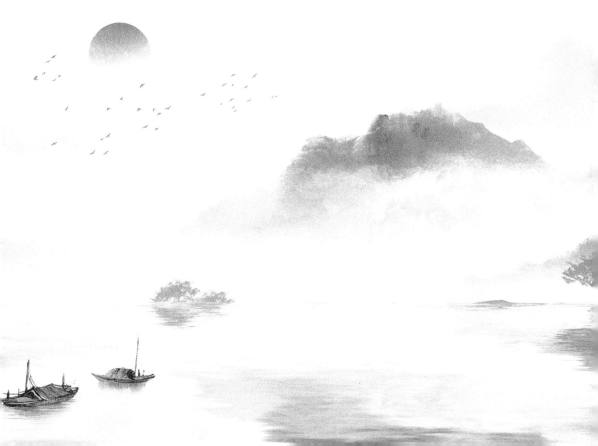

中医急诊医师成长浅谈

一直以来各个医院急诊都是以西医思维为主，急诊医师在面对急诊患者时，心里首先想的是如何快速确诊，避免漏诊或误诊，采取对症处理，即使没有中医药参与也没有什么关系，很少有急诊医师留有余力来思考中医。然而在中医院，我们不止有西医药这个武器，还有中医药这把利剑，好比两只手比一只手更有战胜病魔的优势。国医大师张学文曾说"中医不是慢郎中"，笔者在急诊临床中感觉确实如此，中医用之得当，真的不输西医，可与西医优势互补。下面谈谈笔者的急诊中医成长之路。

一、紧跟指南，思考中医

刚毕业时初入临床，被分到急诊工作，对于急危重症的处理不熟悉，怕出错，花了很多功夫去学习西医指南，慢慢地把急救基本功如心肺复苏、气管插管、呼吸机、深静脉置管、心电图判读等掌握好了，常见急危重症的规范诊治熟悉了，这大概花了 2 年时间。慢慢地，笔者开始有余力思考中医在急危重症领域的作用，一边学习李可等名老中医的经验，一边开始尝试运用中医药治疗急诊的感冒发热、咳嗽、胃肠炎、眩晕、水肿、丹毒、带状疱疹等，后来 ICU 的急性心肌梗死后心衰、重症胰腺炎、重症肺炎、消化道出血等。经过初步的尝试，发现中医药对于很多疾病都有效，部分疾病具有绝对优势，一些名医经验可以借鉴，中西医结合思维既安全又能提高疗效。

二、中西结合，优势互补

西医治病的前提是明确诊断，需要急诊完善检查，一些患者虽然完善检查仍然无法明确诊断，有的病情重收住院进一步诊治，有的病情稳定可以观察，无特殊处理。如低危胸痛患者，检查无大碍，患者确实感觉阵发性胸痛不适，此时应该有中医思维，发挥中医四诊合参、辨证论治的优势，这时候柴胡疏肝散、血府逐瘀汤、小陷胸汤、旋覆花汤等经常有应用的机会。一些患者经过检查，明确诊断，不需要住院的，医师需要有中西医结合思维，给出最佳治疗方案，让患者来选择。如带状疱疹的胸痛，西医治疗以抗病毒、止痛为主，皮肤疱疹痊愈后不少患者遗留神经性疼痛，需要长期服止痛药。而中医辨证论治，这种情况就可以避免，还可以缩短病程、提高疗效。又例如感染性发热的疾病，有些西药抗感染疗效显著，应该快速使用西药抗感染，中药辅助改善症状，但当遇到耐药、缺药、药物过敏等情况时，中医药又可以成为主要手段。

三、找准优势病种，纯中医治疗增信心

部分急诊疾病，在西医进入中国之前，一直都是使用中医药治疗的，而且疗效很好。如感冒、咳嗽、胃肠炎、良性眩晕、落枕、腰扭伤、急乳蛾、水痘、带状疱疹、神经性头痛、胆囊炎、不完全性肠梗阻、输尿管结石、尿路感染、胃溃疡、牙痛、面瘫等。急诊中医首先应该放下"中医治慢病"的成见，积极学习名医前辈的经验。复习中医基础知识，尝试把常见的中医优势病种熟悉诊治，逐渐积累纯中医治疗急症的信心，让患者重新认识中医。笔者在急诊这几年积累了很多粉丝都是因为急诊看病相识，他们当中很多人起初是对中医有误解，认为中医不治疗急症，一来便要求静脉滴注，经过笔者的劝解和良好中药疗效，他们也放下偏见，很容易接受纯中医治疗。尤其是一些对抗生素过敏、耐药、怕静脉滴注的患者，急诊中医药成为他们的福音。对于一些西医药尚无特效治疗的疾病，急诊中医药更需要积极作为，提高辨证论治水平，提前介入治疗，改善患者症状、缩短病程，赢得广大患者的信任。

四、练好基本功，提高中医疗效

中医基础功课包括《中医基础理论》《中医诊断学》《中药学》《方剂学》《中医内科学》《中医外科学》《中医儿科学》《中医妇科学》《针灸

学》《金匮要略》《伤寒论》《黄帝内经》《温病学》等，这些书籍相信很多急诊中医同道已经不再熟悉了，因为毕业后除非晋升职称，平时既不考试，也不应用。医院的业务考试基本是西医知识，以至于很多中医毕业后到了急诊就被改造成了西医。急诊做中医很难，难在既要学好西医，又要学好中医，比起西医需要花费更多时间，这就需要有中医兴趣，把使用中医药治疗疾病当做一种乐趣，能够从中获得成就感。在中医基本功当中，针灸技术非常适合急诊，尤其是急性疼痛性疾病更合适。但是针刺技术需要练功，要求指力、穴位解剖。现在针刺技术种类很多，诸如平衡针、浮针、颊针、耳针、腹针等，建议急诊医师熟练掌握一种，多加练习，关键时候就能派上用场。笔者曾经值夜班，遇到一个50多岁的牙痛患者，从西医院用了止痛药未缓解过来，问我们有没有中医的办法。我给他辨证为肾虚胃火证，先给他针刺了颊车穴、合谷穴，当即牙痛缓解很多，随后开了玉女煎加减方3剂，隔日取药，一周后随访患者疗效满意，患者表示"非常感激，非常意外，急诊中医药还可以治疗牙痛！"

五、多读医案，加强辨证能力训练

中医临床，难在辨证，急诊临床更是如此，面对急症，需要短短几分钟给出治疗方案，要求急诊中医师熟练掌握常见病的辨证方法。我们都学过八纲辨证、脏腑辨证、卫气营血辨证、六经辨证等，个人体会六经辨证和方证辨证在急诊临床中比较实用，不过八纲辨证、脏腑辨证对于患者而言更容易理解。如一个外感1天的患者，主要症状有头痛、颈项强痛、全身酸痛、恶寒、发热，舌淡红，苔薄白，脉浮紧。血常规阴性、C反应蛋白稍高，余无异常。西医诊断病毒性感冒，中医诊断感冒病。以中医治疗，如果采用六经辨证和方证辨证就很简单，对照《伤寒论》原文"太阳之为病，脉浮，头项强痛而恶寒。太阳病，项背强几几，无汗恶风，葛根汤主之。"辨证结果为太阳表实证、葛根汤方证，几乎原方即可。但是跟患者沟通时，你要说你是风寒感冒，否则难以理解。又比如一个腹泻1个月的患者，主要症状有腹泻如米粥样，胃脘冷痛，四肢不温，精神疲倦，食欲差，口不渴，怕冷，舌淡，苔白，脉沉。肠镜检查后，西医诊断慢性肠炎，中医诊断泄泻病。以中医治疗，如果采用六经辨证和方证辨证，对照《伤寒论》原文"太阴之为病，腹满而吐，食不下，自利益甚，时腹自痛。自利不渴者，属太阴，以其藏有寒故也，当温之，宜服四逆辈。"辨证结果为太阴证、四逆汤方证，以四逆汤加茯苓即可。但是，对于患者而言要说是寒邪导致的腹痛。《伤寒杂病论》是张仲景用很多的急诊临床医案写成的，熟读这些医案，可以帮助读者快速成长为一个优秀的急诊中医。当然还有很多名医医案值得阅读，如《经方实验录（曹颖甫先生医案）》《余听鸿经典医案赏析》《汉方诊疗三十年》等。

谈中医腹诊在急诊临床中的应用体会

中医腹诊属于"四诊"范畴，有别于西医学的腹诊，详细记载见于《中医诊断学》。中医腹诊历史悠久，最早见于《黄帝内经》，发展于《伤寒杂病论》，盛行于日本汉方医学界，而当今国内中医界不少中医临床诊治时将其忽略，"切诊"只用切脉，不知其中奥秘，这里谈的腹诊，即是通过腹部的症状、体征而进行辨证。下面浅谈笔者在急诊临床中应用中医腹诊来辅助辨证施治的体会，以抛砖引玉启发后来急诊人。

一、腹诊的临床意义

急诊临床中腹诊要达到两个目的，一方面是为了进行西医学的鉴别诊断，以免漏诊；另一方面是辨别中医诊断的病位、病性、病因、病机、证候，从而确定治则治法。现举个急性腹痛病例来说明。

张某，男性，54岁，主诉：突发性剧烈腹痛1小时。问诊得知患者有高血压病史，血压一直控制不好，发病时血压200/130 mmHg。腹痛从上到下呈撕裂样，并逐渐加重。腹诊：腹部膨隆，剑突下至肚脐的腹肌紧张，有压痛无反跳痛，墨菲征阴性，麦氏点无压痛及反跳痛。脐周叩诊鼓音明显，肠鸣音活跃。西医腹诊提示急腹症如主动脉夹层动脉瘤、急性肠梗阻、胃肠穿孔、肠系膜动脉栓塞、心肌梗死等，几乎每一个疾病都很危险，需要立即进一步检查以明确诊断，否则可能延误治疗，甚至危及生命。中医腹诊提示该病病位在腹部（较深、属里证），病性为实证（腹肌紧张，有抵抗感），病因为邪阻（不通则痛，鉴别食积、瘀血、痰饮），治疗原则为急则治其标，方证（大承气汤证、桂枝茯苓丸证、大陷胸汤证）。患者最终诊断主动脉夹层动脉瘤，西医给予血管介入治疗后请中医会诊协助解决腹胀、便秘、顽固性高血压、烦躁等，中医考虑瘀热在里，属于阳明里实证夹瘀，给桃核承气汤，以通腑泄热，活血化瘀。这个案例告诉笔者，急诊中医临床必须掌握好中医、西医两种诊疗思维，明确诊断后选择最适合患者的治疗，或以中医治疗为主，西医参与辅助治疗，或以西医治疗为主，中医参与协助治疗，发挥好各自的优势。腹诊中既要用到西医思维，也要同时有中医思维，中西结合才能当好一个优秀的急诊中医师。

二、腹诊前准备

诊室安静，温度适宜，嘱患者仰卧，双下肢伸直，两手放于两侧大腿边，身体处于放松状态，从胃脘部到髂前上棘暴露腹部（注意保护患者隐私），检查者双手温暖，准备听诊器。

三、中医腹诊的操作及内容

腹部区域一般分为心下、胸胁、胁下、脐旁与小腹等部位。医者坐或立于患者右侧实施操作，先观察患者腹壁有无异常情况，然后用指腹或手掌，自上而下，先左后右，开始触按，了解各部位有关情况，手法应轻柔徐缓，由轻到重，由浅入深。具体可分为望、闻、问、切4个部分：望诊是诊察腹部的形态与色泽；闻诊是诊察腹部的声音与嗅气味，如胃脘部振水声、肠鸣音、口气等；问诊是诊察患者自我感觉到的腹部症状及全身症状；切诊是从整体至局部诊察腹壁出汗情况、皮肤温度、整体紧张度、局部紧张度、腹主动脉搏动情况、局部抵抗和压痛、心窝部拍水音（胃部振水音）等进行观察。

四、中医腹诊先辨虚实

急诊患者就诊病情多样，通过腹诊首先要辨别虚实。实证大多起病急，病情变化快，患者痛苦明显，部分危及生命，需要紧急处理，优先处理。实证患者的常见腹症有腹部膨隆，腹肌紧张，触及压痛及反跳痛，拒按，症状持续，进行性加重，触及燥屎，叩诊有鼓音，听诊肠鸣音亢进，胃部振水音，皮温高，出汗多、黏、臭，发红，长皮疹，静脉曲张，少腹硬满等。实证治疗原则当然要用泻法，可辨证选取汗法、吐法、下法、清热解毒、活血化瘀、行气化痰等方剂。如果采用六经辨证多属三阳证，方用麻黄汤类、桂枝汤类、柴胡汤类、承气汤类等。

虚证大多慢性起病，病情变化不大，患者痛苦程度较轻，很少危及生命，可以正常候诊接诊。虚证患者的常见腹症有腹部凹陷，腹皮柔软如棉，干燥、出汗少、冷汗、心下痞、腹直肌稍紧、皮温低、肠蠕动慢、按压舒适、疼痛减轻、脐上或脐下悸动，小腹软弱、麻木不仁等。虚证患者要用补法，可辨证选择补益气、血、阴、阳之类方剂。如果采用六经辨证多属三阴证，方用理中汤类、四逆汤类。

五、常见经典腹证案例分享

1. 心下痞的慢性胃炎患者

张某，女性，45岁，2021年4月5日初诊。主诉：反复胃脘不适3年。自诉3年前开始无明显诱因反复胃脘部不适，似痛非痛，似胀非胀，伴有反酸、胃灼热、打嗝，肠鸣音明显，四肢不温，大便偏溏。既往有慢性胃炎、胃食管反流病。查体：腹部平软，剑突下按压不适，有明显抵抗，肠鸣音活跃，舌淡红，苔薄黄腻，脉细滑。中医腹诊提示心下痞满，反酸、胃灼热、打嗝、苔黄提示胃热，四肢不温、肠鸣、便溏提示脾寒，故而诊断为胃痞病（寒热错杂夹湿证），以半夏泻心汤加茯苓治疗，诸症缓解，疗效明显。

2. 胸胁苦满的双手麻木患者

张某，男性，65岁，2022年6月20日初诊。主诉：双手麻木2年。自诉2年前开始双手麻木、握力下降，右手明显，无明显口干口苦，食欲可，夜眠安，腹胀，大便干结。查体：体格壮实，腹部膨隆，剑突角呈钝角，心下至胸胁硬满压痛，腹肌紧张，有明显抵抗感，舌红，苔薄黄，脉弦滑。腹诊提示明显的胸胁苦满，结合大便干结，考虑少阳阳明合病，属于大柴胡汤方证，故选用大柴胡汤加减而疗效显著。此例患者并没有口干、口苦、纳差等少阳证表现，但是根据胸胁苦满这样的腹证，加上有明显的阳明腑实证表现，比较肯定的用了大柴胡汤。

3.胃脘部震水音的眩晕患者

王某，女性，38岁，2022年5月3日初诊。主诉：反复头晕目眩、恶心呕吐2年余，再发半天。自诉2年前开始反复头晕目眩、视物旋转、恶心呕吐，闭目可缓解，刻下口渴不欲饮，头晕目眩、视物旋转、恶心欲呕，无食欲，大便溏稀。查体：神志清，言语清晰，病理征阴性。听诊闻及胃部震水音。舌淡胖，苔水滑，脉滑。辅助检查：头部CT未见明显异常。根据胃部震水音，结合舌脉、症状，考虑痰饮上逆所致眩晕，"心下有痰饮，胸胁支满，目眩，苓桂术甘汤主之""病痰饮者，当以温药和之"，故以苓桂剂加减而快速见效。

4.回盲部压痛的急性阑尾炎患者

吴某，男性，35岁，2021年8月9日初诊。主诉：右下腹疼痛2天。自诉2天前开始无明显诱因出现右下腹疼痛，走路或伸直右下肢则明显，逐渐加重伴大便干结。查体：右下腹腹肌紧张，可触及压痛、反跳痛明显，局部皮温高，舌红，苔黄腻，脉弦滑。辅助检查：阑尾区肿胀明显，提示阑尾炎可能。根据右下腹腹肌紧张，触痛，皮温高，结合舌脉、症状，考虑大黄牡丹汤方证，故以大黄牡丹皮汤加减而很快治愈，免除了手术之苦。

5.腹直肌紧张的腹痛患者

李某，男性，10岁，2022年7月6日初诊。主诉：反复腹痛3年。家属代诉3年前开始反复腹痛，阵发性，腹部喜温喜按，食欲不佳，大便不畅。查体：体瘦，腹部稍凹陷，双侧腹直肌紧张如棒状，舌淡红，苔薄白，脉弦细滑。辅助检查：肠系膜见多个淋巴结。根据腹直肌紧张如棒、喜温喜按，结合舌脉、症状，考虑符合小建中汤方证，"虚劳里急，悸，衄，腹中痛，梦失精，四肢酸疼，手足烦热，咽干口燥，小建中汤主之"。故以小建中汤原方治疗而获痊愈。

6. 腹直肌紧张的鼻窦炎患者

杨某，男性，40岁，2020年9月10日初诊。主诉：鼻塞7年。自诉7年前开始感觉鼻塞，经常倒吸脓鼻涕从口中吐出，伴有前额胀痛，大便干结。查体：腹直肌紧张，舌淡红，苔白腻，脉弦滑。辅助检查：头部CT提示鼻窦炎。根据腹直肌紧张，考虑符合四逆散证，故以四逆散加味而诸症缓解。

7. 腹直肌紧张的鼻衄患者

李某，男性，8岁，2022年8月1日初诊。主诉：反复鼻衄3年。家属代诉3年前开始反复鼻衄，左右鼻孔交替，出血量不大，能很快止血，食欲不佳，经常腹痛。既往史：肠系膜淋巴结炎。查体：消瘦，腹直肌紧张明显，舌淡红，苔薄白，脉弦细滑。根据腹直肌紧张，阵发性腹痛，鼻衄，考虑符合小建中汤方证，"虚劳里急，悸，衄，腹中痛，梦失精，四肢酸疼，手足烦热，咽干口燥，小建中汤主之。"故以小建中汤原方治疗而疗效很好。

8. 少腹不仁的尿频患者

张某，女性，78岁，2022年8月2日初诊。主诉：尿频2年余。自诉2年前开始日夜尿频明显，口不渴，怕冷，腰膝酸软，大便不畅。查体：小腹部腹肌松软无力（少腹不仁）、皮温低，舌淡红，苔少，脉沉细滑。根据少腹不仁，考虑符合肾气丸方证，故以肾气丸加减而尿频明显改善。

9. 心下冰冷的胃脘痛患者

文某，女性，45岁，2022年4月2日初诊。主诉：胃脘痛2年。自诉2年前开始无明显诱因出现胃脘痛，饮热水则缓解，平时怕冷神疲，四肢凉，大便溏稀。查体：胃脘区皮温冰凉，喜温喜按，舌淡红，齿痕，苔薄白，脉细滑。根据心下胃脘区皮温低，结合舌脉、症状，考虑符合理中汤方证，故以理中汤原方取得显效。

六、腹诊学习参考资料

《皇汉医学》汤本求真著,《汉方诊疗三十年》大塚敬节著,《和汉诊疗学》寺泽捷年著,《腹证奇览》稻叶克、和久田寅著,《腹证奇览翼》和久田寅著,《汉方入门讲座》龙野一雄著等。

经方在急诊发热性疾病中的应用思考

在新型冠状病毒大规模流行前，发热性疾病为急诊常见病，包括外感疫毒、内伤杂病、外科病等，笔者经常辨证使用不同经方治疗急诊发热性疾病。在运用中医药治疗发热患者时，我们经常需要思考几个问题：西医诊断原因不明，能不能用中药？急诊退热，中药如何煎服？诊断明确，可以使用抗生素，可以手术，如何把握中药使用时机？下面就笔者急诊临床运用经方治疗发热性疾病经验，结合经方名医黄煌、汤本求真、大塚敬节等名医经验，谈一些粗浅的认识。

一、经方抗疫的历史回顾

新型冠状病毒流行早期，由于对于该病认识不足，早期危害严重，没有特效药物，国家中医药管理局组织中医专家根据经方抗疫经验，迅速拟定了抗疫专方——清肺排毒汤，该方在全国推广使用取得明显疗效，获得巨大成功，使得大家重新认识到中医药的抗疫疗效，对中医药治病救人的信心大增。该方由4个经方组成，麻杏石甘汤、射干麻黄汤、小柴胡汤、五苓散，这些方子均能治疗发热，如麻杏石甘汤治疗表寒肺热，"发汗后，不可更行桂枝汤，汗出而喘，无大热者，可与麻黄杏仁甘草石膏汤"；小柴胡汤治疗邪郁少阳发热，"往来寒热……或不渴，身有微热"；五苓散治疗饮邪化热，"霍乱，头痛、发热、身疼痛、热多欲饮水者"等。

2003年非典型肺炎（SRAS）肆虐，广东地区邓铁涛国医大师建议使用经方麻杏石甘汤、大小承气汤等抗疫，取得明显疗效，因为重症率、死亡率明显低于单纯西医治疗患者，而备受关注。自此，大家开始对中医药抗疫有些信心和期待。

清朝末年甲午期间，广东地区爆发鼠疫，尸横遍野，西医无特效药，而广东名医黎庇留等运用经方——升麻鳖甲汤治疗鼠疫，活人无数。香港医局因此设置中西医治疗鼠疫擂台，结果中医药疗效胜过西医，故民间歌谣传颂"省港大鼠疫，中医当救星"。

东汉末年，张仲景在《伤寒杂病论》中记载："余宗族素多，向余二百，建安纪元以来，犹未十稔，其死亡者，三分有二，伤寒十居其七。"中国历代接连出现各种疫情，然而中华民族仍然繁衍昌盛，得益于中医药学的伟大贡献，其中经方抗疫更是疗效显著，功不可没。

二、急诊发热性疾病的经方辨证

急诊发热性疾病经方辨证多从以下方面考虑：太阳表证或兼太阳表证、少阳证（经证或腑证）、阳明证（经证或腑证）、少阴证、湿邪郁热证、瘀血郁热证、疟疾。

1. 太阳表证或兼太阳表证

太阳证作为外邪入侵的第一道屏障，多为首发病，病情最轻，表证明显，这里包括麻黄汤证、桂枝汤证、麻桂各半汤证、桂枝二麻黄一汤、桂枝二越婢一汤、葛根汤证、麻杏石甘汤证、大青龙汤证、麻辛附汤证等。这里重点介绍下麻黄汤、桂枝汤、葛根汤、麻杏石甘汤、麻黄附子细辛汤的方证及使用体会。

"太阳病，头痛发热，身疼腰痛，骨节疼痛，恶风无汗而喘者，麻黄汤主之。"结合条文与临床经验，麻黄汤方证有：发热伴随恶风、恶寒、无汗、喘促；头痛、身痛、腰痛、关节痛，遇到阴冷潮湿加重；肌肤灼手、起疹，鼻中干燥或咳喘而胸闷，舌淡，苔薄，脉浮紧。应用体会：以发热、无汗、恶风为主的外感性疾病常用。如普通感冒、流感、肺炎、脑炎；局灶性化脓性感染，如急性乳腺炎的初期，乳腺管闭塞症见发热发冷如疟状，苔薄白，脉浮紧者；以发热、头身疼痛为主的疾病，如风湿性关节炎。用麻黄汤需要温覆发汗，以微微汗出最好，中病即止，体质虚弱者禁用。

"太阳中风，阳浮而阴弱，阳浮者，热自发，阴弱者，汗自出，啬啬恶寒，淅淅恶风，翕翕发热，鼻鸣干呕者，桂枝汤主之。太阳病，头痛发热，汗出恶风，桂枝汤主之。" 结合条文与临床经验，桂枝汤的方证有：发热伴有汗出、恶风、恶寒、鼻鸣干呕、头痛，舌淡，苔薄白，脉浮缓。应用体会：感染性疾病，如结核病发热；非感染性发热，不明原因发热均有应用机会。体温高低并不是用方的关键，运用本方要避免见热远温的习惯性思维，对于妊娠外感发热用该方也很安全；加减灵活，如寒加附子，热加黄芩，虚加人参，实加大黄。

"太阳病，项背强几几，无汗恶风，葛根汤主之。" "太阳与阳明合病者，必自下利，葛根汤主之。" 结合条文与临床经验，葛根汤方证有：发热伴项背强，无汗恶风，或见下利、呕吐。应用体会：葛根汤证的发热可高可低，但必须有颈项拘急疼痛，多用于外观肌肉比较结实者，脉象充实有力者，合并下利时，要跟葛根芩连汤鉴别，葛根汤证化热后可转为葛根芩连汤证。如伴有咽痛红肿时加半夏、石膏；如考虑感染性发热，加升麻 10 g。

"发汗后，不可更行桂枝汤，汗出而喘，无大热者，可与麻黄杏仁甘草石膏汤。" 结合条文与临床经验，麻杏石甘汤方证有：发热、汗出、舌红唇燥、喘咳急迫而烦躁者；发热而口鼻干燥，痰唾黏稠，口渴喜冷饮。应用体会：该方的急诊应用频率非常高，如急性呼吸道疾病，表现发热伴咳喘多用。注意与小青龙证的咳喘鉴别，后者恶寒、呼吸道分泌物清稀，前者口渴、不怕风吹，痰液黏稠，麻黄 : 石膏为 1 : 2 或 1 : 3，石膏为生用，不必先煎。

"太阳中风，脉浮紧，发热恶寒，身疼痛，不出汗而烦躁者，大青龙汤主之。"结合条文与临床经验，大青龙汤的方证有：麻黄汤证见口干、烦躁、热盛、脉浮缓者；发热、肌肤灼手、鼻燥口干。应用体会：患者发热持续，常是高热，有入里化热表现，发热原因常常与感染有关。大青龙汤为发汗峻剂，使用生麻黄，中病即止，得全身汗就停药，麻黄与石膏的比例为 1 : 3。

"少阴病，始得之，反发热，脉沉者，麻黄细辛附子汤主之。"结合条文与临床经验，麻黄附子细辛汤方证有：发热伴畏寒怕冷，脉沉；精神萎靡，舌淡苔水滑。应用体会：该方常用于虚弱体质，尤其表现咽痛喑哑的；患者发热有时不高，迁延不愈，发热的同时畏寒怕冷明显，无汗，即使夏天盖厚被穿棉衣。麻黄：细辛为 1：1，细辛常大于 3 g。

2. 少阳证—经证、腑证

少阳证作为半表半里证，治疗当以和解为法，其方证包括小柴胡汤证、大柴胡汤方证、柴胡加芒硝汤证等。这里重点介绍小柴胡汤、大柴胡汤的方证及使用体会。

"伤寒五六日，中风，往来寒热，胸胁苦满，嘿嘿不欲饮食，心烦喜呕，或胸中烦而不呕，或渴，或腹中痛，或胁下痞硬，或心下悸、小便不利，或不渴、身有微热，或咳者，小柴胡汤主之。" 结合条文与临床经验，小柴胡汤方证有：往来寒热或定时发热，胸胁苦满或胸胁痛，口苦咽干，心烦喜呕。应用体会：小柴胡汤证的发热与恶寒交替出现，甚至寒战，发热可为低热、不规则热、持续高热，多见于感染性发热，也可用于不明原因发热伴有小柴胡方证者，对于反复发热或定时发热的也有运用机会。重视小柴胡汤的腹证——胸胁苦满，常常伴有食欲不佳，恶心欲呕的表现。柴胡用来疏肝及和解少阳时，不必大量，8 ~ 10 g 即可，但是退热需要 15 g 以上。

"太阳病，过经十余日，反二三下之，后四五日，柴胡证仍在者，先与小柴胡。呕不止，心下急。郁郁微烦者，为未解也，与大柴胡汤，下之则愈。"结合条文与临床经验，大柴胡汤方证有：发热或往来寒热，胸胁苦满，上腹部拘急疼痛，局部肌紧张，便秘，尿黄或下利，或呕吐，或黄疸，或头痛。舌苔黄且干燥，脉滑数。应用体会：该方加金钱草、郁金、鸡内金后，常用于治疗胆石症并急性胆囊炎的发热伴腹痛。大柴胡汤治疗重症肺炎，表现高热持续，大便不通，腹胀食管返流者。重视腹诊的依据：腹痛拒按，腹直肌紧张拘急，有明显抵抗感，剑突角成钝角，胸胁苦满即肋弓下按压不适。

3. 阳明证（经证、腑证）

阳明证作为外邪入里化热证，可有经证和腑证，包括白虎汤、三承气汤等。这里重点介绍白虎汤、大承气汤的方证及使用体会。

"伤寒脉浮滑，此以表有热，里有寒，白虎汤主之。""伤寒，脉滑而厥者，里有热，白虎汤主之。"结合条文与临床经验，白虎汤方证有发热重，伴出汗多、心烦、脉洪大。如口渴明显，则用白虎加人参汤。应用体会：该方各种外感热病极期表现发热明显，出汗明显，但是热不退，口渴喜冷饮。如热射病、甲亢、大叶性肺炎、出血热等。湿重加苍术，口渴明显加人参，没有粳米，用大米或山药代替。生石膏需要重用至30 g以上，不必先煎，节约时间。

"太阳病，伤寒，若吐，若下后不解，不大便五六日，上至十余日，日晡所发潮热，不恶寒，独语如见鬼状。若剧者，发则不识人，循衣摸床，惕而不安，怵惕不安。微喘直视，脉弦者生，涩者死。微者，但发热谵语者，大承气汤主之。"结合条文与临床经验，大承气汤方证有：潮热伴不大便，汗多，腹满，或腹痛，谵语，发狂，舌红，苔焦黄，脉沉、实、滑有力。应用体会：发热性急腹症如急性胆囊炎、急性胰腺炎、急性肠梗阻等，表现腹痛而大便闭塞不通者。热性传染病的中毒休克期，如中毒性痢疾、出血热、重症肝炎。重视腹诊：腹中坚实，硬满压痛，腹肌紧张抵抗感。中病即止，以免伤正气。

4.少阴证

少阴证为里寒证，真阳不足，包括四逆汤、通脉四逆汤等。这里重点介绍下四逆汤方证。

"大汗出，热不去，内拘急，四肢疼，又下利、厥逆而恶寒者，四逆汤主之。"结合条文与临床经验，四逆汤方证有：表热里寒，下利清冷，手脚不温，腹冷痛，畏寒怕冷。应用体会：真寒假热证，热在皮肤，寒在骨髓，虽然高热，却喜欢棉衣厚被，脐腹部冷，下利清谷，精神萎靡，避免"用热远温"的习惯性思维。用于回阳救逆，熟附子量达30 g以上，先煎半小时，但是一般少阴阳虚，8 ~ 10 g也可取效，且不必先煎。生附子10 g以上先煎半小时，因为怕煎煮不当，目前少用。

5. 湿热邪郁证

湿热病邪郁表不散而发热，其方证包括麻杏苡甘汤、黄芪芍药桂枝苦酒汤、越婢加术汤等。这里重点介绍麻杏苡甘汤的方证及使用体会。

"病者一身尽疼，发热，日晡所剧者，名风湿。此病伤于汗出当风，或久伤取冷所致也。可与麻黄杏仁薏苡甘草汤。"结合条文与临床经验，麻杏苡甘汤方证有：发热伴一身痛，日晡时严重。应用体会：该方证多见于风湿性疾病发热，表现全身关节疼痛，身热不扬，困重，舌苔厚腻者。与麻黄加术汤鉴别：后者为寒湿为主，患者恶寒重，无汗，身痛重；前者以风湿为主，恶风，或有出小汗，身困重明显，午后发热明显。

6. 瘀血郁热证

内伤瘀血或与外邪互结，郁而化热，其方证包括桃核承气汤、大黄牡丹皮汤、抵挡汤、桂枝茯苓丸等。这里重点介绍桃核承气汤、大黄牡丹皮汤的方证及使用体会。

"太阳病不解，热结膀胱，其人如狂，血自下，下者愈。其外不解者，尚未可攻，当先解其外；外解已，但少腹急结者，乃可攻之，宜桃核承气汤。"结合条文与临床经验，桃核承气汤方证有：发热伴狂躁，大便不通，小腹部按压有结块。应用体会：脑血管疾病后发热伴精神障碍，便秘者常用。重视腹诊，少腹部固定性拘急疼痛，按之更明显。

"肠痈者，少腹肿痞，按之即痛，如淋，小便自调，时时发热，自汗出，复恶寒。其脉迟紧者，脓未成，可下之，当有血。脉洪数者，脓已成，不可下也。大黄牡丹汤主之。"结合条文与临床经验，大黄牡丹汤方证有：发热伴下腹痛，便秘，自汗出，小便自利，舌质红，苔黄。应用体会：急性阑尾炎经常用到该方，右下腹压痛明显，或有包块。化脓性疾病急性期见发热，便秘，腹肌紧张有抵抗感时常有应用机会。

7. 疟证

疟疾为疟邪感染所致，目前临床很少见，然而类似很多病症也可借鉴治疗，其方证包括白虎桂枝汤、柴胡姜桂汤等。这里重点介绍柴胡姜桂汤方证及使用体会。

"治症寒多，微有热，或但寒不热。"结合条文与临床经验，柴胡姜桂汤方证有：寒热往来，胸胁苦满，口苦纳差、疲倦、大便溏。应用体会：外感病如感冒、肺结核、脑膜炎、风湿，热见寒热往来，口渴口干者常用。该方证多有下利表现，此为脾虚，发热伴有渗出性疾病时常用，如胸膜炎、中耳炎等。

8.经典案例分享

张某，男，45岁，体质壮实。2018年11月10日20：00因发热伴头身疼痛4天留院观察。现病史：4天前受凉后出现恶寒发热，头身疼痛，于某医院输抗生素、抗病毒（奥司他韦）药物，并服用中成药连花清瘟胶囊治疗无效。刻下：发热重，恶寒轻，无汗，头身酸痛，口苦纳差，心烦，咽痛，干咳，便秘，舌淡红，苔薄黄白相间腻，脉浮紧。辅助检查：白细胞正常，CRP 63 mg/L，肺部CT正常。辨证分析：体质壮实患者，发热无汗，恶寒轻，头身疼痛，考虑太阳表实证；口苦纳差、心烦、便秘考虑少阳阳明合病；故诊断为三阳合病，以葛根汤合大柴胡汤加减。处方：葛根30 g、桂枝10 g、柴胡20 g、黄芩10 g、连翘15 g、羌活10 g、枳实12 g、生大黄10 g（后下）、生石膏30 g、甘草6 g、桔梗8 g、苦杏仁8 g，2剂，颗粒剂，水冲服。2小时服药1次，每次半剂药，盖被，饮白粥，服药1剂半得畅汗停药，解稀便2次，体温降至37℃，并且持续正常，不再反复，诸症减轻，食欲改善，嘱其继续喝白粥。

9.经方颗粒治疗急诊发热疾病的思考

经方颗粒剂在日韩汉方医界广泛使用于20世纪70年代，接受度及疗效非常肯定，由于科技进步，国内逐渐兴起使用颗粒剂。个人体会在急诊使用经方颗粒剂治疗发热性疾病非常合适，具有以下优势：配方快、服药快、携带方便、安全、有效、性能稳定、易保存；配方精准，尤其适合儿科；省了先煎、后下、烊化等麻烦。

10.总结

急诊治疗发热，首先需要明辨六经病，如果选用经方，需要讲究方证相应，重视方证辨别。急诊用经方，颗粒剂方便快捷可行、疗效可靠。值得一提的是经方具有治疗西医不明原因发热的优势，并不影响诊断，在急诊用经方中药，如果辨证准确，效如桴鼓，不输西药。

浅谈"汗、吐、下"三法在急诊的应用

导读"汗、吐、下"三法，简称三法，是中医临床常用的治疗方法。运用"三法"的代表医家为金元四大家之一的攻邪派代表张子和，张氏主张"邪去正自安"，如今急诊运用发汗、催吐、泄下的方法治疗疾病很多，如外感发热、头痛、咳嗽等可以使用发汗解表的药物内服或艾灸等，中毒、癫痫、哮喘等可以使用催吐的方法治疗，腹胀、便秘、积食、肠梗阻、痰饮等，可以运用泄下的方法治疗。下面就笔者急诊中医临床经历，浅谈三法在急诊的应用。

一、急症从"祛邪"论治

急症常有起病急、症状重的特点，或无基础病，或有慢性基础病突然加重，虚证或有或无，但是往往都有明显的实邪，这些实邪或是瘀血，或是毒邪，或是寒邪，或是风邪，或是痰饮，或是燥屎等。通过使用发汗、催吐、泄下的方法，常常可以快速清除病邪，达到"邪去正自安"的目的。比如风寒外感早期引起的发热、恶寒、无汗、头身疼痛，我们可以用葛根汤内服，患者常常全身得一身畅汗后，风寒邪气祛除了，所有症状就明显缓解，这与使用清肺排毒汤治疗新冠病毒是同样的道理，把外来之病邪祛除体外。如顽痰导致的哮喘、癫痫，可以运用瓜蒂散、三圣散等内服，患者呕吐几次后，顽痰净除，原发病状可以明显缓解或消失；如重症胰腺炎引起的胸腹胀满疼痛，使用大陷胸汤、十枣汤泄下逐饮，可以很快地祛除胸腹腔的渗出性积液，恢复肠道蠕动、排气，达到消除腹胀、水肿，快速缓解病情、减少手术的目的。

二、急诊汗法运用举例

日本汉方名医——中神琴溪在《生生堂医谈》记载"汗者，逐毒之在表者。"也就是运用发汗法，祛除在表之毒邪。善于运用发汗法治疗急性外感病的鼻祖当首推张仲景，《伤寒论》中记载的太阳病多使用麻黄汤、桂枝汤、葛根汤之类，笔者崇尚经方，惯用麻桂剂治疗急性外感病，临证十年使用葛根汤不计其数。下面就笔者亲身体验，聊聊葛根汤的疗效及煎服法。

2021 年 12 月初，笔者熬夜加班，天气骤变，突感风寒，恶寒怕冷，无汗，头项强痛，全身酸痛。无奈第 2 日清早要出诊移动 ICU 到炎陵，长途跋涉，恐病情加重，赶紧自查舌脉，头脑中想到"太阳病，项背强几几，无汗恶风，葛根汤主之"，立即到湖南省直中医医院的智能中药房取葛根汤原方（葛根 30 g，麻黄 10 g，桂枝 12 g，白芍 12 g，生姜 15 g，炙甘草 10 g，大枣 20 g）的颗粒剂 3 剂后，上车前用保温杯冲泡好 2 次量。上车后立即喝药 1 次量，穿厚衣、开热空调、喝开水，1 个半小时后没有出汗，又喝药 1 次量，之后迷迷糊糊睡着了，2 个半小时后一觉睡醒到了炎陵，感觉全身出汗了，感觉恶寒怕冷、头痛、全身酸痛症状已经消失了，赶紧换了衣服。已到中午，下车喝了一碗白粥当午饭吃。接了患者，回到株洲，稍微有点疲倦，感冒症状已经不明显了，晚餐食欲尚可，还是清淡饮食。个人感觉感冒初期，葛根汤常常只需要 1 剂或半剂，如果服用半剂后出汗明显，可以停药，但是如果遇到平时很难出汗的人（这类人黄煌教授称作麻黄体质人），间隔 2 小时服药 1 次，连续服用 2 剂才出汗的也有。所以运用中药治疗外感表证，不与治疗普通病一样，每日一剂，早晚各一次，这在《伤寒论》桂枝汤的煎服法原文"若一服汗出病差，停后服，不必尽剂。若不汗，更服依前法。又不汗，服后小促其间，半日许，令三服尽。若病重者，一日一夜服，周时观之。服一剂尽，病证犹在者，更作服。若汗不出，乃服至二三剂"已经明确说明了。

三、急诊吐法运用举例

急诊遇到中毒患者，无论是中医还是西医，都提倡催吐，比如急性酒精中毒、急性药物中毒、急性有机磷农药中毒、宿食等，早期催吐，减少毒物在胃肠的吸收是非常重要的祛邪手段。古有瓜蒂散、三圣散、盐汤等，当今常有运用盐汤者，用瓜蒂散类剧烈涌吐药者少见，然而重病、顽疾非用非常之药不可，比如顽固性哮喘、癫痫、痰浊胸痹等。吐方应用之难，在于患者难以接受。中神琴溪善用吐法治疗疾病，先生在《生生堂医谈》中记载其"一年间，使用瓜蒂数斤……吐者，条达毒在胸膈者。胸膈中之毒，他药难拔者，亦可尽拔之。"所以对于慢性病、顽固性疾病，吐法意在拔除停留在胸膈的毒邪，下面分享笔者运用吐法的两个病案。

病案一

伍某，女性，56岁，2021年8月17日初诊。主诉：反复抽搐、口吐白沫6年。自诉6年前头部外伤手术后反复发作抽搐（服抗癫痫药卡马西平），刻下咽部痰多，间断咳嗽，吐黄痰，眼睛痒，鼻塞，流黄脓涕，打喷嚏，双上肢皮肤瘙痒，汗多，口臭，眼屎多，汗后觉冷，口渴喜欢饮凉水，纳眠可，大便干结。既往史：脑外伤、鼻窦炎。查体：面部散在黄褐斑，舌暗红，少苔，裂纹，苔薄黄，脉沉细滑。中医诊断：痫病、鼻渊（少阳证、阳明证、气阴两虚证），治疗先以瓜蒂散吐泻痰浊，后以柴胡加龙牡汤加减。处方一：甜瓜蒂10 g、栀子10 g、淡豆豉30 g。2剂，每服药1剂，水煎顿服，间隔2日，期间服处方二，每日1剂。处方二：柴胡15 g、白芍15 g、党参20 g、茯苓15 g、白术20 g、炙甘草12 g、法半夏15 g、陈皮10 g、龙骨20 g、牡蛎25 g、山楂15 g、鸡内金15 g、大枣30 g、山药30 g。5剂，水煎服。

随访，2022年5月7日因咳嗽复诊，告知服上次药后呕吐、腹泻并作，癫痫至今未发。

按语：瓜蒂散出自《伤寒杂病论》，主要功效为涌吐痰涎宿食，临床主要用于痰涎宿食阻滞气机导致的胸中痞硬，欲吐不出，咽喉不利等，如癫痫、哮喘、积食等。

原方用法为瓜蒂、赤小豆等份研末，每次服1～3 g，用淡豆豉9 g煎汤送服。现代用法，可以直接煎煮，同样有效。笔者临床对于大便干结患者，常用栀子代替赤小豆，增加清热泄下作用。如果没有甜瓜蒂，用南瓜蒂2枚代替也可。用吐法之方，先与吐剂使服之，使患者安卧二时许，勿使动摇，若动摇，则忽吐其药汁，使药气不达病所。必须等待心中温温上迫咽喉，然后使患者坐在椅子上，面前摆好垃圾桶，用鸡毛探咽中取吐，如不吐，喝温开水一杯，则得快吐。已经呕吐，请患者安卧，再喝一碗温开水，取吐3～4次。如果吐不止，给予冷白米粥一碗，以止吐。如果服药后，精神疲惫，头昏，可以喝六君子汤调理2日，不可以连续使用涌吐剂。柴胡加龙牡汤常用来治疗癫痫缓解期，可以减少大发作。下面分享一个恽铁樵先生《旧著鳞爪》里记载的医案："七太爷之五少爷，14月龄，暑天七月发病，状热，不啼，不乳，亦无涕泪、便溺，延医诊视，予以普通应酬，方之豆豉、豆卷等，服后无效，神色则愈昏迷，亘两日夜，了无变动，乃招予延诊。余视其病症，脉数，肢温，热盛状，微有汗意，舌苔不绛不燥，唇亦不干，唯目光无神，目珠微向上，按其腹部不硬，按胸部则眉蹙。其时为七月，余思时虽盛暑，却与暑湿无关，是食停上隔证。《黄帝内经》云，'在上者，因而越之'，是可吐也。书瓜蒂散：生豆豉三钱，生山栀三钱，南瓜蒂两个。煎服，鸡羽探喉催吐。药后吐泻并作，已能啼，目光灼灼有神向予审视，听其所下皆黄粪，成块者甚多。甚多此证，停积虽多，舌无黄苔，用表药既非其治，用攻药亦不能一药而愈，以承气证未具。嗣后乃知，此儿以食物太多，上中下三焦皆满，腑气不通，故不啼不乳；屎未燥故腹部不拒按；瓜蒂开上口，栀、豆豉有升降作用，故吐泻并作。"

病案二

一天午后，笔者因吃冰箱冷藏的隔夜蛋糕3小时后感觉胃脘不适、恶心欲呕，自知可能食物变质引起，如不顺其势而吐出，恐怕一夜难眠。已是21：00，自备温盐汤一杯，坐于厕所便池旁，先服1口，片刻后则感觉胃气上逆，胃中食物残渣涌出，如此反复7次，感觉胃中空虚无物可吐，饮冷开水1杯，感觉恢复平常，夜间安卧。盐汤催吐对于急性食物中毒还是非常有效的，而且使用方便，所谓"邪去正自安"，吐后很快恢复正常。

四、急诊下法运用举例

中神琴溪在《生生堂医谈》记载"下者，祛毒之在里者。"也就是运用泄下的方法，祛除留置在里的毒邪。张仲景在《伤寒论》中推荐了承气汤之类、三物白散、十枣汤、甘遂半夏汤、大陷胸汤等治疗下焦的邪毒，如阳明腑实证、蓄血发狂证、痰饮证等。下面分享3个应用下法治疗的病案。

病案一

蔡某，男性，31岁，2017年8月8日初诊。ICU医师代诉患者心肺复苏后5天，神志昏迷，气促，呼吸困难（呼吸机支持），持续发热（38～40℃），出汗多，入院后未解大便。目前肺部感染，已经使用4种高级抗生素，仍发热，故请中医会诊。查体示患者神志昏迷，瞳孔对光反射灵敏，心律齐，心率100～120次/分，血压稳定，腹部膨隆，舌红，苔白厚腻，脉沉弦滑。中医诊断：神昏病、肺热病（少阳证、阳明证、痰瘀互结），治疗以大柴胡汤合桃核承气汤加减。

柴胡15g、大黄15g（后下）、枳实15g、黄芩10g、法半夏15g、白芍15g、大枣20g、干姜8g、瓜蒌30g、厚朴20g、桃仁10g，4剂，水煎服。

服药后回访，大便通畅，量多，发热已退，呼吸机停用（气管切开处吸氧），无明显气喘，神志转清。

按语：该患者因为癫痫发病，家属拨打120急救电话，当医师赶到时已经心搏骤停，经过现场心肺复苏后恢复自主呼吸、心律，但仍昏迷，在急诊气管插管后入ICU。肺部感染考虑呕吐物误吸导致，住院期间发热持续，抗感染无效，呼吸机支持力度大，故请中医会诊。经过诊治，发热、汗多、腹胀、便秘考虑符合阳明腑实证——小承气汤证；昏迷、复苏后、苔腻考虑痰瘀互结；患者反复癫痫大发作，考虑少阳证，综合考虑使用大柴胡汤加减。大柴胡汤出自《伤寒论》，笔者临床常用来治疗少阳、阳明合病的肺部感染。《内经》云"肺与大肠相表里"，肺热与阳明燥屎相关，通过泄下阳明，可以帮助清泻肺热，另外通腑也可以达到醒神作用，如桃核承气汤可以治疗阳明蓄血证的发狂。因为患者苔白腻，脉沉，有脾阳虚表现，故方中使用干姜代替生姜。

病案二

张某，男性，31岁，2022年4月5日初诊。主诉：吃小龙虾后全身红疹、瘙痒2小时。自诉2小时前吃小龙虾、饮啤酒后开始全身瘙痒、红疹块，大便秘结，故来急诊，经过抗过敏常规治疗无明显疗效。查体：面红，疹块遍布全身、色红、蚕豆大小、舌红，苔薄黄腻，脉浮弦滑。既往对虾过敏，经常吃虾后发急性荨麻疹。中医诊断：荨麻疹，热邪蕴胃证，治疗以调胃承气汤。

处方:芒硝10g、大黄10g、生甘草10g。3剂,颗粒剂,水冲服。随访得知患者服药后,大便畅泻3~4次,全身红疹明显减少。

按语:荨麻疹病因很多,风热、风寒、饮食、药物皆可引起,对于药物、食物导致者,笔者经常以承气汤取效,尤其以热邪蕴结胃肠者更为合适,经过得泻后疹消。

病案三

此案来自恽铁樵先生的《旧著鳞爪》:"英租界南京路金姓妇人,三十余岁,其病至重,发热可二十余日,肢寒脉软,热不退,昏不知人,舌色灰腻而润,不能食,大便如水,不能起而更衣,粪尿皆壅,以败絮臭秽殊甚,遍身均微见痉挛,手指瞤动而谵语时作,目直视,自言自语,胡言乱语。按其胸腹部不知痛,亦不见蹙额手拒诸反应动作,而前板齿则燥。

视前方二十余纸,方方用石斛而无效。研究病情,发热三候,神昏谵语,益以自利,不问可知是伤寒,所当考虑为伤寒之阳明病或少阴证。少阴有自利,俗称漏底。伤寒阳明亦有热结旁流之证。阳明屎燥有谵语,少阴亦有谵语。谵语有两种,一种曰郑声,一种曰谵语,实则谵语,虚则郑声。阳明证是阳盛而热,少阴证是阳虚而寒,阴虚而热,金姓妇人之病,脉软舌苔灰润而腻,非少阴证。乃书处方:生大黄一钱,元明粉六分,枳实一钱,厚朴四分,嘱一次尽剂。六钟后更往,谵语略少,别无动静,脉软如故。嘱更进一剂,明日复诊,已得大便,神志清楚,热亦渐退,更调理五六日竟愈。"

五、三法运用注意

服用汗、吐、下等烈性药物后,常见"瞑眩"现象,也就是暂时的神疲乏力、头晕目眩等不适,但是很快原发病情得到缓解,精神状态明显改善。故医家常说"若药不瞑眩,则厥疾不瘳。"对于三法可能给患者带来的不良反应,患者可能一时难以理解,医生必须提前说明,做好善后处理。如服用大青龙汤等发汗药物后,得全身微微发汗即可,不可大汗淋漓,并且得汗即停服,并以粥养胃;如服用催吐药物1剂后,患者神疲乏力、头晕目眩、呕吐不止,需要喝粥调养,并使用六君子汤等补益脾胃,呕吐与调补交替使用;如服用十枣汤等泄下药物治疗悬饮、鼓胀,应该清晨服用,少量频服,得效即止,不可过量,并且大枣不可少。

方药杂谈

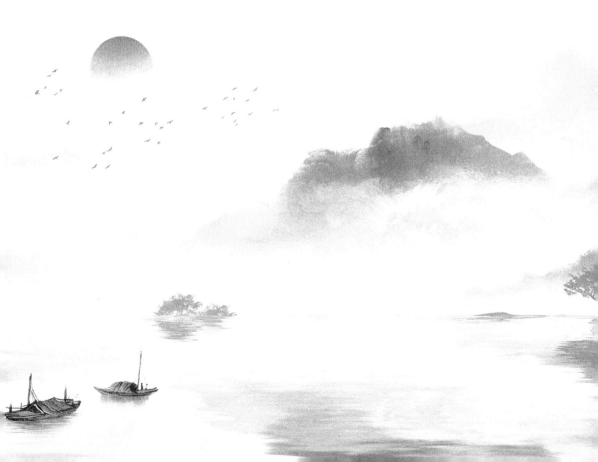

急诊常用协定方

一、外感发热

症状：发热，畏寒，全身酸痛，头痛，无汗，目疼，鼻干，舌红，苔黄或白。

体征：体温 >38.0 ℃，心率 >90 次 / 分，双肺无明显干、湿啰音。

辅助检查：C 反应蛋白升高或中性粒细胞百分比、白细胞升高。

处方：柴胡退热方。

作用：清热解表，解肌通络。

组成：柴胡 20 g、甘草 8 g、黄芩 15 g、连翘 20 g、石膏 30 g、葛根 30 g、升麻 15 g、羌活 10 g。

二、眩晕呕吐

症状：视物旋转，恶心呕吐清水，头昏重，乏力，纳差或见大便稀烂。

体征：舌淡红，苔白腻、湿润，脉滑。

辅助检查：头部 CT（－），心电图（－）。

处方：柴陈泽泻汤。

作用：温中化饮，定眩止呕。

组成：柴胡 9 g、黄芩 6 g、陈皮 10 g、法半夏 10 g、茯苓 18 g、泽泻 30 g、生姜 10 g、白术 15 g、桂枝 10 g、炙甘草 5 g。高血压加夏枯草 15 g、天麻 10 g、钩藤 30 g，头颈部痛加葛根 30 g、川芎 15 g，畏寒重加吴茱萸 5 g。

三、虚寒腹痛

症状：急性或慢性腹痛，遇寒加重，喜温喜按，阵发性痉挛性绞痛。

体征：腹软，按之舒服，脉弦，无反跳痛。

辅助检查：血尿淀粉酶，腹平片，彩超基本正常。

处方：建中止痛方。

作用：温中散寒，缓急止痛。

组成：桂枝 10 g、白芍 20 g、干姜 10 g、大枣 20 g、炙甘草 10 g、川椒 5 g、党参 15 g、饴糖 30 g、木香 10 g（后下）。

四、红肿热痛性疾病

症状：局部症见红、肿、热痛，急性起病，或发热畏寒。

体征：局部皮肤温度高，发红，触痛明显，或见溃疡或虫咬伤。

处方：五味消毒饮加减。

作用：清热解毒，消肿止痛。

组成：金银花 20 g、野菊花 10 g、蒲公英 30 g、紫花地丁 10 g、天葵子 5 g、连翘 30 g、大枣 15 g、甘草 10 g、虎杖 15 g、丹皮 15 g、赤芍 15 g。

五、手足口病、疱疹性疾病

症状：常见儿童多发疱疹，溃疡，咽痛明显，或发热，烦躁不安。

体征：体温升高或正常，手足口部可见疱疹，溃疡。

辅助检查：白细胞正常，C 反应蛋白升高。

处方：疱疹泻心汤。

作用：清热利湿，解毒愈疡。

组成：甘草 8 g、法半夏 3 g、黄芩 5 g、黄连 2 g、党参 5 g、大枣 5 g、升麻 5 g、金银花 5 g、连翘 5 g、茯苓 10 g、桔梗 5 g、赤小豆 10 g。

六、实热型腹痛

症状：持续性腹胀，腹痛，发热，大便秘结，呕吐。

体征：体温升高，按压腹痛加重。

辅查：血常规示白细胞或中性粒比例升高，腹部平片示肠梗阻，或彩超提示胆结石、阑尾炎。

处方：大柴胡汤加减。

作用：泄热通腑，理气活血。

组成：柴胡15g、黄芩9g、大黄10g、枳实12g、厚朴15g、法半夏10g、白芍15g、大枣15g、生姜10g、甘草10g、丹皮15g、桃仁15g。如大便干硬加芒硝8g冲服。

七、感冒1号方

症状：恶寒，或伴发热，头身疼痛，关节肌肉疼痛，或腰痛。

体征：体温不高，或升高。

辅查：血常规或可见白细胞升高，CRP高或正常。

处方：葛根汤加减。

作用：散寒解表，解筋舒肌。

组成：葛根20g、麻黄8g、桂枝8g、白芍10g、生姜15g、大枣15g、炙甘草8g、羌活10g。

八、感冒2号方

症状：恶寒轻，发热重，咽痛，关节肌肉疼痛，或咳嗽，或见头身疼痛。

体征：体温不高，或升高。

辅查：血常规或可见白细胞升高，CRP高或正常。

处方：葛根汤合麻杏石甘汤加减。

作用：清热解表，解筋舒肌。

组成：葛根20g、麻黄8g、桂枝8g、白芍10g、生姜15g、炙甘草

8 g、升麻 10 g、黄芩 8 g、生石膏 30 g、苦杏仁 10 g。

九、筋伤定痛颗粒

症状：受伤处疼痛或肿胀。
体征：局部肿痛、瘀青。
辅查：无明显骨折。
处方：桃红四物汤加减。
作用：活血化瘀，理气止痛。
组成：桃仁 10 g、红花 10 g、川芎 15 g、当归 10 g、乳香 5 g、熟地黄 15 g、赤芍 15 g、延胡索 15 g、川牛膝 15 g、大黄 6 g、炙甘草 10 g、大枣 15 g。

十、尿感颗粒

症状：发热，呕吐，口苦，腰痛，尿频，尿急，尿痛。
体征：体温高，肾区叩击痛。
辅查：血常规提示白细胞升高，尿潜血、白细胞阳性。
处方：小柴胡汤加减。
作用：清热祛湿，利尿通淋。
组成：柴胡 20 g、黄芩 10 g、法半夏 8 g、滑石 10 g、甘草 5 g、白茅根 30 g、苦参 10 g、川牛膝 20 g、栀子 10 g。

十一、化石颗粒

症状：腰腹部疼痛、尿不畅、尿血。
体征：肾区叩痛、输尿管狭窄处压痛。
辅查：彩超提示输尿管扩张及肾积水。
处方：自拟化石汤。
作用：化石通淋，凉血止血。
组成：川牛膝 60 g、赤芍 20 g、甘草 10 g、滑石 15 g、乌药 15 g、金钱草 30 g、白茅根 30 g、茯苓 15 g、泽泻 10 g、桂枝 10 g。

十二、宽胸理气方

症状：阵发性胸闷痛、气憋、部位不固定，与情绪明显相关。

体征：胸部喜欢揉按、敲打。

辅查：心肌酶学、心电图及胸部 CT 无异常。

处方：柴胡疏肝散加减。

作用：宽胸理气，疏肝解郁。

处方：柴胡 10 g、陈皮 10 g、醋香附 10 g、川芎 15 g、炒枳壳 10 g、白芍 15 g、炙甘草 6 g、郁金 10 g、延胡索 15 g。

十三、麻杏利咽汤

症状：咽痛，发热或畏寒，舌红，脉数。

体征：体温升高，双扁桃体红肿，有脓苔或溃疡。

辅助检查：C 反应蛋白升高或中性粒细胞百分比、白细胞升高。

处方：麻杏石甘汤加减。

作用：清热解毒，利咽止痛。

组成：麻黄 8 g、杏仁 8 g、石膏 25 g、甘草 10 g、桔梗 10 g、连翘 15 g、牛蒡子 10 g、野菊花 10 g、板蓝根 15 g、玄参 15 g、黄芩 5 g。如咳嗽用蜜麻黄 12 g。

十四、双黄泻心汤

症状：阵发性腹部绞痛，或见腹胀，腹泻急迫，泻后痛减，或见恶心呕吐。

体征：腹软，无明显定位压痛，无反跳痛。

辅查：白细胞及中性粒细胞百分比或升高或正常。

处方：葛根芩连汤加减。

作用：清热祛湿，解痉止痛。

组成：甘草 10 g、法半夏 5 g、黄连 3 g、黄芩 10 g、藿香 10 g、白芍 10 g、粉葛 15 g、马齿苋 15 g、木香 6 g、车前草 10 g。

十五、清窍定痛方

症状：外伤后头痛。

体征：局部明显定位压痛。

辅查：头部 CT 未见明显异常。

处方：桃红四物汤加减。

作用：活血化瘀，通窍止痛。

组成：桃仁 10 g、红花 10 g、川芎 10 g、当归 10 g、生地黄 15 g、赤芍 15 g、生姜 15 g、炙甘草 10 g、大枣 15 g、石菖蒲 5 g、制远志 10 g。

十六、血府化瘀方

症状：外伤后胸痛。

体征：局部明显定位压痛。

辅查：胸部 CT 未见明显血气胸、错位骨折。

处方：血府逐瘀汤加减。

作用：活血化瘀，理气止痛。

组成：桃仁 10 g、红花 10 g、川芎 15 g、当归 10 g、赤芍 15 g、生地黄 15 g、柴胡 8 g、桔梗 8 g、炒枳壳 10 g、炙甘草 10 g、大枣 15 g、乳香 6 g、没药 6 g、川牛膝 15 g、大黄 6 g。

十七、腹痛逐瘀方

症状：外伤后腹痛。

体征：局部明显定位压痛。

辅查：腹部 CT 未见明显脏器破裂、穿孔。

处方：少腹逐瘀汤加减。

作用：活血化瘀，理气止痛。

组成：小茴香 10 g、醋延胡索 15 g、醋没药 5 g、当归 10 g、川芎 15 g、蒲黄炭 10 g、五灵脂 10 g、大黄 5 g、牡丹皮 15 g、赤芍 15 g、炙甘草 10 g、大枣 15 g。

十八、颈腰痹康方

症状：急慢性颈腰部疼痛。

体征：局部可无明显压痛。

辅查：颈椎及腰椎 MR 提示椎间盘病变。

作用：活血化瘀，通络止痛。

组成：桃仁 10 g、当归 10 g、川芎 10 g、粉葛 20 g、秦艽 10 g、独活 15 g、桑寄生 15 g、麻黄 6 g、桂枝 10 g、鸡血藤 15 g、牛膝 15 g、薏苡仁 15 g、黑顺片 6 g、白芍 10 g、炙甘草 10 g。

十九、止汗散

症状：自汗、盗汗、脱汗。

用法：白醋调成糊状，贴敷肚脐，早晚各 1 贴，连用 3 天。

作用：收敛止汗。

组成：五味子、五倍子、麻黄根等份打粉。

二十、虚寒腹痛贴

症状：虚寒性腹痛，喜温按压，腹部觉冷。

用法：温水调成糊状，贴敷肚脐，早晚各 1 贴，连用 3 天。

作用：温中散寒，理气止痛。

组成：肉桂 1 g、干姜 2 g、吴茱萸 2 g、丁香 2 g、木香 2 g、酒白芍 6 g、甘草 2 g。

二十一、湿热腹泻散

症状：湿热腹泻，大便黏液，里急后重，或腹痛，或发热。

用法：温水调成糊状，贴敷肚脐，早晚各 1 贴，连用 3 天。

作用：清热、祛湿、止泻。

组成：葛根 7 g、黄芩 5 g、黄连 2 g、甘草 2 g、车前草 5 g。

二十二、四子散

症状：各种腹胀痛、冷痛、胆绞痛、肾绞痛、胃肠痉挛。

用法：中药饮片布包，洒水后进微波炉加热 1 分钟，温度合适后放置于疼痛处。

作用：温中散寒，理气止痛。

组成：吴茱萸 50 g、紫苏子 100 g、白芥子 100 g、炒莱菔子 100 g、干姜 50 g、木香 20 g、花椒 20 g。

二十三、加味甘草干姜汤

症状：黑便，畏寒怕冷，舌淡，苔白。

体征：腹软，无明显压痛。

辅助检查：腹部影像检查排除胃肠穿孔。

处方：加味甘草干姜汤。

作用：温阳散寒，收敛止血。

组成：炮姜 15 g、炙甘草 10 g、蒲黄炭 15 g、白及 15 g。

二十四、加味泻心汤

症状：呕血、黑便，烦躁不安，舌红，苔黄。

体征：腹软，无明显压痛。

辅助检查：腹部影像检查排除胃肠穿孔。

处方：加味泻心汤。

作用：清热泻火，收敛止血。

组成：生大黄 15 g、黄连 6 g、黄芩 6 g、白及 15 g、炒栀子 15、蒲黄炭 15 g。

急诊部分常用中药特殊用法

中药使用应该基于药典，然而根据很多医家的临床经验发现，完全按照药典用药，很多经典处方的疗效不明显，适当增加剂量或变通用法，既可提高疗效，又无明显不良反应。我们学习中医，应该师古而不泥古，尊重临床客观实验，勇于创新，积累经验，如仝小林院士开展的经方量效关系研究就取得很多打破药典限制的创新成果。这里分享一些个人的用药经验，虽然因为用药反常，经常要去中药房签字，但是基于临床功效，仍然乐此不疲。

一、毒性药

毒性药，使用不当，可能导致严重不良反应，如果辨证准确，使用得当，药效惊人，不可替代。

1.附子

该药含有乌头碱，毒性较大，附子在中药房有生附子、黑顺片、白附片的区别，急诊应用以黑顺片（不去皮炮制）、白附片（去皮炮制）为多，因为煎煮时间短而使用方便。个人体会：黑附片温补肾阳、散寒止痛作用强于白附片。两者剂量如果不超过 10 g，可以不必先煎，节约煎煮时间。黑顺片颗粒剂在配伍服用时更加方便，常需要与炙甘草配伍，可以减少不良反应而增效。回阳救逆时可以大剂量使用 30 ~ 60 g，需要先煎、久煎。生附子煎煮时间需要更长时间，以口尝舌不麻为度，比较耗费时间。如果考虑附子中毒，可以使用大量甘草（30 ~ 50 g）、蜂蜜煎水解毒，并及时到医院诊治。

2.细辛

该药有小毒，常用于急性痛症、痰饮证，如头痛、牙痛、痹痛、咳嗽等，多用于汤剂内服，剂量 5 ~ 15 g；外用 3 g 以下多用于散剂，可以搐鼻治疗外感、面瘫、鼻渊等。

3. 生半夏

生半夏有毒，但是化痰散结、安神促眠、止痛作用是炮制品不可替代的，常用 15 ~ 20 g 的生半夏，只要煎煮时间超过 40 分钟则无毒副作用。

4. 甘遂

该药为峻下逐水药，兼能祛膈间浊痰，急诊用于治疗胸腹胀满、积水，如胸膜炎、腹膜炎、重症胰腺炎，散剂内服用量 0.5 ~ 1.5 g。经方名医曹颖甫先生用甘遂配大黄、芒硝，上清膈间浊痰，下泻阳明火热，三药同煎（炙甘遂 3 g、大黄 9 g、芒硝 6 g），不分先后，亦不用末，服后每至呕吐痰涎，继而腹中作痛，痛甚乃大便下，于是上下之邪均去，而病可愈。名中医王季寅在《同是泻药》中记载自服甘遂剂的体验，"服大陷胸汤后，颇感此药与大承气汤不大相同，前所服硝黄各剂，下咽即觉药力直达少腹，以硝黄之性下行最速故也。今服此药硝黄之力竟不下行，盘旋胸腹之间，一若寻病者然。逾时，忽下黑色如棉油者碗许，顿觉胸中豁朗，痛苦大减。四五剂后，饮食倍进，精神焕发。"

5. 乌头

该药含有乌头碱，毒性大，但是与蜂蜜同煎、久煎可以去除其毒性，主要作用是除寒湿痹痛，急诊用于治疗寒疝腹痛、胸痛、关节疼痛，见四肢厥冷而脉沉紧者。推荐剂量：制川乌或制草乌 5 ~ 10 g。

6. 吴茱萸

该药有小毒，善于降逆止呕，散寒之痛，助阳止泻，急诊常用于治疗头痛、呕吐、腹泻等见舌淡、苔白、脉沉迟者。常用剂量 3 ~ 10 g。外用可做成中药封包，治疗腹胀痛。

二、将军药

此类药物性烈、效宏，用之得当好比将军瞬间破敌，万夫不可挡，效如桴鼓，不可久用。若是用之不当，也可导致病情迅速恶化。

1.大黄

该药别名"川军"，因产于四川质优而得名。临床体会：大黄擅长攻下泻火，破癥瘕积聚，对于实热性急症见腹满胀痛、便秘、躁狂、高热、衄血等，常生用，且剂量15～30 g，煎煮时应该后下或沸水浸泡5～10分钟即可。大剂量使用，常见效则止，以大便每日3～4次，便溏稀为度。大柴胡汤中使用大黄，可以同煎，疗效不变。酒大黄善清上焦血分热毒，用于目赤咽肿，齿龈肿痛，如泻心汤；熟大黄泻下力缓，长于化瘀解毒，用于血热出血夹瘀者。运用大黄常常有轻微腹痛不适，需要提前与患者说明。大黄3 g以下有利尿、退黄作用。

2.芒硝

该药为泄下通便药，兼能软坚润燥，泻火消肿。内服用于实热积滞，燥屎内结，腹满胀痛等，常与大黄相配，增强泄下之力，剂量5～10 g；外用治疗乳痈、痔疮肿痛、肠痈、丹毒、眼翳、漆疮、鹅口疮。

3.麻黄

该药发汗作用强，对于体虚之人及容易出汗之人，应该量少些，建议6～8 g，但是对于体质壮实之人、很少出汗之人，剂量可以为15～30 g。按照《伤寒论》原文"……先煮麻黄一二沸，去上沫，内诸药……"，其煎煮时间有别于其他解表药，需要先煎。生麻黄善于发汗散寒，通络止痛，利水消肿，见效则止，不可久用；炙麻黄善于止咳平喘。该药可使精神亢奋，失眠患者少用。

三、十八反、十九畏

1. 半夏与附子

半夏与附子的配伍使用最早见于《金匮要略》的附子粳米汤，多次验证于临床发现，此二药用于阴盛阳虚、寒痰湿阻证疗效很好，并无不良反应。阳虚则寒痰易生，附子温阳散寒，半夏得附子相助而化痰功效更显。

2. 瓜蒌根与附子

瓜蒌根与附子的配伍最早见于《金匮要略》的瓜蒌瞿麦丸，多次验证于临床发现，此二药用于下元虚冷、小便不利而口燥渴的患者疗效很好，并无不良反应。

3. 人参与莱菔子

根据药典，人参与莱菔子属于配伍禁忌，但是查阅《神农本草经》《新修本草》《本草纲目》等均不载人参恶莱菔子说，全国大学教材《中药学》第一、第二版本亦不载人参恶莱菔子。陈士铎《本草新编》云"萝卜子能治疗喘胀，然古人用之于人参之中，反奏功如神。人参原是除喘消胀之药，莱菔子最解人参，何以同用而奏功乎？夫人参之除喘消胀，乃治虚喘虚胀也，虚症反现假实之象，人参遂然投之，直至其喘胀之所未能骤受，往往服之则愈喘愈胀者有之，虽所增之喘胀，乃一时之假象，少顷自然平复，然终非治之之善。少加萝卜子以制人参，则喘胀不敢增，而反得喘消胀减之益，此所谓相制而相成也。"据临床观察发现，人参大补元气，生津止渴，补脾益肺，性偏温，使用时容易上火、滞气，尤其是野山参，莱菔子理气消食，性偏凉，两药配合使用相得益彰，并无不可。笔者曾经遇到一个患者服用野山参后流鼻血不止，建议立即啃食生白萝卜1个后出血即止。

4. 人参与五灵脂

根据药典，人参与五灵脂属于配伍禁忌，但是历代不少医家经过临床实践证明二药配伍无明显不良反应，如李中梓认为"两者同用，功乃益增"，章次公在《药物学》中指出"二者完全可以同用，希望医药界同仁勿为成说束缚"，朱良春善于运用此药对治疗慢性胃脘痛。人参益气，五灵脂化瘀，二药配伍使用，攻补兼施，各行其道，对于气虚血瘀证，疗效大增。急诊常用来治疗胸痹、胃脘痛、癥瘕积聚、月经病。

四、大剂量药

1.石膏

生石膏善于清热、除烦、止渴，多用于一些发热性疾病，根据病情需要，临床用量常超出药典推荐量，15 g 以下几乎无效，成人常用 30 g 以上，重症甚至用至 200 g。如清代名医余霖所创制的清瘟败毒饮，其中石膏有大剂和小剂之分，大剂 180～240 g，小剂也有 24～36 g 之多。明代名医缪希雍治疗温病的处方大半使用石膏，其中的生石膏用量常常在 30 g 左右，重者一次量达到 100 g，甚至有一个昼夜连服近 500 g 的。石膏使用需要有石膏证，坚持有是证用是方的原则，《温病条辨》提出的白虎汤"四禁"可以供参考。"若其人脉浮弦而细者，不可与也；脉沉者，不可与也；不渴者，不可与也；汗不出者，不可与也。"关于石膏煎服法：石膏打碎不必先煎，常与粳米同煎，以滋汗源，如果无粳米，可用大米或山药代替。生石膏可用散剂，如名医张锡纯擅长使用石膏细末吞服，退热疗效大增。

2.当归

该药富含油脂，能够补血活血，调经止痛，润肠通便。对于大便易溏之人，5 g 足以，然而对于大便干结者，可用至 30～50 g。对于血虚肠燥的习惯性便秘，可谓良药。

3.白术

该药性甘温，能燥湿补脾，生用还能利水消肿、润肠通便。一般补脾止泻用土炒白术 30 g 以上效佳，健脾利湿用生白术 10 g 即可，润肠通便需用生白术 30～50 g。

4. 仙鹤草

该药又名脱力草，善于止血、止痢、补虚、解毒，15 g 以下效果差，常用量 30 ～ 60 g 方才见效。急诊常用于咳血、吐血、鼻衄、便血、带下出血、虚劳等。

5. 青蒿

该药善于清虚热，急诊常用于脓毒症发热，用量在 30 g 以上，具有泻火热而不伤正气的作用。

6. 人参

该药用于气虚而咳喘、汗多、口渴，剂量 5 ～ 10 g；如补虚固脱，则 15 g 以上。野山参力大，红参性偏温，西洋参性偏凉。关于煎服法：常用另煎兑服，喝汤吃渣；也可以服用散剂，每次 2 g，每日 2 次。

7. 柴胡

该药用于疏肝解郁、升清阳，5 ～ 10 g 即可，但是用于退热，常用 15 g 以上。小柴胡汤中柴胡用半斤，相当于 24 g。据报道，北柴胡的柴胡皂苷是南柴胡的 7 倍，故南柴胡使用的剂量更大。

8. 葛根

该药用于生津止渴、透疹退热、升阳止泻时，10 ～ 15 g 即可；用于通经活络、解肌疏筋时，常常用到 30 ～ 60 g，如葛根汤治疗慢性颈项疼痛、腰背疼痛。葛根分柴葛根和粉葛根两种，柴葛根多含纤维，长于通络、解肌、止痛；粉葛根多含淀粉，长于生津止渴。

急诊常用经方配方颗粒剂的应用浅谈

一直以来中医药在急诊的发展，由于种种原因如起效慢、疗效差、服药难、急诊中医人才不足等，因而受到各种限制，以至于很多中医院急诊无中医师，即使有中医师也无中医药处置，中医院的急诊医师完全没有中医急诊思维。近些年来，出现了经方研究热，因为很多经方经过反复的临床验证，已经成为起效快、疗效稳定可靠、性价比高的代名词。笔者坚持中医药在急诊的应用，经过近7年的摸索，总结出一些非常实用的经方使用经验，现分享给同道。

1. 麻杏石甘汤在急性呼吸道感染中的应用

急性呼吸道感染是急诊医师经常面对的疾病，有的患者以上呼吸道症状为主，如发热、干咳、咽痛、鼻塞、流涕等，有的患者以下呼吸道症状为主如发热、咳嗽、咯痰、胸闷、胸痛。我们临床发现患者大多有外感病史，病起有表证，有的很快入肺化热，或咳或喘，或有汗或无汗。咽喉部常常充血，扁桃体时有肿大，甚至化脓。舌质红或淡红，苔薄白或薄黄腻。总的病机为寒邪犯表，入里化热，病位以上焦、呼吸系统表现明显。因而选用麻杏石甘汤，该方出自《伤寒论·太阳篇》，"发汗后，不可更行桂枝汤，汗出而喘，无大热者，可与麻黄杏仁甘草石膏汤"。第63条中有"无大热者"，"无大热"并非无发热之症，而是其热不甚，在《伤寒论》中属于"微热"之意。今只见发热之症，而不见恶寒，或恶风之症，此是表证已罢的征象。若表证未罢，已发热者，必见恶寒，或恶风。由此可知，"无大热"之麻杏甘石汤无表证。因此，麻杏甘石汤主治上焦气分热证。外感温热病邪传入上焦（肺）气分，故身热持续，汗出而不解；卫表症已罢，故不恶寒。热蒸肌肤，则汗自出，反恶热。热壅于肺，宣降失司，故咳嗽喘急，甚则鼻煽抬肩。纵观麻杏甘石汤方，石膏辛甘寒，清泄肺热为主药，麻黄辛苦温，宣肺定喘为辅药，两者寒热，相制为用，清宣肺中郁热，以止咳平喘，杏仁苦降肺气，石膏质重而降，又与麻黄一降一宣，相辅相成，以平喘止咳，合为清宣肺热，平喘止咳的代表方。笔者运用麻杏甘石汤加减经验，偏于上呼吸道感染者加金银花、连翘、板蓝根、玄参、薄荷，偏于下呼吸道感染者加胆南星、黄芩、竹茹、浙贝母等。对于常见病如急性化脓性扁桃体炎可以配置院内制剂，随诊随取随用，非常方便，患者乐于接受。

2. 葛根芩连汤在急性腹泻中的应用

急性腹泻患者经常急诊就诊，来之前或已服用止泻药物，仍腹泻不止，或伴随腹痛发热、原因不明。经过血常规、大便常规化验，结合病史及查体，大部分患者诊断明确，如急性胃肠炎、轮状病毒感染、痢疾。患者临床表现为急性腹泻如水样便，或里急后重，或伴有阵发性腹绞痛，或恶心呕吐，或发热恶寒。舌质红，苔薄黄或黄白腻。总的病机为湿热下注，或兼有表寒，病位在中下焦，涉及消化系统，因而选用葛根芩连汤。该方出自《伤寒论·太阳病脉证并治》："太阳病，桂枝证，医反下之，利遂不止。脉促者，表未解也，喘而汗出，葛根芩连汤主之。"方中黄芩、黄连治疗中下焦的湿热，葛根升阳止泻并生津止渴，甘草缓急止痛缓解胃肠痉挛。笔者运用该方的经验：临床应用以身热下利，胸脘烦热，口干渴，喘而汗出，舌红苔黄，脉数或促为辨证要点。对于呕吐明显者加紫苏或吴茱萸；对于水泄明显者加茯苓、泽泻、车前草；对于腹痛明显者加木香，湿热重者加马齿苋。

3. 大小建中汤在腹痛虚证中的应用

急性腹痛是急诊科常见病、多发病，除了部分少见病诊断困难，大多能够明确诊断。对于一些不需要手术干预的急腹症，完全可以通过中医药治疗。根据临床表现，阵发性腹痛，反复发作，腹软喜温喜按，或无明显定位压痛。舌质淡红，苔薄白或白腻。总的病机是脾胃虚寒，或兼气滞血瘀。病位在中下焦，消化系统。因而选用大建中汤、小建中汤，此二方均出自《金匮要略》"虚劳里急，悸，衄，腹中痛，梦失精，四肢酸疼，手足烦热，咽干口燥，小建中汤主之。""心胸中大寒痛，呕不能饮食，腹中寒，上冲皮起，出现有头足，上下痛而不可触近，大建中汤主之。"小建中汤、大建中汤均有温中补虚、降逆止痛作用。方中桂枝、生姜、干姜、蜀椒温经散寒止痛，芍药、甘草缓急止痛，大枣、人参益气健脾。笔者运用此二方的经验：二方合用，随证加减，广泛用于胃肠痉挛、术后不全肠梗阻、肠系膜淋巴结炎、慢性胃炎等，疗效稳定可靠。如果阳虚明显，加熟附子；如果气滞明显，加厚朴、木香；如果兼有血瘀，加五灵脂、蒲黄等；饴糖可用麦芽糖替代，但是不可缺少。该方对于虚弱型的腹痛患者，有明显的补虚强壮作用，如日本汉方医师汤本求真先生用于治疗结核性腹膜炎引起的腹痛效果显著。

4. 大柴胡汤在腹痛实证中的应用

急腹症中有部分可手术也可保守治疗，如胆囊结石、胆囊炎、不全肠梗阻、急性阑尾炎、急性胰腺炎等，临床根据情况而定，对于可保守治疗或者不接受手术治疗的患者，笔者经常运用中医药来治疗。观察患者表现有急性腹痛，持续不解，或伴恶心呕吐，或腹胀便秘，或发热口渴，或口苦。查体见按压疼痛明显，腹肌紧张。舌红、苔黄腻。总的病机是少阳枢机不利，阳明腑实不通。病位在中下焦，消化系统。因而选用大柴胡汤，该方出自《伤寒论·少阳病篇》："伤寒发热，汗出不解，心中痞硬，呕吐而下利者，大柴胡汤主之。"及《金匮要略·腹满寒疝宿食病脉证并治》："按之心下满痛者，此为实也，当下之，宜大柴胡汤。"方中柴胡、黄芩和解少阳枢机，枳实、大黄疏通阳明燥结，半夏、生姜降逆止呕，白芍柔肝缓急，大枣护胃固中，切合急性腹痛实证的病机。笔者运用此方的经验：该方多用于体质壮实者，但是瘦弱者也可能出现。如合并肝胆湿热，加郁金、金钱草；如有结石，加生鸡内金、海金沙；如有血瘀加桃仁、牡丹皮、三棱、莪术；如有气滞加厚朴、木香等；便秘者要重用生大黄至 15 g 以上；呕吐明显，不能服药者，也可以直肠滴管。

5. 葛根汤在外感热病中的应用

外感发热是机体感受风、寒、暑、湿、燥、热、疫毒等外邪引起的以发热为主要症状的疾病。常见于感冒和时行感冒，作为对人体危害较大的多发病，受到历代医家的重视。外感发热是急诊常见疾病，主要包括以细菌、非典型病原体和病毒感染为主的呼吸道传染性疾病，其中病毒性感染占70%以上。目前西药对病毒性感染尚无良策，且不良反应明显。目前急诊常见外感热病以各种流感为主，其主要表现有持续发热、无明显恶风寒、头身酸痛、无汗口渴，或恶心呕吐，或腹泻。舌红或淡红，苔薄白或薄黄腻。总的病机是太阳表邪入里化热，又称太阳温病。病位在太阳阳明，涉及呼吸系统、消化系统、免疫系统、神经系统。因而选用葛根汤，该方出自《伤寒论》"太阳病，项背强几几，无汗，恶风者，葛根汤主之"。方中葛根生津液，濡筋脉；麻黄、桂枝疏散风寒，发汗解表；芍药、甘草生津养液，缓急止痛；生姜、大枣调和脾胃，鼓舞脾胃升发之气。诸药合用，共奏发汗解肌，生津舒筋之功。葛根汤颗粒在日本民间广泛使用来治疗感冒，其作用机制有抗病毒、解热镇痛、调节免疫。笔者运用此方的经验：如患者发热口渴明显，去生姜，加天花粉、生石膏；如合并肠道湿热，加黄芩、黄连；如口苦纳差，加北柴胡、黄芩。

6.吴茱萸汤及泽泻汤在眩晕症中的运用

眩晕症是急诊一个多发病，患者发作时常视物旋转，伴有明显恶心呕吐，呕出大量痰涎，伴有出大汗。患者经常是反复发作，有的人一年发作几次，有的人一个月甚至一周发作几次，多次来急诊或打120接诊，虽无凶险之象，但表现十分痛苦。根据眩晕症的主要表现突然发作，或有恶寒怕冷，或头痛、视物旋转，不能站立、闭目缓解、恶心呕吐痰涎后缓解、冷汗淋漓、舌淡红、苔白腻，考虑该病症总的病机是痰饮内停中焦，清阳不升，浊阴不降。吴茱萸汤均出自《伤寒论》"食谷欲呕者，属阳明，吴茱萸汤主之。""干呕，吐涎沫，头痛者，吴茱萸汤主之。"泽泻汤出自《金匮要略》"心下有支饮，其人苦冒眩，泽泻汤主之。"从经典原文看，吴茱萸汤重在止呕吐涎沫，泽泻汤重在止眩晕，合并分析二方，吴茱萸、生姜暖肝温胃，人参、大枣、白术健脾益气散水气，泽泻利水化饮。眩晕症的表现、病机正好切合此二方的方证。笔者运用此二方的经验：对于舌淡红，苔白腻或水滑的眩晕患者几乎都有特效；对于恶心呕吐明显患者，加姜半夏，小口喝药，以免引发呕吐；小便不利、痰饮重者，加茯苓；兼有血瘀头痛者，加川芎、当归。

7. 炙甘草汤在心悸中的应用

心悸在急诊常以阵发性室上性心动过速作为诊断，其发作无明显诱因，有时突发突止，患者有时因持续几个小时都不能缓解而来急诊就诊。该病诊断不难，但根治却不易。有人做过几次射频消融手术，仍然不能根治，有人长期服倍他乐克等药仍不能完全控制发作，可谓一顽症。根据其临床表现，阵发性心悸，或伴胸闷，或伴恐惧感，或伴畏寒怕冷，甚至寒战。舌淡红，苔白腻或厚腻，脉结代。考虑心悸病总的病机是心阳不振，结涩不舒，阴气缺乏不续，病位在心，循环系统，因而选用炙甘草汤。该方出自《伤寒论》"伤寒心悸动，脉结代，炙甘草汤主之。"该方又名复脉汤，用于误治后阳损津伤之证，与心律失常所致心悸方证相符。方中人参、炙甘草、大枣甘温益气，生地、麦冬、阿胶滋养营血，麻仁甘润，桂枝通阳，生姜温胃，于是合成一张补益气血、滋阴和阳而复脉的方剂。已故名老中医曹颖甫、陈伯坛等及当今广东经方名医黄仕沛教授都非常善用该方治疗心悸，他们的经验给了笔者更多信心。笔者运用此方的经验：对于心悸动为表现的心律失常不论心动过数还是心动过缓，只要方证相符都有效；方中对于桂枝、生姜应该重用至 30 g 以上，炙甘草剂量为桂枝的一半，药汁口感是甘辛辣；方中熟地的剂量需要 35 g 以上，放白酒同煎，可以减少滋腻；阿胶，使用阿胶珠 6 g 即可；兼有血瘀者可加红花、川芎、丹参。

8. 小结

通过大量反复的临床实践，笔者发现急诊使用经方：不管是新发还是久病，如辨证准确，方证相应，效如桴鼓，常常 2 ~ 3 天就能够以纯中医治疗获得明显疗效；所有中药尽可能采用配方颗粒剂，用法简单，用量精细，疗效稳定可靠；急诊用经方，因为脉象掌握难度大，要重视舌苔表现，不强求查脉，重在方证鉴别。相信在不久的将来，在中医同道的共同努力下，经方中医可以丢掉慢郎中的标签，在急诊临床中会大有作为。

急诊中医药治疗新型冠状病毒感染体会

随着国家放开政策的实行，全国各地陆续进入新型冠状病毒感染大流行时期，疫病的传染性很强，笔者也一样感染了新型冠状病毒，亲身体验了一次新型冠状病毒感染的治疗全过程，现结合在急诊临床用中医药治疗该病的经历，谈一下个人救治新型冠状病毒感染的方药体会。

一、中医诊断

新型冠状病毒具有传染性强、普遍易感、症状相似的特点，符合中医"疫病"范畴。该病在病因、病性方面，具有风邪、湿邪、寒邪的特点。例如，新型冠状病毒感染病情变化很快，有人出现咽痒、皮肤瘙痒、头晕等症状，这就符合风邪的性质；感染者出现无食欲、恶心欲呕、腹泻、身体困重、痰多的症状，这就符合湿邪的性质；感染者出现怕冷、全身疼痛的症状，这就符合寒邪的性质。所以早期诊断疫毒束表证即可，后期病邪入里化热了，可出现疫毒郁肺、疫毒闭肺、内闭外脱等。另外，不同地区、不同体质的患者兼夹证不同，或兼阴虚、痰湿、湿热等。笔者临床常用六经辨证来处理此次疫病防治，故以下病案的辨证施治以六经方证为主。

二、中医药预防

新型冠状病毒具有风邪、寒邪、湿邪的特点，那么预防当用芳香、温燥的中药，如藿香、香薷、白芷、石菖蒲、艾叶、生姜、苍术、草果、花椒、干姜等，这些中药可以做成香囊、足浴包。饮食方面，建议使用健脾祛湿的中药，如党参或西洋参、茯苓、白术、薏苡仁、山药、干姜、黄芪等，这些中药可以用来煲肉汤加强营养，或做成防疫汤剂可以提高免疫力。中药汤剂建议桂枝汤合玉屏风散加减。

三、中医治疗

对于外感之邪，早期治疗以祛邪外出为大法，祛风、散寒、化湿为主，常用葛根汤、柴葛解肌汤、九味羌活汤、大青龙汤、麻黄汤、藿香正气散等。后期结合病情，常用麻杏石甘汤、小柴胡汤、小承气汤、小陷胸汤、瓜蒌薤白半夏汤、理中汤、四逆汤、五苓散、射干麻黄汤、桂枝加厚朴杏子汤、葶苈大枣泻肺汤、小青龙汤、竹叶石膏汤、麦门冬汤。

四、病例分享

1. 发热、恶寒、头身痛的患者

张某，男性，38岁，2022年12月2日初诊。主诉：发热、恶寒、头身痛半天。自诉接触新型冠状病毒核酸检测阳性患者后出现发热恶寒、无汗、头身疼痛，纳可，二便调。查体：舌淡红，苔薄白腻，脉浮滑数。辅助检查：新型冠状病毒核酸检测阳性。

中医诊断：疫病（太阳证）。

中医治法：发汗解表，解肌舒筋。

中药处方：葛根汤加减。

麻黄15g、桂枝15g、葛根60g、白芍15g、炙甘草15g、生姜15g、大枣30g、羌活10g、茯苓15g、苍术10g。2剂，水煎服。嘱患者服药后，饮热粥，盖被发汗。

疗效：患者服药1剂后遍身出汗，热退、恶寒、头身痛消失，停药继观。

按语：邪犯太阳，表现"头项强痛而恶寒"符合葛根汤方证，头、项、背、腰、全身肌肉疼痛；发热恶寒、无汗；舌淡、苔白。嘱患者服药后，喝热米汤，盖被子促进发汗解表。

2. 头晕恶心、口苦、咽干、纳差的患者

谭某，女性，40 岁，2022 年 12 月 10 日初诊。主诉：头晕 2 日。自诉 2 日前发热后开始头晕目眩，视物旋转，恶心欲呕，时冷时热，口苦，咽干，纳差，神疲，乏力，轻微咳嗽，干咳无痰，大便稀烂。查体：神清，言语清，病理征阴性。舌淡红，苔白腻，脉弦细滑。辅助检查：头部 CT 未见明显异常，新型冠状病毒核酸检测阳性。

中医诊断：疫病（少阳夹湿证）。

中医治法：和解少阳，散寒化湿。

中药处方：柴苓汤加减。

柴胡 15 g、黄芩 9 g、党参 15 g、姜半夏 18 g、炙甘草 10 g、生姜 15 g、大枣 20 g、藿香 10 g、厚朴 10 g、茯苓 30 g、泽泻 15 g、苍术 15 g。6 剂，水煎服。

疗效：随访得知患者服药 1 剂后诸症缓解，6 剂药服完，头晕恶心消失，纳可，大便调，仍轻微干咳。

按语：邪犯少阳，表现口苦、咽干、目眩、恶心欲呕、纳差，时冷时热符合小柴胡汤方证。小柴胡汤需要去渣再煎煮，浓缩药液。

3. 发热、咽痛、咳嗽的患者

李某，女性，35 岁，2022 年 12 月 9 日初诊。主诉：发热后咽痛、咳嗽 2 天。自诉 2 天前接触阳性患者后开始发热，最高体温 39℃，之后开始咽痛，逐渐加重，伴有咳嗽、无痰，口干渴，纳差，夜眠不安，大便偏干。查体：舌红，苔薄黄，脉滑数。辅助检查：血常规未见明显异常。肺部 CT：未见明显异常。新型冠状病毒核酸检测阳性。

中医诊断：疫病（太阳、阳明证）。

中医治法：清热宣肺，利咽止痛。

中药处方：麻杏石甘汤加减。

蜜麻黄 10 g、苦杏仁 10 g、生石膏 35 g、甘草 10 g、桔梗 10 g、薄荷 6 g。6 剂，水煎服。

疗效：服药后症状逐渐消失，第 8 日新冠抗原转阴。

按语：表寒入里，随阳热体质而化热，表现咽痛、口干渴、大便干，符

合麻杏石甘汤方证。加桔梗、薄荷利咽止痛。

4. 纳差、恶心呕吐、腹泻的患者

范某，女性，85岁，2022年12月12日初诊。主诉：恶心呕吐、腹泻4天。自诉4天前开始纳差，恶心欲呕，大便每日4~6次，稀米粥样，怕冷，无明显腹痛，否认发热。有与新型冠状病毒核酸检测阳性家人接触史。既往有胆囊结石，容易受凉腹泻。查体：神疲，手脚凉，腹软无压痛，肠鸣活跃，舌淡红，苔白腻，脉沉细滑。辅助检查：新型冠状病毒抗原检测阳性，电解质：血钾3.5 mmol/L。血常规及CRP：未见明显异常。

中医诊断：疫病（太阴证）。

中药治法：温脾止泻，散寒止呕。

中药处方：附子理中汤合藿朴夏苓汤。

黑顺片10 g（先煎）、干姜10 g、党参15 g、炒白术15 g、炙甘草10 g、藿香12 g、厚朴10 g、姜半夏15 g、茯苓15 g。7剂，水煎服。

疗效：随访得知服药1剂后腹泻减轻，恶心呕吐消失，7剂药服完，诸症消失。

按语：患者年高肾阳虚，平素容易受凉腹泻，此次新冠感染后更加怕冷，腹泻复发，纳差、恶心欲呕，结合舌脉，考虑脾肾阳虚，寒湿内阻，故以附子理中汤合藿朴夏苓汤以温脾止泻，散寒止呕。

5. 咳嗽、吐白色泡沫痰的患者

方某，女，45岁，2022年12月18日初诊。主诉：发热后咳嗽、咳吐白色泡沫痰6天。自诉6天前无故发热后开始咳嗽、逐渐咳吐白色泡沫痰，伴气促、头晕头重、畏寒怕冷，口干，大便稀烂。查体：体温36.8℃，舌淡红，苔白腻，脉弦滑。辅助检查：新型冠状病毒核酸检测阳性，肺部CT：双肺散在磨玻璃影，考虑病毒性感染。CRP：40 mg/L，血常规无明显异常。

中医诊断：疫病（太阳夹饮）。

中医治法：解表散寒，化饮止咳。

中药处方：小青龙汤加减。

蜜麻黄12 g、桂枝15 g、干姜8 g、细辛5 g、法半夏15 g、炙甘草10 g、白芍

10 g、五味子 15 g、茯苓 15 g、藿香 10 g、厚朴 10 g。7 剂，水煎服。

疗效：服药后咳嗽、咯痰明显减少，头晕缓解，大便成形。复查肺部 CT 提示病毒性肺炎病灶较前明显吸收。

按语：小青龙汤出自《伤寒杂病论》，专治畏寒怕冷、咳嗽、咳吐白色稀痰的病症，畏寒怕冷提示表有寒，咳吐白色稀痰提示里有饮。大便溏，故加藿香、厚朴散寒湿。

6. 咳嗽无痰的患者

李某，男性，42 岁，2022 年 12 月 16 日初诊。主诉：发热后干咳 7 天。自诉 16 天前接触新冠阳性患者后开始发热，最高体温 39℃，之后开始咳嗽，刻下干咳夜甚、无痰、咽痒、口干、乏力盗汗。查体：体温 36.9℃，舌红，裂纹，少津，苔薄白。辅助检查：新型冠状病毒核酸检测阳性。肺部 CT：左肺少许磨玻璃影，考虑病毒性感染。CRP 及血常规无明显异常。

中医诊断：疫病（气阴两虚兼肺燥痰滞）。

中医治法：益气滋阴，润肺止咳。

中药处方：桑杏汤合生脉饮加减。

桑叶 15 g、苦杏仁 10 g、桔梗 10 g、五味子 15 g、炙甘草 15 g、白芍 15 g、北沙参 15 g、紫菀 15 g、地骨皮 25 g、百部 10 g、知母 15 g、麦冬 30 g、西洋参 6 g。7 剂，水煎服。

2022 年 12 月 24 日复诊：咳嗽明显减轻，盗汗、口干消失，乏力减轻。复查肺部 CT 提示原病毒性肺炎病灶已经完全吸收。继续以原方去百部、知母、麦冬，6 剂巩固治疗。

按语：咳嗽后期，常见干咳无痰，乏力、盗汗，提示气阴两虚证。常用生脉饮益气养阴，桑杏汤润肺止咳。加地骨皮以滋阴，清热，凉血，用于阴虚肺热咳嗽、盗汗非常适合。

7. 咳嗽、咯黄痰的患者

贺某，男性，56 岁，2022 年 12 月 31 日初诊。主诉：发热后咳嗽、咳吐黄痰 2 天。自诉 6 天前接触新型冠状病毒阳性患者后开始咳嗽、咳吐黄稠痰逐渐增多，喉中喘鸣声，口干渴，咽痛，盗汗，大便干。查体：体温

37.8℃，舌红，苔黄腻。辅助检查：新型冠状病毒核酸检测阳性。肺部 CT：双肺散在磨玻璃影，考虑病毒性感染。CRP：35 mg/L，血常规无明显异常。

中医诊断：疫病（阳明证兼痰热阻肺证）。

中医治法：清热化痰、利咽止痛。

中药处方：射干麻黄汤加减。

射干 8 g、蜜麻黄 15 g、法半夏 15 g、款冬花 9 g、五味子 15 g、苦杏仁 15 g、紫菀 15 g、知母 15 g、瓜蒌皮 20 g、芦根 30 g、地龙 15 g、炙甘草 10 g、薏苡仁 20 g、桃仁 15 g、桔梗 12 g、牛蒡子 15 g。7 剂，水煎服。

2022 年 1 月 9 日二诊，诸症缓解，刻下偶尔咳嗽、咳吐少量白痰、乏力、轻微盗汗，舌红，苔白腻。复查肺部 CT 提示双肺病毒性肺炎病灶较前明显吸收。血常规及 CRP 均正常。予生脉饮合桂枝加厚朴杏子汤善后。

按语：射干麻黄汤出自《金匮要略》"咳而上气，喉中水鸡声，射干麻黄汤主之。"患者初诊以咽痛、喉中喘鸣声、大量黄稠痰为主，符合该方证。另外，口干渴、盗汗、大便干，舌红，苔黄腻，提示阳明热甚，痰热阻肺。故加知母、芦根、瓜蒌皮、地龙、桃仁、牛蒡子、桔梗，以清热化痰，利咽通便。二诊，肺炎病灶已经明显吸收，考虑气阴两虚、痰邪上逆，故以生脉饮合桂枝加厚朴杏子汤，益气养阴、化痰降逆止咳。

8. 咳嗽、失眠的患者

黎某，男，53 岁，2022 年 12 月 31 日初诊。主诉：发热后失眠 3 天。自诉 1 周前发热后开始轻微咳嗽，咳少量白痰，3 天前开始彻夜不眠，伴口苦咽干，心烦神疲乏力。查体：舌淡红，苔黄白厚腻，脉弦滑。辅助检查：新型冠状病毒抗原检测阳性。

中医诊断：疫病、不寐病（少阳郁热、痰热扰神）。

中医治法：解郁散热，化痰安神。

中药处方：小柴胡汤合安神定志丸加减。

醋柴胡 15 g、黄芩 9 g、人参片 8 g、生半夏 18 g（久煎）、炙甘草 10 g、生姜 10 g、茯苓 25 g、石菖蒲 15 g、远志 10 g、磁石 45 g、茯神 20 g。7 剂，水煎服。

疗效：随访得知，服药后夜眠安睡、偶尔干咳。

按语：新型冠状病毒感染后期出现失眠的患者也不少，尤其是一些中老年人，这一人群本身痰多，夜眠不安，感染后余热未清，热扰心神，痰蒙神窍，更加容易失眠。患者口苦咽干、心烦提示少阳郁热，故以小柴胡汤对症；安神定志丸善于化痰安神，两方合用相得益彰。

9. 心慌气短的患者

张某，女性，35岁，2023年1月12日初诊。主诉：心慌气短1周。自诉半月前新型冠状病毒感染后开始感觉乏力不适，刻下常感心慌、气短、乏力，晨起自测心率115次/分，动则汗出，夜眠盗汗，纳减，二便调。查体：舌红，裂纹，薄白苔，脉细滑。辅助检查：心电图、心肌酶、甲状腺功能未见明显异常。

中医诊断：疫病、心悸病（气阴两虚证）。

中医治法：气阴两虚证。

中药处方：生脉饮合牡蛎散。

人参片15 g、麦冬20 g、五味子15 g、黄芪35 g、煅牡蛎35 g、麻黄根18 g。6剂，水煎服。

疗效：随访得知，服药后已无明显心慌、气短表现，盗汗消失。

按语：感染后期常见乏力、盗汗、心慌的患者，动则加重，常用生脉饮调理取效。

10. 咳嗽、气喘的患者

许某，女性，67岁，2023年1月5日初诊。主诉：咳嗽、气喘5天。自诉5天前接触新冠核酸检测阳性患者后开始咳嗽、气促，逐渐加重，家属拨打120，急诊平车入院，诊断"新型冠状病毒感染（重型）、重症肺炎、呼吸衰竭"。刻下患者神志清，疲倦乏力，纳差，咳嗽、气促、痰黏难出，大便溏稀。舌淡红，苔白腻，脉沉细数。辅助检查：双肺大片磨玻璃影（病灶范围大于50%），心影增大。

中医诊断：疫病（疫毒闭肺证）。

中医治法：宣肺平喘，化痰活血，温阳化湿。

中药处方：葶苈大枣泻肺汤合茯苓四逆汤加减。

葶苈子 15 g、大枣 20 g、地龙 20 g、桃仁 15 g、茯苓 30 g、人参片 15 g、黑顺片 10 g、干姜 8 g、炙甘草 10 g、桂枝 10 g、蜜麻黄 10 g、苦杏仁 12 g、桔梗 10 g、桑白皮 15 g、藿香 10 g、厚朴 15 g、法半夏 10 g。3 剂，颗粒剂，水冲服。

疗效：患者经过中西医结合治疗，病情稳定，症状改善，复查腹部 CT 提示肺炎较前吸收好转，顺利转出 ICU。

按语：该患者入院后考虑重症肺炎，咳嗽不多，但是喘促明显，疲倦乏力，痰黏难出，苔白腻考虑年老阳虚，寒湿疫毒闭肺，肺气不宣，虚实夹杂，治疗需要扶正祛邪，一方面益气温阳化湿；另一方面宣肺平喘、化痰活血。重症肺炎患者，常常合并血瘀证，故以地龙、桃仁化痰活血。颗粒剂在重症及危重症的早期使用非常方便快捷，疗效可靠。

11. 咳喘、多汗的患者

罗某，男性，73 岁，2023 年 1 月 11 日初诊。主诉：咳嗽气促 1 周。自诉 1 周前接触新型冠状病毒核酸检测阳性患者后开始咳嗽、气促不适，逐渐加重，故检测就诊，急诊以"新型冠状病毒感染（重型）、重症肺炎、呼吸衰竭"收入 ICU。刻下患者神志清，疲倦乏力，气促明显，咳嗽、咯吐较多黄稠痰，口渴汗多，大便干。舌淡红，苔白腻，脉细滑数。辅助检查：双肺大片磨玻璃影（病灶范围大于 40%）。

中医诊断：疫病（疫毒闭肺证）。

中医治法：清热宣肺，化痰平喘，活血化瘀。

中药处方：宣白承气汤、麻杏石甘汤、小陷胸汤、藿朴夏苓汤加减。

蜜麻黄 12 g、苦杏仁 12 g、生石膏 30 g、炙甘草 10 g、桑白皮 15 g、鱼腥草 15 g、黄芩 6 g、葶苈子 15 g、地龙 20 g、法半夏 15 g、瓜蒌皮 20 g、黄连 3 g、茯苓 30 g、桂枝 15 g、厚朴 15 g、枳实 15 g、生大黄 5 g、桃仁 15 g、藿香 10 g、人参片 15 g。3 剂，颗粒剂，水冲服。

疗效：患者服药后咳喘减轻，咯黄痰减少，病情稳定，症状改善，顺利转出 ICU。

按语：该患者属于寒湿疫毒闭肺，化热明显，痰瘀互结，邪气正盛，正气已虚，治疗时注意宣肺驱邪的同时，使用人参益气、生津、平喘，防止向危重症转化。

五、总结

中医药治疗新型冠状病毒感染疗效肯定，对于轻型、中型患者常常经过纯中医治疗可很快痊愈；对于重型、危重型患者经过中西医结合治疗可以降低死亡率，应尽早使用，急诊使用颗粒剂的疗效肯定，不应因为中药煎煮时间长而耽误使用中药时间。重症及危重症常见于年老体弱多病者，一定要扶正气，人参、附子要早用，重症患者常常有血瘀证，活血化瘀的中药如桃仁、丹参等可以提高疗效。

急诊方药内服治疗篇

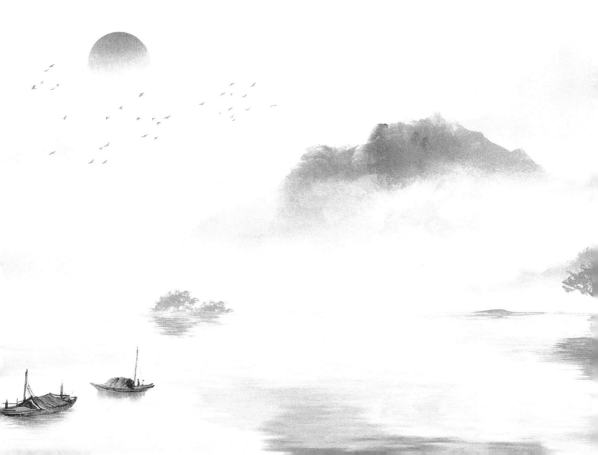

内科疾病

一、头痛

1.反复头痛多年的老人

李某，女性，66岁，2022年4月2日初诊。主诉：反复头痛多年，再发1日。自诉平素怕冷怕风，颈项僵硬酸胀，昨日受凉后开始右枕部头皮阵发性抽痛、刺痛，无汗，无恶心，无头晕，食欲可，二便调。既往有慢性荨麻疹、颈椎病。查体：舌淡红，齿痕，苔薄白，脉弦细滑。

中医诊断：头风病（太阳证）。

中医治法：发汗解表，解肌舒筋。

中药处方：葛根汤加减。

麻黄8g、桂枝10g、葛根60g、白芍15g、炙甘草15g、生姜10g、大枣30g、川芎15g、当归10g、细辛5g、防风10g、羌活10g。5剂，水煎服。

2022年4月10日复诊，头痛已经不明显，要求继续调理荨麻疹。

按语：患者反复头痛，怕冷怕风，就诊时戴着帽子，部位固定于右枕后，阵发性头皮痛，虽然未做头部CT检查，但推测应该不是颅内问题引起，西医诊断考虑神经性头痛。受凉病史，枕后头痛，属于太阳经病，兼顾颈项不适，考虑葛根汤方证，久病入络，怕冷怕风，脉细，络脉亏虚、瘀血阻滞，故予葛根汤加川芎、当归、细辛、防风、羌活等养血活血、祛风通络药。

2.头颈、背僵硬疼痛的患者

杨某，女性，58岁，2022年4月9日初诊。主诉：头痛20余日。自诉20日前洗头后未吹干，开始头、颈、背僵硬疼痛，很少出汗，畏寒怕冷，视物模糊，没精神，食欲差，二便调。既往有颈椎病。查体：体温 36.2℃，舌淡红，苔薄白，脉沉弦紧。

中医诊断：头痛病（太阳证）。

中医治法：发汗解表，解肌舒筋。

中药处方：葛根汤加减。

葛根 60 g、麻黄 8 g、桂枝 10 g、白芍 15 g、生姜 15 g、炙甘草 10 g、大枣 25 g、川芎 20 g、细辛 5 g。6 剂，水煎服。服药第 1 剂，需要盖被发汗。

2022 年 4 月 19 日复诊，头痛已经不明显，颈项僵硬明显改善，要求继续巩固治疗。给予桂枝加葛根汤原方 7 剂，水煎服。

按语：葛根汤出自《伤寒论》"太阳病，项背强几几，无汗，恶风，葛根汤主之。"该患者感受风寒后出现头、颈、背僵硬疼痛，畏寒怕冷，舌淡红，苔白，正好符合葛根汤方证。川芎、细辛为头痛要药，配合使用可以提高疗效。

3. 太阳穴头胀痛伴有扁桃体化脓、双下肢湿疹的患者

喻某，男性，26 岁，2022 年 4 月 19 日初诊。主诉：反复头痛 1 月余。自诉 1 个月前开始反复两侧太阳穴头胀痛，头晕，伴有心慌，精神紧张，颈部及腰部酸胀痛，下肢胫骨前湿疹瘙痒，食欲可，大便稀烂，每日 3～4 次。既往史：慢性化脓性扁桃体、慢性鼻窦炎、双下肢湿疹、颈椎病、腰椎病。查体：双侧扁桃体Ⅱ度肿大，化脓，双侧胫骨前湿疹，舌红，苔中根黄厚腻，脉弦滑。

中医诊断：头痛病、慢乳蛾、泄泻病（少阳证、太阴证夹湿热）。

中医治法：和解少阳，健脾祛湿，清热解毒。

中药处方：小柴胡汤合三仁汤、葛根芩连汤加减。

柴胡 20 g、黄芩 20 g、甘草 40 g、党参 15 g、法半夏 10 g、茯苓 30 g、泽泻 30 g、白术 15 g、苦杏仁 10 g、豆蔻 8 g、薏苡仁 30 g、厚朴 10 g、葛根 60 g、黄连 5 g。7 剂，水煎服。

2022 年 4 月 26 日复诊，头痛缓解，大便较前成型，湿疹减轻，咽痛，神疲乏力。查体：双侧扁桃体红肿减轻，仍有脓苔，舌淡红，苔薄黄腻，脉沉滑。湿热减轻，原方去葛根、黄连，加猪苓 15 g、川芎 20 g、生石膏

30 g。7 剂，水煎服。

按语：小柴胡汤出自《伤寒论》，主要功效和解少阳，临床主要用来治疗少阳证，如胸胁苦满、寒热往来、口苦、心烦喜呕、少阳头痛等。该患者太阳穴头胀痛、口苦，考虑少阳头痛，故以小柴胡为基础方。慢性扁桃体化脓，下肢湿疹，大便稀烂，舌红，苔黄厚腻，脉弦滑，考虑肠胃湿热日久，以三仁汤宣上、畅中、渗下，葛根芩连汤升清阳、清湿热。胃肠湿热去，则乳蛾、湿疹自愈。方中重用甘草取其清热解毒、止痒作用，葛根重用既可以升清阳，又可以解肌舒筋，缓解颈腰痛。

4. 头身疼痛、恶心欲呕的患者

高某，女性，54 岁，2022 年 7 月 14 日初诊。主诉：头身痛、恶心欲呕 2 天。自诉 2 天前开始无明显诱因出现头痛、全身酸痛、畏寒怕冷、出汗多、口干口苦，口渴欲饮，频繁恶心干呕，神疲乏力，食欲差，二便调。发病期间曾经呕吐时头晕、黑蒙、短暂意识丧失 2 次。查体：神志清，精神疲倦，舌淡红，苔薄白腻，脉浮弦滑。辅助检查：血常规：白细胞 12.31 ↑ × 10^9/L，CRP 114.27 ↑ mg/L；头部 CT：未见明显异常。

中医诊断：头痛病（少阳证、太阳证）。

中医治法：和解少阳，散寒解表。

中药处方：柴胡桂枝汤加减。

北柴胡 15 g、黄芩 10 g、姜半夏 10 g、党参 10 g、炙甘草 8 g、桂枝 10 g、白芍 10 g、生姜 15 g、滑石 10 g、羌活 8 g、大枣 15 g、茯苓 10 g。3 剂，颗粒剂，水冲服。嘱其不适随诊，3 日后复查血常规及 CRP。3 日后患者未复诊，电话随访得知头痛已经痊愈。

按语：柴胡桂枝汤出自《伤寒论》，原文"伤寒六七日，发热，微恶寒，支节烦疼，微呕，心下支结，外证未去者，柴胡桂枝汤主之。"急诊临床常用该方来治疗夏季空调病，发病原因考虑患者在室外身热汗出而毛孔打开，入室内后贪凉阴冷而寒邪入里，轻则头晕、乏力、畏寒怕冷，重则头身疼痛、恶心呕吐。该患者暑热天气，贪凉饮冷后头痛、全身酸痛、畏寒怕冷、出汗多、干呕，考虑符合太阳表虚的桂枝汤方证；口苦、口干、恶心欲呕、纳差为半表半里的少阳证、小柴胡汤方证；舌淡，苔白腻，口干渴为暑热伤津表现，加滑石、茯苓；头身痛明显，加羌活散寒祛湿，通络止痛。

5. 神疲乏力、头痛的患者

朱某，女性，48岁，2022年7月4日初诊。主诉：反复头痛10余年。自诉10余年前开始反复前额、两侧头胀痛，揉按或涂清凉油可缓解，休息不好可诱发，神疲脚无力，夜间口干，夜眠不安，入睡困难，易醒，食欲可，二便调。既往史：胃溃疡、头孢过敏。查体：舌淡红，裂纹，苔白腻，脉沉细滑。

中医诊断：头痛病（少阳证、少阴证、寒湿证）。

中医治法：和解少阳，温阳散寒祛湿。

中药处方：四逆散、四逆汤加减。

醋柴胡15g、香附10g、白芍15g、枳壳10g、炙甘草10g、龙骨20g、煅牡蛎30g、川芎15g、细辛5g、黑顺片8g、干姜8g、茯苓30g、白芷10g、延胡索15g、天麻15g。7剂，水煎服。

2022年7月9日二诊，自诉头痛缓解不明显，阵发性心慌，仍感疲倦乏力，口干，食欲可，夜眠一般，大便调。舌尖红，裂纹，苔薄白腻，脉细滑。考虑气虚痰滞证，改补中益气汤、六君子汤加减。

黄芪30g、党参15g、白术15g、炙甘草8g、升麻5g、醋柴胡10g、当归10g、川芎15g、陈皮10g、法半夏10g、茯苓30g、枳壳10g、葛根15g、泽泻15g。7剂，水煎服。

2022年7月16日三诊，自诉头痛明显缓解，神疲乏力减轻，口干减轻，心慌缓解，夜眠改善，舌淡红，苔薄白腻，脉细滑。效不更方，原方继服7剂。

按语：头痛原因多种，该患者一诊，以少阳头痛、夜眠不安，予四逆散加减而乏效，因为忽略了患者神疲乏力，劳累后加重的气虚表现，以及揉按可以缓解，脚无力，舌苔厚腻的痰邪阻滞表现。故二诊考虑气虚痰滞，果断改方以补中益气汤合六君子汤加减，以补气化痰而疗效显著。补中益气汤出自《脾胃论》，主要功效补中益气、升阳举陷，急诊临床常用来治疗气虚头痛、气虚头晕、气虚发热等，症见头痛、头晕、神疲乏力、气短、劳累后明显，舌淡红，苔薄白，脉细弱等。

6.头痛伴高血压的患者

文某，男性，52 岁，2020 年 12 月 12 日初诊。主诉：左枕部疼痛 2 个月。自诉 2 个月前开始无明显诱因出现左枕部头痛伴有失眠，盗汗，多噩梦，心悸，口渴喜冷饮，纳可。既往史：发现血压升高 4 年，服 3 种降压药（施慧达、厄贝沙坦、倍他乐克）效果差，平时收缩血压 150 ～ 160 mmHg，舒张压 100 ～ 110 mmHg。有"痛风病"病史和腰椎病。查体：神清，语言清晰，心肺（-），舌红，苔黄腻，脉沉弦滑。辅助检查：头部 CT 无明显异常。

中医诊断：头痛病（热毒内盛证）。

中医治法：清热祛湿、泻火解毒。

中药处方：黄连解毒汤加减。

黄连 5 g、黄芩 10 g、黄柏 8 g、栀子 10 g、钩藤 25 g、川芎 15 g、天花粉 10 g、煅牡蛎 18 g。6 剂，水煎服。

12 月 20 日二诊：患者诉头痛服 2 剂药后即消失，现失眠、盗汗、心悸、口渴等诸症明显缓解，已自行停用 2 种降压药，现服施慧达 2.5 mg 血压稳定在 130/80 mmHg。

按语：黄连解毒汤出自《肘后备急方》，主治一切实热火毒，三焦热盛之证。大热烦躁，口燥咽干，错语，不眠；或热病吐血、衄血；或热甚发斑，身热下痢，湿热黄疸；外科痈疽疔毒，小便赤黄，舌红苔黄，脉数有力。《成方便读》："治一切火邪，表里俱盛，狂躁烦心，口燥咽干，大热干呕，错语不眠，吐血，衄血，热盛发斑等证。"本方急诊常用于败血症、脓毒血症、痢疾、肺炎、泌尿系感染、流行性脑脊髓膜炎、乙型脑炎、感染性炎症、出血性中风等属热毒患者。本方临床应用以大热烦躁，口燥咽干，舌红苔黄，脉数有力为辨证要点。便秘者，加大黄以泻下焦实热；吐血、衄血、发斑者，酌加玄参、生地、丹皮以清热凉血；瘀热发黄者，加茵陈、大黄，以清热祛湿退黄。该患者头痛，失眠，盗汗，噩梦，口渴喜冷饮，舌红，苔黄腻，脉弦滑，伴有顽固性高血压，一派实热证，符合黄连解毒汤证。日本医家大塚敬节先生临床善用黄连解毒汤加钩藤治疗实热火毒导致的高血压，疗效确切。黄连解毒汤味道极苦，然而符合该方证的患者服药却不觉苦，容易接受，但是中病即止，不可长期服用，以免苦寒之药耗损阳气。另外，患者盗汗、口渴，加天花粉、煅牡蛎，取牡蛎散方义。

二、头晕

7.头晕、乏力的高中生

唐某，女性，16岁，2022年4月5日初诊。主诉：头晕、乏力2年。自诉2年前开始反复头晕、起立则发作，平素怕冷肢凉，冬季长冻疮，双臀部多发疖肿，神疲乏力，鼻塞，夜眠不安，食欲可，口渴多饮，尿频，大便偏干。既往有过敏性鼻炎，慢性咽炎，扁桃体肥大，慢性鼻窦炎。查体：血压96/49 mmHg，心率70次/分，体瘦，皮肤白，咽喉壁见较多淋巴滤泡，舌淡红，苔薄白，脉细滑。

中医诊断：头晕病（少阴证、阳明证）。

中医治疗：温阳散寒，清热生津，镇静安神。

中药处方：薏苡附子败酱汤合当归四逆汤、桂枝加龙骨牡蛎汤。

黑顺片8 g、薏苡仁30 g、败酱草30 g、当归25 g、桂枝10 g、白芍20 g、细辛3 g、小通草5 g、炙甘草10 g、龙骨20 g、牡蛎20 g、生石膏30 g、生地黄20 g。7剂，水煎服。服药后随访，患者头晕乏力明显缓解，尿频、口渴改善。

按语：平素怕冷，冬季长冻疮，脉细为当归四逆汤方证；怕冷，神疲乏力，鼻塞，大便干，慢性鼻窦炎，双臀部多发疖肿，舌淡红，苔薄白，脉细为薏苡附子败酱草方证；神疲乏力、夜眠不安，桂枝加龙骨牡蛎汤方证；口渴多饮，大便干为阳明胃热，予生石膏、生地黄清胃热，生津止渴。

8.头晕伴面热如醉、咳嗽的患者

徐某，女性，83岁，2022年5月12日初诊，主诉：头晕伴阵发性头面部烘热3个月。自诉3个月前开始反复头晕、头昏，阵发性头面部烘热出微汗，仿佛醉酒一般，伴有咳嗽、咳少量白色黏痰，视物模糊，胃灼热，食欲差，大便每日1～2次。查体：舌暗淡，苔薄白，脉弦滑。

中医诊断：头晕病（痰饮上逆）。

中医治疗：化痰降逆。

中药处方：苓桂味甘汤加减。

茯苓18 g、桂枝12 g、五味子10 g、炙甘草10 g、泽泻15 g、土炒白术

15 g、海螵蛸 15 g、煅瓦楞子 15 g、陈皮 10 g、法半夏 8 g、蔓荆子 10 g、菊花 5 g、炒鸡内金 15 g、川芎 10 g。7 剂，水煎服。服药后随访，患者头晕、咳嗽、胃灼热均有明显改善。

按语：苓桂味甘汤出自《金匮要略》，主要功效降逆化饮，临床常用来治疗痰饮上逆导致的咳嗽、气喘、呼吸不利、头晕头痛等，主要方证有四点：一是气上冲证，即患者自觉有气上冲心胸；二是水饮证，如咯痰清稀色白，小便不利，苔白滑；三是头晕，如有物裹，视物眼花；四是原文中的"面翕热如醉状"，表现面部阵发性潮热、泛红、出汗等。

9. 头晕头重的患者

汤某，女性，60 岁，2022 年 6 月 20 日初诊。主诉：头晕头重 1 周。自诉 1 周前开始无明显诱因出现头晕、视物旋转、恶心呕吐，于诊所输液后缓解，之后开始头晕头重，偶感左侧轻微头痛，口苦、口干、口渴欲饮热水，乏味，食欲下降，大便干结，几日未解。既往有眩晕症、颈椎病、脑内缺血灶（头颅核磁时间为 2021 年 1 月）。查体：舌淡红，苔白腻，脉弦滑。辅助检查：头部 CT 未见明显异常。

中医诊断：头晕病（痰饮上逆、少阳证）。

中医治疗：和解少阳，化痰降逆。

中药处方：柴陈泽泻汤加减。

醋柴胡 15 g、黄芩 10 g、党参 15 g、法半夏 10 g、炙甘草 6 g、生姜 15 g、大枣 15 g、泽泻 30 g、茯苓 15 g、白术 15 g、陈皮 15 g、大黄 6 g、枳实 15 g。7 剂，水煎服。服药后随访，患者头晕、头重消失，大便干结改善。

按语：柴陈泽泻由小柴胡汤、二陈汤、泽泻汤合方而成，主要功效为和解少阳、化痰饮、降逆止呕，急诊临床常用来治疗眩晕症、头晕病，症见头晕头重、恶心欲呕、纳差、口干、口苦、舌淡、苔白腻等。该患者大便干结，故加大黄泻热通腑。

10. 反复头晕、乏力、便秘的癫痫患者

贺某，男性，9 岁，2022 年 7 月 8 日初诊。主诉：反复头晕、乏力、便

秘 6 年。代诉 6 年前头部外伤后开始偶尔抽搐伴意识不清，外院确诊继发性癫痫后长期服用抗癫痫药物，刻下每日阵发性头晕、乏力，持续几秒或十几秒后自行缓解，无癫痫大发作，夜眠易惊，自汗，大便干结，2~3 天 1 次。

查体：体瘦长，腹直肌紧张，舌红，苔薄白腻，脉弦细。

中医诊断：头晕病、便秘病（少阳夹饮证、气血两虚证）。

中医治法：和解少阳，温阳化饮，补益气血。

中药处方：柴胡龙牡降逆汤加减。

醋柴胡 10 g、黄芩 8 g、龙骨 20 g、煅牡蛎 20 g、茯苓 15 g、桂枝 10 g、生姜 8 g、大枣 20 g、法半夏 6 g、大黄 8 g（后下）、磁石 20 g、远志 5 g、党参 12 g、当归 15 g、钩藤 12 g、白芍 10 g、炙甘草 10 g。7 剂，水煎服。

2022 年 7 月 16 日二诊，诸症减轻明显，原方继服 7 剂巩固。

按语：该患者夜眠易惊、头晕、大便干结，苔白腻符合柴胡加龙骨牡蛎汤方证；乏力、自汗、脉细符合气血两虚证，故加党参、当归以补气血。

三、面瘫、面肌痉挛

11. 左侧面瘫、耳根痛的患者

周某，女性，54 岁，2022 年 6 月 24 日初诊。主诉：左侧口角歪斜半天。自诉昨晚发现左侧口角歪斜，闭眼不全，左侧耳根部疼痛，上唇麻木感，刻下口干渴，汗多，喜欢冷饮，食欲可，二便调。查体：左眼闭合不全，鼓腮漏气，口角歪斜，左侧额纹消失，舌淡红，苔薄白，脉浮滑。辅助检查：头部 CT 未见明显异常。

中医诊断：口癖（风邪中络证、阳明证）。

中医治法：祛风化痰，解肌通络。

中药处方：以葛根汤、牵正散加减，针刺右侧合谷穴、双侧风池穴、右侧平衡针穴（牙痛穴、明目穴、鼻炎穴，每日 1 次，连续 3 次）。

麻黄 6 g、葛根 30 g、桂枝 10 g、白芍 10 g、生姜 10 g、甘草 15 g、大枣 15 g、细辛 5 g、川芎 20 g、当归 10 g、僵蚕 10 g、全蝎 5 g、生石膏 40 g。7 剂，水煎服。

2022 年 7 月 6 日二诊。自诉服药后面瘫改善明显，食欲可，大便粘厕所。查体：舌红，苔薄黄，脉细滑。治疗继以原方去细辛、僵蚕加制白附子8 g。7 剂，水煎服。

按语：葛根汤出自《伤寒论》"太阳病，项背强几几，无汗，恶风，葛根汤主之。""太阳与阳明合病，必自下利，葛根汤主之。"主要功效为发汗解表，生津舒筋。急诊临床常用于治疗感冒、流感、内耳眩晕症、三叉神经痛、面神经瘫痪、重症肌无力、肩凝症等疾病。牵正散出自《杨氏家藏方》，主要功效祛风化痰，通络止痉，急诊临床常用于治疗面神经麻痹、三叉神经痛、偏头痛等属风痰阻络。患者突发左侧口角歪斜，闭眼不全，左侧耳根部疼痛，上唇麻木感考虑风邪中络证，中医辨病为口癖病，现口干渴，汗多，喜冷饮，辨证阳明里热证。故治疗以葛根汤解肌、生津、舒筋、止痛，疏散太阳经络之风邪，以牵正散祛风化痰，通络止痉，加用川芎、当归活血祛瘀通络，患者口干渴，喜冷饮，以大剂量生石膏清泻胃火，生津止渴。

12. 左侧面瘫、颈痛的患者

刘某，男性，57 岁，2022 年 6 月 30 日初诊。主诉：口角歪斜 1 天。自诉昨日洗漱时发现口角歪斜，左眼闭合不全，吃东西流口水，左侧颈部痛，食欲可，二便调。既往体健。查体：神志清，言语清，精神可，鼓腮漏气，口角歪斜，左侧额纹消失，病理征阴性，舌淡红，苔白，脉浮弦滑。辅助检查：颅脑 CT 平扫未见明显异常。

中医诊断：口癖（风邪中络证）。

中医治法：祛风化痰，解肌通络。

中药处方：葛根汤、牵正散加减。

麻黄 8 g、葛根 50 g、桂枝 10 g、白芍 15 g、生姜 10 g、甘草 15 g、大枣 20 g、细辛 5 g、川芎 15 g、制白附子 6 g、当归 10 g、僵蚕 10 g、全蝎 5 g、花椒 8 g。6 剂，水煎服。针刺右侧合谷穴、平衡穴位明目穴及牙痛穴、双侧风池穴，每日 1 次，连续 5 次。

2022 年 7 月 6 日二诊，自诉左侧颈部疼痛消失，左眼闭合不全减轻，仍吃东西流口水。舌脉同前。中药于原方继服 7 剂。

2022 年 7 月 11 日三诊，患者左眼闭合不全明显减轻，吃东西不流口水。效不更方，原方继服 7 剂。

按语：该案与上案发病年龄相近，部位相同，症状相似，只是该患者左眼闭合不全更明显，口角歪斜更明显，故而虽然治疗相同，病程更长些。近期随访，患者左眼已经可以完全闭合，左侧额纹恢复，口角稍歪斜，处于停药恢复观察期。

13. 反复口腔溃疡、面部抽动的老年女性

刘某，女性，62 岁，2022 年 6 月 17 日初诊。主诉：反复口腔溃疡、面部抽动 10 年余。自诉 10 年前开始反复口腔溃疡，伴日间清醒左侧面部抽动、眨眼，睁不开眼，手脚心热，出汗，夜眠安，二便调。查体：舌淡红，苔薄黄腻，脉弦滑。

中医诊断：口疮病、痉证（胃肠湿热、阴虚风动）。

中医治法：清热祛湿，滋阴息风。

中药处方：甘草泻心汤、葛根汤加减。

甘草 15 g、黄芩 10 g、黄连 3 g、葛根 50 g、麻黄 8 g、桂枝 10 g、白芍 15 g、大枣 20 g、川芎 15 g、防风 6 g、僵蚕 10 g、炒地龙 15 g、全蝎 3 g。7 剂，水煎服。

2022 年 6 月 25 日二诊，自诉服药后口腔溃疡已经痊愈，左侧面部抽动、眨眼减轻，仍睁不开眼，手脚心热、出汗减轻，夜眠安，二便调，舌红，裂纹，苔黄腻，脉弦细滑。治疗以原方去麻黄，加天麻 15 g、钩藤 15 g、醋北柴胡 10 g、枳壳 10 g、黄芪 30 g、党参 15 g、白术 15 g、知母 20 g、生石膏 40 g。7 剂，水煎服。

2022 年 7 月 4 日三诊，自诉服药后左侧面部抽动稍缓解，食欲可，二便调。舌红，苔黄腻，脉弦滑。中医辨病：痉证（肝肾阴虚、肝风内动、痰邪阻络），治疗以平肝潜阳，滋阴息风，化痰通络为法，处方于原方去白术、知母、生石膏，加陈皮、茯苓、生地黄 7 剂。

2022 年 7 月 12 日四诊，自诉服药后左侧面部抽动稍缓解，咽痒，轻微咳嗽，血压升高，食欲可，二便调。查体：舌红，苔黄白腻，脉弦滑。治疗以桑菊饮、四逆散合指迷茯苓丸加减，具体方药如下：

桑叶 10 g、菊花 10 g、桔梗 8 g、苦杏仁 12 g、连翘 15 g、荆芥 8 g、防

风 6 g、茯苓 15 g、法半夏 10 g、枳壳 10 g、生姜 6 g、芒硝 4 g（冲）、钩藤 30 g（后下）、天麻 15 g、醋北柴胡 15 g、白芍 15 g、枳实 10 g、炙甘草 10 g。7 剂。

2022 年 7 月 20 日五诊，自诉服药后左侧面肌痉挛缓解，食欲及夜眠可，二便调。舌红，苔黄厚腻，裂纹，脉弦滑。治疗继以原方去荆芥、防风、枳壳、生姜、芒硝、天麻，加黄芩、僵蚕。

2022 年 7 月 28 日六诊，自诉服药后左侧面肌痉挛缓解，食欲及夜眠可，二便调。治疗以原方加牵正散 12 剂，水煎。

按语：甘草泻心汤出自《伤寒论》"伤寒、中风，医反下之，其人下利日数十行，谷不化，腹中雷鸣，心下痞硬而满，干呕，心烦不得安。医见心下痞，谓病不尽，复下之，其痞益甚。此非结热，但以胃中虚，客气上逆，故使硬也。甘草泻心汤主之。"功效益气和胃，消痞止呕。急诊临床常用于治疗急慢性肠胃炎，反复口疮，口腔溃疡。

一诊：患者反复口腔溃疡，手脚心热、出汗，舌淡红，苔黄腻，此为胃火循经上攻咽喉、口腔，发为口疮；患者面部抽搐，手脚汗出，辨证为阴虚动风证。故总体治疗当以甘草泻心汤清胃火消疮；葛根汤生津舒筋，川芎、防风祛风通络；地龙、全蝎、僵蚕通络止痉。

二诊：患者眨眼、睁眼乏力为气虚之象；面部抽搐为阴虚风动之征象；手脚心热，出汗多为阴虚内有热。故治疗甘草泻心汤清胃火，天麻、钩藤平肝息风，黄芪、党参、白术益气，生石膏、知母清热滋阴。

三诊：患者面部抽搐缓解，夜间少有抽搐，舌红、苔黄腻为痰热、湿热之舌苔。治疗以原方继续通络，止痉，去知母、生石膏清热之品，加陈皮、茯苓祛湿化痰，加生地凉血养阴。

四诊：患者诉咽痒，微有咳嗽此为风热上攻之征，舌红、苔黄白腻此为内有郁热之象，治疗以桑菊饮清上焦风热，指迷茯苓丸，化痰行气通络，四逆散清少阳之郁热。

五诊：面部抽搐较前好转，治疗以原方去指迷茯苓丸，加黄芩燥湿清热，僵蚕化痰止痉。

六诊：患者面部情况继续好转，治疗继以桑菊饮清上焦之风热，四逆散疏少阳之郁热，牵正散化痰止痉。

四、咳嗽

14.咳嗽、胸闷、心悸的爷爷

尹某，男性，84岁，2022年3月31日初诊。主诉：咳嗽1月余，伴胸闷、心悸1周。自诉咳出少量白色黏痰。常年便秘如羊屎状。近期查出周围型肺癌、腹主动脉瘤后心情不畅，刻下胸闷、心慌、头晕、乏力、纳差、腹胀、便秘、汗多怕风、怕冷脚凉。腹部膨隆，有抵力，舌淡暗，苔白厚腻，脉弦滑。辅助检查：心电图示窦性心律，ST-T改变。

中医诊断：心悸病、便秘病、咳嗽病（心肾阳虚、寒饮内停）。

中医治疗：温阳散寒，化饮通便。

中药处方：苓甘五味姜辛夏仁大黄汤合四逆汤加减。

茯苓30g、炙甘草10g、五味子10g、干姜8g、细辛5g、法半夏8g、苦杏仁10g、熟大黄15g、黑顺片8g、当归30g、桃仁15g、枳实15g、白术30g、党参20g。7剂，水煎服。

按语：高龄肿瘤患者，虚实夹杂，虚则补之，实则泻之，本虚标实。怕冷肢凉，汗多怕风，乏力、心慌为心肾阳虚之象，予四逆汤；咳嗽、胸闷、白痰、苔白厚腻为寒饮内停之征，故予苓甘五味姜辛夏仁大黄汤；纳差、腹胀、便秘为太阴脾虚、阳明燥结之象，故予四君子补脾虚，小承气汤加当归、桃仁去燥结。

15.咳嗽伴有怕冷肢凉的大姐

言某，女性，48岁，2022年4月2日初诊。主诉：干咳20日。自诉20日前开始咳嗽，干咳为主，痰黏难出，胸闷，呼吸不畅，口苦、口臭、口渴，咽喉异物感、反酸、胃灼热、上腹胀满、神疲乏力，困倦，怕冷脚凉，食欲可，二便调。既往有哮喘，双踝关节湿疹、肺结节、甲状腺结节。查体：双侧内踝关节湿疹，咽部充血，舌淡红，齿痕，苔薄白，脉沉滑。

中医诊断：咳嗽病（上热下寒证）。

中医治疗：清上温下，养阴润燥。

中药处方：乌梅汤合麦门冬汤加减。

乌梅15g、细辛3g、桂枝10g、黄连3g、黄柏6g、当归10g、党参

15 g、干姜 6 g、黑顺片 8 g、麦冬 30 g、法半夏 6 g、炙甘草 10 g。6 剂，配方颗粒剂冲服。

2022 年 4 月 14 日因肺结节复诊，诉服药后咳嗽已愈，稍微口苦，口渴、口臭减轻，反酸胃灼热消失，怕冷神疲已不明显。

按语：患者干咳日久，痰黏难出，考虑热痰、燥痰，予麦门冬汤；口苦、口臭、口渴、反酸、胃灼热，考虑胃热炽盛，当以黄芩、黄连清胃热；舌淡红，齿痕，苔薄白，神疲乏力，困倦，怕冷脚凉，脉沉；考虑脾肾阳虚，当以四逆辈。故以乌梅汤清上温下，兼麦门冬汤润燥止咳化痰。乌梅丸常用于治疗顽固性咳嗽，以口苦、口渴、胸闷心烦、手脚厥冷、疲倦乏力为主要方证。麦门冬汤对于久病干咳，咽喉不利、咯痰不爽伴有口干渴的患者效佳。

16. 反复咳喘多年的老太太

胡某，女性，74 岁，2022 年 4 月 2 日初诊。主诉：反复咳喘 10 年，加重半月。平素长期使用布地奈德吸入剂、氨茶碱等。近半月受凉后咳嗽、气促加重，夜间明显，咽痒咳嗽、咳出白色黏痰，汗少，背心冷，口渴，大便偏烂。既往有支气管哮喘、高血压、胆囊结石并胆囊炎、甲状腺结节。查体：双侧扁桃体Ⅱ度红肿，舌红，苔薄白腻，脉弦滑。

中医诊断：咳嗽病、哮病（外寒内饮证）。

中医治疗：解表散寒，温肺化饮。

中药处方：小青龙汤加减。

麻黄 10 g、桂枝 10 g、干姜 10 g、细辛 5 g、法半夏 10 g、炙甘草 10 g、白芍 10 g、五味子 12 g、生石膏 30 g、陈皮 10 g、党参 10 g、茯苓 15 g、苦杏仁 10 g、白芥子 5 g、紫苏子 15 g。7 剂，水煎。

2022 年 4 月 10 日复诊，咳喘、怕冷明显减轻，痰少，大便成形。舌淡红，苔薄白，脉弦滑。继续以桂枝加厚朴杏子汤 6 剂善后。

按语：哮病多有内饮，兼有外感，该患者受凉后咳喘加重，咳出白色黏痰，汗少，舌红，考虑外寒内饮，兼有化热，故予小青龙汤加石膏。舌苔白腻，大便烂，考虑脾虚痰湿甚，加党参、茯苓、苦杏仁、白芥子、紫苏子健脾化痰祛湿。小青龙常用于慢性咳喘病急性加重期，临床以咳喘、痰液清稀为主症，如果化热，加生石膏。

17. 咳嗽伴呕吐、发热的患儿

李某，男性，1岁，2022年4月1日初诊。主诉：咳嗽4日，发热半日。代诉4日前开始咳嗽，喉中痰鸣，伴纳差，恶心呕吐，昨晚开始发热38℃，自行出汗后热退。查体：精神可，双扁桃体Ⅱ度红肿化脓，舌红，苔薄黄。

中医诊断：咳嗽病（少阳证）。

中医治疗：和解少阳，宣肺止咳。

中药处方：小柴胡汤加石膏汤加减。

北柴胡4g、黄芩3g、太子参1g、法半夏1g、甘草2g、生石膏4g、炒鸡内金3g、焦山楂3g、大枣2g、荆芥1g、防风1g、紫菀2g。3剂，配方颗粒冲服。

2022年4月6日复诊，发热已退，纳差，呕吐黄痰，大便每日2~3次，成型。查体：舌红，苔白腻，指纹色紫。考虑余热未清，兼少阳证。予竹叶石膏汤加北柴胡、黄芩3剂，善后。3日后回访，食欲改善，无呕吐，精神可，偶有咳嗽，咽部少量痰鸣，夜眠欠安，舌红，继续以竹叶石膏汤加鸡内金、焦山楂3剂。

按语：临床遇到小儿发热伴有呕吐、咳嗽运用小柴胡汤机会多，如果扁桃体红肿化脓，考虑合并肺热，加生石膏。纳差，加鸡内金、焦山楂消食。荆芥、防风辅助解表，又能止咳。

18. 妊娠咳嗽的患者

钟某，女性，32岁，2022年4月9日初诊。主诉：妊娠27周，咳嗽20日。自诉20日前受凉后开始咳嗽，咽部有痰咳不出，干咳为主，夜间明显，讲话明显，洗澡时有水雾则减轻，饮水后减轻，咳甚伴呕吐，怕热，食欲可，二便调。发病以来于产科门诊及内科门诊就诊，医师予头孢克肟、蒲地蓝口服液无效。查体：咽部充血，扁桃体不肿，舌红，苔薄黄腻，脉浮滑数。

中医诊断：咳嗽病（肺胃郁热证）。

中医治疗：养阴润燥，清热止咳。

中药处方：麦门冬汤加减。

麦冬 50 g、人参 5 g、炙甘草 12 g、山药 10 g、法半夏 7 g、生石膏 25 g、北沙参 15 g。3 剂，颗粒剂，水冲服。

按语：妊娠期间感冒，医师多不愿接诊，其中原因种种，然而妊娠患者感冒、咳嗽服用中药常常疗效很好。麦门冬汤出自《金匮要略》"火逆上气，咽喉不利，止逆下气者，麦门冬汤主之。"该方证常见于外感病后期，以咽喉干燥发痒、咳痰不爽为辨证要点。该患者妊娠中期，本身体热，外感后干咳为主，咽部有黏痰咳不出，喜饮喜润，怕热，咳甚伴呕吐，咽部虽充血而不痛，舌红，苔黄，脉数提示肺胃郁热，肺气上逆，撞钟而鸣，切合麦门冬汤方证。方中以山药代替粳米，加生石膏清肺胃之热，麦冬量大，7 倍于法半夏，取其润肺化痰、生津止咳作用，法半夏化痰，量少，因痰少难咳，加北沙参养阴清肺，益胃生津。

19. 夜间咳嗽、咳白痰的患者

刘某，女性，33 岁，2022 年 3 月 30 日初诊。主诉：咳嗽、咯痰 5 天。自诉 10 天前开始咳嗽、咯白黏痰，夜间明显，咽部异物感减轻，咳甚则恶心欲呕，口干渴，食欲可，神疲乏力，怕冷，脚凉，少汗，大便调。既往有慢性咽炎。查体：血压 99/61 mmHg，心率 64 次 / 分，咽后壁见较多红色滤泡，舌淡红，苔薄白，脉细滑。

中医诊断：咳嗽病（虚热证、少阴证）。

中医治疗：滋阴润燥，温阳散寒止咳。

中药处方：麦门冬汤合四逆汤加减。

麦冬 50 g、北沙参 15 g、炙甘草 10 g、大枣 15 g、山药 10 g、法半夏 7 g、黑顺片 6 g、生石膏 35 g。6 剂，颗粒剂，水冲服。

2022 年 4 月 5 日二诊，服药后仍咳嗽、咳白黏痰，夜间明显，咽部异物感减轻，口干渴、怕冷明显减轻，神疲乏力改善。考虑太阳寒水上犯，予苓甘五味姜辛夏仁汤合六君子汤，处方为茯苓 15 g、炙甘草 10 g、干姜 10 g、细辛 5 g、法半夏 10 g、苦杏仁 10 g、党参 15 g、白术 10 g、陈皮 10 g。6 剂，颗粒剂，水冲服。

2022 年 4 月 12 日三诊，诉服药后仍咳嗽，闻烟味则咳嗽，咳黄白痰，咳甚伴有呕吐、流鼻涕，头晕，夜眠不安，食欲可，二便调。咽后壁见明显滤泡，舌红，苔薄黄，脉弦滑。考虑痰浊郁肺化热，予止嗽散加前胡、法半夏、生石膏、防风6剂，清肺化痰，祛风止咳。

2022年4月19日四诊，咳嗽明显减轻，咽痒，干咳，咽部异物感，耳朵痒，情绪郁闷，乳房胀痛，尿不尽。舌淡红，苔薄白，脉沉细滑。考虑气郁痰凝，兼风邪犯肺，予半夏厚朴汤加荆芥、防风、柴胡、川芎、甘草6剂。

2022年4月26日五诊，咳嗽消失，咽喉异物感明显减轻，余无明显不适。继续予半夏厚朴汤加减治疗喉痹。

按语：初诊以患者怕冷肢凉，口渴，咳痰不畅考虑少阴阳虚兼虚热证，以四逆汤温阳，麦门冬汤生津止渴，降逆止咳化痰；二诊，怕冷，神疲乏力明显改善，仍然咳嗽、咳白痰，夜间明显，考虑太阳寒水上犯，故改方予苓甘五味姜辛夏仁汤合六君子汤，温阳化饮，健脾化痰止咳，补后天脾土，而固中焦，痰饮自化；三诊，仍有咳嗽，且怕闻烟味，痰多，予止嗽散化痰止咳，同时给予祛风、清肺热药；四诊，咳嗽无痰、咽部异物感考虑梅核气，耳朵痒、咽痒，考虑兼有风邪，情绪不畅、乳房胀痛考虑肝郁气滞，故予半夏厚朴汤行气化痰，柴胡、川芎疏肝活血，荆芥、防风祛风止痒。此案治疗颇费周折，因为病机复杂，需要解决的问题较多。

20. 口渴伴有干咳的患者

杨某，女性，30岁，2022年4月7日初诊。主诉：咳嗽2月余。自诉2月前开始咽痒咳嗽，干咳为主，夜间睡前加重，咳出少量白黏痰，口渴多饮，喜欢冷饮，食欲可，二便调。查体：咽部充血，咽后壁见较多红色滤泡，舌淡红，苔薄白，脉细滑。

中医诊断：咳嗽病（虚热证）。

中医治疗：滋阴清热，润燥止咳。

中药处方：麦门冬汤加减。

麦冬50g、法半夏7g、人参6g、炙甘草10g、山药10g、紫菀10g、百部10g、白前10g、生石膏20g。6剂，颗粒剂，水冲服。

2022年4月19日复诊，咳嗽已愈，口渴多饮、多尿，怕冷脚凉。考虑消渴病，肾气不固，给予肾气丸加减善后。

按语：《金匮要略》"火逆上气，咽喉不利，止逆下气者，麦门冬汤主之。"患者干咳，口干渴，咽痒，正好符合方证，故给予麦门冬汤。方中以山药代替粳米，合用紫菀、百部、白前润肺化痰，生石膏清热生津止渴。

21.严重肺部感染的患者

张某，女性，50岁，2022年4月28日初诊。主诉：咳嗽气促半个月。ICU医师代诉半个月前开始咳嗽、咳痰、气促，住院后考虑重症肺炎，经过呼吸支持、抗感染治疗后，仍咳嗽、气促，肺部感染灶未吸收，感染指标高，故请中医会诊，刻下患者咳喘，动则加重，口渴欲饮冷，怕热多汗，舌红，苔黄腻，脉浮滑数。既往有糖尿病病史。

中医诊断：喘病（邪热壅肺、气阴两虚）。

中医治疗：宣肺泄热，益气养阴。

中药处方：麻杏石甘汤合生脉饮加减。

蜜麻黄15g、苦杏仁12g、生石膏100g先煎、炙甘草15g、人参片30g、麦冬30g、五味子15g、青蒿40g、山药30g。3剂，水煎服，打中包，分二次服。

3日后电话回访管床医师，得知患者服药后咳喘明显减轻，怕热汗多口渴均减轻明显，已经转出ICU。

按语：麻杏石甘汤出自《伤寒论》，主要功效清肺泻热、平喘止咳，临床常用来治疗表寒肺热或邪热壅肺导致的咳嗽、喘促，如急性呼吸道感染、哮喘等，该方的主要方证有口干渴欲饮冷、汗多、喘咳、发热，舌红，脉滑数。生脉饮出自《医学启源》，主要功效益气生津、敛阴止汗，临床常用来治疗热病后期气阴两虚，症见汗多，神疲乏力，咽干口渴，该患者正好符合方证。青蒿性味苦、辛、寒，具有清虚热、除骨蒸，解暑热、截疟作用，这里用于重症肺炎时有"和、解、清、透"作用，泻火热，不伤阴血。

22.反复咳嗽、咳黄痰的患者

尹某，女性，56岁，2022年7月8日初诊。主诉：反复咳嗽、咳黄痰1年余。自诉1年前开始反复咳嗽、中午及夜晚睡前咳吐黄稠痰，夜间脚抽筋，腹胀，双眼干涩痒，神疲乏力，食欲可，大便干结。既往有肺结节、肺结核、支气管扩张并感染病史。查体：体瘦，腹直肌紧张，舌淡红，苔薄黄，脉弦细滑。

中医诊断：慢性肺痈（痰热互结、气虚血瘀证）。

中医治法：清热化痰，益气化瘀。

中药处方：千金苇茎汤合黄芪建中汤加减。

芦根 30 g、冬瓜子 30 g、薏苡仁 40 g、桃仁 15 g、黄芪 40 g、当归 30 g、桂枝 10 g、白芍 20 g、炙甘草 15 g、生姜 10 g、大枣 25 g、厚朴 15 g、枳实 15 g、桔梗 10 g、猪牙皂 6 g、皂角刺 15 g、野菊花 10 g、蒲公英 30 g。7 剂，水煎服。

2022 年 7 月 16 日二诊，自诉咳嗽、咳黄痰明显减少，夜间脚抽筋消失，双眼干涩减轻，大便干结，于原方加熟大黄 15 g，继服 7 剂。

按语：苇茎汤出自《备急千金要方》，主要功效是清肺化痰、逐瘀排脓，临床常用于肺痈咳嗽、咳吐腥臭脓痰。黄芪建中汤出自《金匮要略》，主要功效温中补气，和里缓急，临床常用于治疗慢性化脓性疾病，症见消瘦、腹肌紧张，神疲乏力，舌淡红，脉细等。因患者痰黄稠，苔黄，热象较重，去掉饴糖以防温补助热，加蒲公英、野菊花加强清热解毒作用。猪牙皂可荡涤顽痰、老痰，枳实、白芍、桔梗、皂角刺拔毒排脓。二诊，大便仍干结，加熟大黄泻阳明腑实之热。支气管扩张患者常慢性咳嗽、咳吐脓痰，临床以慢性肺痈论治，常有虚实夹杂的特点，治疗当虚实兼顾，方可见效。

五、感冒

23. 畏寒怕冷、呕吐的患者

沈某，女性，36 岁，2022 年 5 月 26 日初诊。主诉：畏寒怕冷半天，呕吐 2 次。自诉昨日下午开始畏寒、怕冷，恶心、呕吐 2 次，大便次数多，食欲差，夜间出汗多，疲倦乏力。查体：舌红，裂纹，苔薄黄腻，脉细滑。

中医诊断：感冒病（太阳证、少阳证）。

中医治疗：解表散寒，和解少阳。

中药处方：柴胡桂枝汤加减。

北柴胡 15 g、桂枝 10 g、黄芩 9 g、姜半夏 15 g、党参 8 g、生姜 10 g、

大枣 15 g、白芍 10 g、茯苓 10 g。3 剂，颗粒剂，水冲服。服药后随访，已经痊愈。

按语：患者畏寒、怕冷、汗出，为太阳表虚证；恶心呕吐、纳差为邪入少阳之象，故治疗以桂枝汤合小柴胡汤加减。舌苔腻，加茯苓以利湿健脾。

24. 呕吐发热的患者

王某，女性，11 岁，2022 年 6 月 4 日初诊。主诉：发热伴恶心、呕吐半天。代诉昨日下午逛商场吹空调后夜间发热，至发热门诊完善新冠核酸、血常规检查，考虑病毒性感冒，刻下发热（37.8℃），畏寒，怕冷，恶心欲呕，无食欲，无咽痛，口不渴，神疲乏力，头晕，大便溏稀。舌淡红，苔白腻，脉弦细滑。

中医诊断：感冒病（少阳证）。
中医治法：和解少阳。
中药处方：小柴胡汤加减。

北柴胡 15 g、黄芩 8 g、党参 8 g、姜半夏 10 g、生姜 10 g、炙甘草 5 g、茯苓 10 g。3 剂，颗粒剂，开水冲服。服药后随访，当日即退烧，食欲改善，3 剂药吃完已经痊愈。

按语：小柴胡汤出自《伤寒论》，主要功效和解少阳，急诊临床常用来治疗邪入少阳的感冒，症见发热、恶心、呕吐、纳差即可显效，或伴头晕、咳嗽、便溏、寒热往来、心烦等。如伴有水肿、腹泻，可合用五苓散；如伴有咽喉异物感，胸闷、苔白腻，合用半夏厚朴汤。

25. 发热流鼻涕的患儿

李某，男性，17 月龄，2022 年 6 月 20 日初诊。主诉：发热流鼻涕半天。家属代诉昨晚开始发热，发热门诊昨晚进行新冠核酸排查后，给予布洛芬退烧处理，今晨仍低热，无汗，流清鼻涕，纳差，轻微咳嗽，大便干结。查体：咽部稍充血，扁桃体Ⅱ度肥大，舌淡红，苔中根黄白厚腻，指纹色红。

中医诊断：感冒病（风寒犯肺证）。
中医治法：解表散寒，宣肺止咳。

中药处方：参苏饮加减。

紫苏叶 2 g、太子参 2 g、前胡 1 g、荆芥 2 g、防风 2 g、陈皮 2 g、苦杏仁 1 g、桔梗 1 g、甘草 1 g、炒鸡内金 2 g、黄芩 1 g。3 剂，颗粒剂，水冲服。

按语：小儿外感风寒初期，或已发热，或未发热，如无明显咽痛，红肿，紫纹色红，常可以参苏饮加减，得微汗则热退。该患者大便干结，舌苔黄白厚腻，尚有积食化热，故加炒鸡内金消食化滞，黄芩清热。

26. 咽痛、全身酸痛的患者

殷某，女性，66 岁，2022 年 6 月 22 日初诊。主诉：全身酸痛、流泪、流鼻涕、咽痛 1 天。自诉昨日开始全身肌肉酸痛，怕热，出汗，咽痛，打喷嚏、流鼻涕，口干，微咳少痰，食欲差，大便偏干。查体：咽部充血，舌红，苔黄，脉弦滑数。

中医诊断：时行感冒病（少阳证、太阳证、阳明证）。

中医治法：辛凉解表，解肌清热。

中药处方：柴葛解肌汤加减。

北柴胡 15 g、黄芩 10 g、葛根 15 g、连翘 15 g、浙贝母 8 g、射干 4 g、薄荷 5 g、羌活 15 g、生石膏 20 g、炙甘草 6 g。3 剂，颗粒剂，水冲服。隔日随访，患者服药后得微汗，症状明显缓解。

按语：患者夫妻同病，丈夫因为发热去了发热门诊，症状相似，起病则全身酸痛、咽痛、打喷嚏、流鼻涕。柴葛解肌汤出自《伤寒六书》，主要功效为解肌清热，急诊临床常用来治疗流行性感冒症见恶寒轻、身热盛、咽痛、全身酸痛、食欲差等。此证乃太阳风寒未解，郁而化热，渐次传入阳明，波及少阳，故属于三阳合病。治宜辛凉解肌，兼清里热。方以葛根、柴胡辛凉解表，外透邪热；羌活发散太阳之风寒；柴胡配黄芩，透解少阳之邪热；黄芩、石膏清泄里热。现去白芷之燥热，加连翘、浙贝母、射干、薄荷意在加强利咽止咳作用。近期株洲市区甲型流感发病率高，很多患者到发热门诊服用连花清瘟胶囊效果不佳，转而来诊，几乎每次都使用柴葛解肌汤，稍作加减，疗效非常显著。

六、胸痛、胸闷、胁痛

27. 反复右侧胸痛的患者

王某，女性，49岁，2022年4月13日初诊。主诉：反复右侧胸痛半年。自诉半年前开始反复右侧胸痛不适，情绪不畅时明显，夜间明显，平素心烦易怒，食欲可，夜眠易醒，梦多，容易感觉疲倦，大便每日3～4次，时干时稀。既往有甲状腺瘤、肺结节、乳腺增生病史。停经1年。舌红，齿痕，裂纹，脉细滑。

中医诊断：胸痹（肝郁气滞，气血两虚）。

中医治法：疏肝解郁，理气止痛。

中药处方：丹栀逍遥散加减。

牡丹皮10 g、栀子6 g、当归10 g、白芍10 g、醋柴胡15 g、茯苓20 g、茯神15 g、土炒白术20 g、炙甘草10 g、生姜10 g、川芎15 g、香附10 g、党参15 g、枳壳10 g、浙贝母15 g。7剂，水煎服。

按语：逍遥散出自《太平惠民和剂局方》，主要功效是疏肝解郁，健脾养血，临床常用于肝郁血虚所致，胸胁胀痛，心烦易怒，心松劳倦，大便稀溏患者。该患者胸痛不持续，时轻时重，与情绪明显相关，心烦易怒，舌红，这是肝郁气滞化火表现；容易感疲倦、大便时干时稀、有齿痕、脉细无力等均为脾气虚表现。该方以逍遥散加牡丹皮、栀子清郁热，香附、枳壳、川芎理气活血止痛，浙贝母清热散结消肿。

28. 胸腹气窜痛的患者

刘某，男性，48岁，2022年5月24日初诊。主诉：胸腹气窜疼痛10余日。自诉10余日前开始无明显诱因出现胸腹部气窜疼痛，无固定位置，伴有胃灼烧，胸部食管区灼热，腹胀，食欲可，尿频，大便量少，大便频。既往有肺结节、肺气肿病史。查体：舌红，裂纹，苔黄，脉沉弦滑。

中医诊断：胸痛病、腹痛病（肝胃不和、气滞血瘀证）。

中医治法：疏肝和胃，行气化瘀。

中药处方：柴胡疏肝散加减。

陈皮10 g、香附10 g、川芎15 g、枳壳10 g、白芍10 g、醋柴胡10 g、

百合 30 g、乌药 10 g、荔枝核 25 g、栀子 10 g、蒲公英 30 g、延胡索 20 g、煅牡蛎 20 g、海螵蛸 30 g、黄连 5 g、甘草 10 g。7 剂，水煎服。

2022 年 6 月 3 日复诊，胸腹气窜疼痛已经消失，胃灼烧及胸部灼热感减轻，腹胀减轻，尿频，大便频改善。原方川芎减量为 10 g，继续服 7 剂巩固。

按语：该患者由胸外科门诊转诊过来就诊，首诊医师虽是西医，但是相信中医药能解决患者的问题。确实如此，胸腹部气窜疼痛，无固定位置，考虑是气滞导致，结合胃灼热、胸部灼热，舌红，脉弦辨证为肝胃不和，气滞血瘀证。柴胡疏肝散出自《景岳全书》，主要功效疏肝解郁，理气活血，急诊临床常用来治疗肝郁气滞导致的低危胸痛、腹痛、气窜痛、无固定位置的游走性疼痛等。患者胃灼热，胸部灼热感，考虑胃热上逆，故加蒲公英、栀子、黄连清胃火，加海螵蛸、煅牡蛎、延胡索以抑酸、止痛，加百合、乌药疏肝和胃，加荔枝核缩尿。

29.胸闷、纳差的患者

谭某，男性，49 岁，2022 年 6 月 16 日初诊。主诉：胸闷 10 余日。自诉 10 余日前开始无明显诱因出现胸闷不适，胃脘胀满，食欲差，动则汗多，无畏寒怕冷，左手酸软乏力、麻木，二便调。既往有颈椎病。查体：舌淡红，剥苔，苔薄白，脉细弦滑。辅助检查：肺部 CT 示左上肺慢性炎症。心电图示正常。

中医诊断：胸闷（少阳证）。

中医治法：疏肝理气，和解少阳。

中药处方：小柴胡汤加减。

北柴胡 10 g、黄芩 8 g、党参 15 g、法半夏 8 g、生姜 10 g、枳壳 15 g、木香 10 g、炒鸡内金 15 g、黄芪 15 g。6 剂，颗粒剂，水冲服。1 周后随访，胸闷纳差已经消失。

按语：小柴胡汤治疗胸闷的灵感，来自《伤寒论》"太阳病，十日以去，脉浮细而嗜卧者，外已解也。设胸满胁痛者，与小柴胡汤。"患者胃脘胀满，食欲差，刚好也符合"胸胁苦满、默默不欲饮食"的小柴胡方证。加木香、枳壳、炒鸡内金，意在理气、醒脾、消食。

30. 醉酒后胸胁痛的患者

吕某，男性，31 岁，2022 年 5 月 28 日初诊。主诉：反复左侧胸胁痛 2 年，再发 1 周。自诉 2 年前醉酒呕吐后开始反复左侧胸胁痛不适，1 周前再发，深呼吸时明显，不咳嗽，食欲可，口不渴，夜眠可，大便稀烂。既往体健。查体：体型偏胖，舌淡红，胖，苔薄白，脉细滑。辅助检查：肺部 CT 示双下肺坠积性肺炎。

中医诊断：悬饮病（少阳证、太阴证、痰饮内停）。

中医治法：和解少阳，温中化饮。

中药处方：柴胡桂枝干姜汤加减。

醋柴胡 15 g、桂枝 10 g、干姜 8 g、黄芩 8 g、牡蛎 20 g、茯苓 30 g、天花粉 20 g、白术 15 g、党参 15 g、陈皮 10 g、延胡索 15 g、枳壳 10 g。7 剂，水煎服。

2022 年 6 月 4 日复诊，左侧胸胁痛消失，大便成形。原方去延胡索、枳壳，继续服用 7 剂。

2022 年 6 月 15 日复诊，胸胁痛消失，复查肺部 CT 提示双下肺坠积性肺炎病灶已经消失。

按语：该患者因胸痛就诊于胸外科，检查发现双下肺坠积性肺炎，一位青年男性，并无咳嗽、发热等不适，原因不明，故转求中医会诊。追问病史，得知患者 2 年前曾经醉酒后呕吐，之后反复出现左侧胸胁痛不适，每次深呼吸则明显。结合肺部 CT，考虑渗出性胸膜炎引发的胸胁疼痛，结合舌脉，中医诊断符合悬饮病，痰饮内停证。柴胡桂枝干姜汤出自《伤寒论》，主要功效和解少阳、温脾散寒，急诊临床常用来治疗一些以渗出为病理特点的炎性疾病，如渗出性胸膜炎、中耳炎等。方中加延胡索、枳壳意在活血、理气、止痛，加茯苓、白术、党参、陈皮意在健脾祛湿，增强疗效。

31. 反复左侧胁肋痛的患者

陈某，男性，15 岁，2022 年 1 月 1 日初诊。主诉：左胁肋痛 6 年，再发 1 个月。自诉 6 年前开始反复左胁肋痛，深呼吸则明显，曾经住院考虑"胸腔积液、胸膜炎"，原因不明，1 个月前再发，症状同前。刻下左胁肋疼痛，无咳嗽、咳痰，手心汗多，潮湿，下肢皮肤瘙痒，食欲可，二便调。辅助检查：左侧少量胸腔积液。查体：下肢皮肤湿疹，舌淡红，有齿痕，苔薄白，脉弦滑。

中医诊断：悬饮病（痰饮内停、少阳证）。

中医治法：健脾祛湿，和解少阳。

中药处方：柴苓汤加减。

柴胡10 g、黄芩6 g、党参10 g、生姜15 g、猪苓10 g、茯苓20 g、泽泻10 g、桂枝10 g、白术10 g。6剂，颗粒剂，水冲服。

2022年1月6日复诊，左侧胸痛稍缓解，舌脉同前。改方：柴胡桂枝干姜汤加减，处方为醋柴胡10 g、桂枝10 g、干姜8 g、黄芩10 g、牡蛎20 g、天花粉20 g、茯苓15 g、荆芥15 g、防风10 g、薏苡仁15 g。6剂，颗粒剂，水冲服。

2022年1月11日三诊，左侧胁肋痛明显缓解，皮肤瘙痒减轻。于原方加蝉蜕3 g、薄荷6 g。6剂，颗粒，水冲服。

2022年1月20日四诊，左侧胁肋痛消失，皮肤瘙痒减轻，复查肺部CT提示胸腔积液消失。后续专门改方治疗湿疹。

按语：该患者的胁肋疼痛，考虑胸膜炎有关，然而多次住院未明确胸腔积液原因。中医从悬饮考虑，经过和解少阳、温阳化饮治疗，先以柴苓汤疗效不显，后从渗出性疾病的特点出发改用柴胡桂枝干姜汤加减，疗效显著。因为患者有湿疹，故加荆芥、防风、薄荷、蝉蜕、薏苡仁清热祛风利湿对症治疗。

32. 心悸、烦热出汗伴四肢颤抖的胸闷患者

张某，男性，44岁，2021年2月25日初诊。主诉：反复心悸、胸闷、烦热、出汗半月，再发伴四肢颤抖半天。自诉昨晚无诱因自觉一股热流上冲至胸部伴有全身发热出汗（体温正常），心慌，恐惧，胸闷，四肢颤抖，怕热不怕冷。平素怕热喜冷饮，每天槟榔3包；经常饮白酒，伴有反酸胃灼热，打嗝，晨起放屁多，大便畅，易心烦发怒。既往有高血压（服施慧达及贝那普利、倍他乐克，舒张压仍然高至130 mmHg），高血脂，脂肪肝。查体：腹型肥胖，腹部按压有抵力，舌红，苔薄黄腻，脉沉弦滑。

中医诊断：奔豚气病（热毒内盛、肝火上炎证）。

中医治法：清肝泄热、泻火解毒。

中药处方：奔豚汤合黄连解毒汤加减。

川芎15g、当归10g、白芍18g、生姜15g、法半夏15g、桑白皮15g、葛根15g、黄连5g、黄芩12g、黄柏8g、栀子10g、钩藤30g（后下）、炙甘草6g。5剂，水煎服。

3月2日复诊，患者诉服药当晚开始安睡，诸症消失，血压稳定在130/80 mmHg左右，效不更方，原方减钩藤为20g，继服5剂。

按语：该案患者反复心悸胸闷，自觉发热汗出，自诉一股热流上冲至心脏，随即心悸、胸闷、异常惊恐、四肢颤抖，体温不高，排除发热寒战。夜间拨打120接诊到医院，急诊完善相关检查，除血压高、高血脂、脂肪肝外，无明显异常。结合平素怕热、多汗，心烦易怒，反酸、胃灼热、顽固性高血压，及饮食习惯，考虑奔豚汤证及黄连解毒汤证，服药后疗效很好。奔豚气病出自《金匮要略》，"师曰：奔豚病，从少腹起，上冲咽喉，发作欲死，复还止，皆从惊恐得之。奔豚气上冲胸，腹痛，往来寒热，奔豚汤主之。"奔豚汤主要功效清热泻火，养血柔肝，和胃降逆，主治奔豚气上冲胸所致的一切病症如胸闷、心烦、出汗、腹痛、惊恐等。黄连解毒汤出自《肘后备急方》，主治一切实热火毒，三焦热盛之证。本方急诊常用于败血症、脓毒血症、痢疾、肺炎、泌尿系感染、流行性脑脊髓膜炎、乙型脑炎以及感染性炎症、出血性中风等属热毒为患者。该患者怕热汗多，口渴喜冷饮，胃灼热，舌红，苔黄腻，脉弦滑，伴有顽固性高血压，一派实热证，符合黄连解毒汤证。这里借鉴日本医家大塚敬节先生的经验，用黄连解毒汤加钩藤治疗实热火毒导致的高血压，疗效确切。

33.心悸、气短、口渴的胸闷患者

李某，男性，45岁，2021年3月4日初诊。主诉：阵发性心悸伴气短、胸闷1年余。刻下口渴喜饮明显，面色黧黑，腹胀，四肢浮肿，小便不利，眠差。查体：腹部膨隆，腹软，无压痛及反跳痛，无移动性浊音。既往有冠心病、高血压、阵发性室速、心脏肥大、起搏器植入史。舌淡紫，苔薄黄，脉滑。

中医诊断：支饮病（气虚水停证、阳明证）。

中医治法：益气生津，利水消肿，清胃热，养心神。

中药处方：木防己汤加减。

防己 15 g、生石膏 20 g、生姜 8 g、大枣 10 g、桂枝 10 g、苦杏仁 10 g、薏苡仁 15 g、五味子 8 g、柏子仁 10 g、黄芪 50 g、菊花 10 g、枳壳 10 g、槟榔 6 g、西洋参 10 g。

2021 年 3 月 16 日二诊：患者自诉服药后，口渴，心悸，腹胀，气短消失，稍感胸闷，小便明显增加，水肿明显减轻。效不更方，原方稍作加减，继服 7 剂。

按语：木防己汤出自《伤寒论》"膈间支饮，其人喘满，心下痞坚，面色黧黑，其脉沉紧，得之数十日，医吐下之不愈，木防己汤主之。"该方主要功效为益气生津，利水消肿，急诊临床常用于肺心病、心脏瓣膜病、渗出性心包炎等出现慢性心功能不全表现，症见颜面黧黑或紫黯，或两颧暗红、喘息、心悸、气促、心下痞坚，气短乏力、口干渴多饮，甚至面目肢体浮肿、小便不利、舌红、苔少乏津等。何谓支饮，仲景所说的支饮多指咳逆依息，短气不得卧，其型如肿。该患者心悸、胸闷，气短，口渴，面色黧黑，水肿，腹胀，小便不利，考虑支饮病，故处方以木防己汤加减，方证相符，故服药后症状改善明显。木防己汤现常用于肺心病、心脏瓣膜病所致的心衰（尤其是右心衰），腹胀，小便不利，口渴，水肿，腹水。

34.头晕、失眠、左侧胸颈部疼痛的患者

周某，女性，67 岁，2022 年 6 月 28 日初诊。主诉：左侧胸颈部疼痛 5 年，加重 1 周。自诉 5 年前左侧颈部神经鞘瘤术后开始左侧阵发性胸痛，放射至左侧头颈部，伴胸颈部疼痛、麻木、头晕、心悸，右下肢麻木、瘙痒、疼痛，食欲可，口干口苦，夜眠不安，大便不畅。既往史：肺结节、乳腺结节、甲状腺结节，左颈后神经鞘瘤术后。查体：双下肢静脉曲张如蚯蚓状，舌尖红，苔薄白，脉弦滑。

中医诊断：胸痹、血痹（气滞血瘀、少阳证）。

中医治法：疏肝理气，活血化瘀，和解少阳。

中药处方：小柴胡汤、四物汤、旋复花汤、黄芪桂枝五物汤加减。

醋柴胡15 g、黄芩10 g、党参15 g、法半夏10 g、生姜10 g、大枣20 g、川芎20 g、当归10 g、熟地黄10 g、赤芍15 g、香附10 g、旋覆花15 g、茜草10 g、延胡索15 g、陈皮10 g、枳壳15 g、炙甘草10 g、黄芪30 g、炒地龙15 g、天花粉30 g、桂枝10 g、牡蛎20 g。7剂，水煎服。

2022年7月12日二诊，诉左侧胸颈部痛明显减轻，心悸、夜眠改善，头晕同前，右下肢疼痛、麻木、瘙痒未减，怕冷，喜暖，食欲可，大便不畅，量少。原方去陈皮、牡蛎，加桃仁15 g、红花10 g、川牛膝15 g、玄参15 g、蜂房3 g，7剂。

2022年7月26日三诊，诉左侧胸颈部痛麻木疼痛明显改善，口干苦明显减轻，夜眠明显改善，胸中憋闷堵塞减轻，头晕减轻，右下肢疼痛同前，食欲可，怕冷减轻，大便解不尽，先干后稀。二诊方去天花粉、川牛膝、玄参、蜂房，加土炒白术20 g、茯苓20 g，7剂。

2022年8月30日四诊，诉左侧胸颈痛麻木疼痛已经不明显，口干苦、咽干明显改善，夜眠安，胸中憋闷堵塞、头晕减轻，心悸消失，少许右侧胸胁胀痛，右下肢疼痛、麻木、瘙痒同前，怕冷减轻，食欲可，大便偏干。二诊方去旋覆花、茜草、香附、土炒白术，茯苓减半，加白术30 g、玄参30 g、金银花15 g，10剂。

按语：该患者的主诉众多，从头到脚，归纳总结后发现瘀血证非常明显，如多处结节、胸颈部疼痛、麻木、下肢静脉曲张等，少阳证明显，如胸胁痛、口干口苦、夜眠不安、心悸等。治疗以小柴胡汤和解少阳，四物汤、旋复花汤行气、活血、化瘀。下肢静脉曲张伴麻木、疼痛、瘙痒，考虑血痹病，气虚血瘀证，予黄芪桂枝五物加玄参、金银花、蜂房、地龙等解毒散结、化瘀通络。

七、水肿

35.颜面、双下肢水肿的患者

杨某，女性，75岁，2022年6月30日初诊。主诉：双下肢水肿1个月。自诉1个月前开始双下肢水肿，怕冷少汗，口干渴，食欲一般，嗜睡，流口水，大便稀溏。既往史：胆囊息肉。查体：体型肥胖，肌肉紧实，舌淡红，苔薄黄白稍腻，脉沉弦滑。

中医诊断：水肿病（阳虚水停证）。

中医治法：温阳利水。

中药处方：真武汤、五皮饮加减。

黑顺片10g、茯苓15g、白术10g、白芍10g、生姜10g、茯苓皮20g、桑白皮10g、陈皮10g、大腹皮10g、肉桂8g、红花10g、泽泻10g。6剂，颗粒剂，水冲服。

2022年7月6日二诊，诉双下肢水肿加重，伴有颜面水肿，恶风，口干渴。舌淡红，苔白，脉沉滑。考虑风水，以越婢汤加减。

生石膏30g、生姜15g、大枣30g、甘草3g、麻黄10g、白术10g、黑顺片15g、茯苓50g、桂枝10g、茯苓皮30g、泽泻15g。7剂，水煎服。

2022年8月4日复诊，诉服药后颜面及双下肢水肿消失，刻下矢气多伴泄泻，水样便，要求治疗腹泻。

按语：《金匮要略》曰"病痰饮者，当以温药和之。"一诊，该患者怕冷汗少、脚肿，舌淡、脉沉，辨证阳虚水停证，以真武汤、五皮饮加减治疗无效，反而加重，因为忽略了阳明证；二诊，因为颜面水肿，辨证考虑风水，方才想到合用越婢加术汤，兼顾阳明证（口干渴，苔黄）。越婢汤出自《金匮要略》"风水恶风，一身悉肿，脉浮而渴，续自汗出，无大热，越婢汤主之。"主要功效解表利水、生津止渴，常用来治疗水肿病，症见周身浮肿、恶风、口渴、汗少者。经方名医黄煌教授认为该方适用于"麻黄体质"，即体形偏胖、肌肉紧实、皮肤黄暗、不易出汗、舌红唇暗、脉象浮紧等。《日本汉方医学》记载"水气聚于上部，喘咳气急，一身悉肿脉浮，自汗出或无汗；又覆手按压胸部，隔皮有热伏，犹如袋装热灰，而按之有伏热之感，此越婢汤之正证。"

36. 双下肢重度水肿、怕冷的患者

贺某，女，83岁，2022年6月25日初诊。主诉：反复双下肢水肿10余年。自诉10余年前开始反复双下肢水肿不适，开始晨轻暮重，逐渐加重至水肿整日不消，刻下神疲、乏力、难以入睡，整日喜坐，情志抑郁，炎夏却厚衣怕冷，四肢凉，很少出汗，食欲差，口不渴，大便调。查体：双下肢重度水肿，颜色光亮，足底暗红，胫骨前有压痛，舌暗淡，苔白水嫩，脉沉弦滑。

中医诊断：水肿病（阳虚水停）。

中医治法：温阳利水。

中药处方：真武汤、五皮饮加减。

黑顺片10g、茯苓50g、白术15g、白芍10g、生姜10g、生姜皮15g、茯苓皮30g、陈皮10g、大腹皮10g、桂枝8g。6剂，水煎服，打小包。

2022年7月6日二诊，水肿无明显减轻，症状体征同前。考虑阳虚水停夹瘀，原方合当归芍药散加减。

黑顺片15g、茯苓50g、白术15g、白芍10g、生姜10g、当归10g、川芎15g、白芍10g、泽泻15g、茯苓皮30g、益母草30g、川牛膝20g、黄芪30g、防己10g、桂枝10g。6剂，水煎，打小包。

2022年7月12日三诊，足背水肿消退明显，胫前水肿仍重度，见有水疱，皮肤透亮，舌脉同前。于原方加桃仁、红花、水蛭，继服6剂。

2022年7月27日四诊，水肿无进一步减轻，舌脉同前。三诊方黑顺片加倍，加麻黄宣肺利水，柴胡、枳壳取四逆散之义，调畅气机。

2022年8月2日五诊，水肿消退大半，精神改善，睡眠改善，心情大好。效不更方，四诊方继服6剂。

按语：真武汤出自《伤寒论》，主要功效温阳利水，常用来治疗阳虚水泛证，症见畏寒肢冷，肢体沉重水肿，腰以下为甚，或腹泻，或头晕等。该患者明显怕冷肢凉，下肢重度水肿，故以真武汤合五皮饮为基础方治疗。一诊无效，考虑病久、病重药轻；二诊加入活血化瘀药物，水肿开始消退；三诊水肿无进退，加入宣肺利水的麻黄，四逆散调畅气机、三焦从而兼顾肺脾肾、气机、瘀血等水液疏泄失常问题，水肿得以明显消退。可见水肿治疗不拘一格，病程越长，水肿越重，病机也往往复杂，可能需要走一些弯路，当然也与笔者临床经验不足有关。

37. 活动后喘促的脚肿患者

谢某，女性，71岁，2022年8月4日初诊。主诉：喘促伴双下肢水肿

5年，加重1天。自诉5年前开始反复喘促伴下肢水肿，逐渐加重，动则气促，纳差，恶心欲呕，口干不欲饮，便秘。既往史：喘息性支气管炎、慢性呼衰（长期吸氧）、肺心病、胆囊结石术后、心脏瓣膜病。查体：腹型肥胖，心下至脐周硬满，双下肢中度水肿，双足暗红，脱皮明显，舌暗红、裂纹，苔薄黄腻，脉沉弦。

中医诊断：水肿病、喘证（少阳阳明合病证、水瘀互结证）。

中医治法：和解少阳，通腑泻浊，活血利水。

中药处方：大柴胡汤合桂枝茯苓丸加减。

柴胡15 g、黄芩10 g、大黄10 g（后下）、枳实15 g、法半夏10 g、白芍10 g、赤芍15 g、大枣20 g、生姜10 g、桂枝10 g、茯苓35 g、桃仁15 g、牡丹皮15 g、红花10 g。6剂，水煎服。

疗效：服药后随访，诉水肿未减轻，仍动则喘促，大便不畅，患者拒绝继续治疗。

按语：该患者年轻时反复哮喘发作，经过化脓灸治疗而喘促得以缓解，年老发展至慢性阻塞性肺病、慢性呼吸衰竭、肺心病、心脏瓣膜病，长期依靠吸氧、呼吸机，反复因为脚肿住院，缓解后出院，不久脚又水肿。急诊分诊见其指脉血氧70%（不吸氧），考虑病重而分入抢救室，无奈于抢救室接诊。患者吸氧下手指血氧83%，半卧位无喘促。查体见水饮内停证并不明显，舌无胖大，苔黄腻少津，反而瘀血证明显，如舌暗红，足底暗红，口干不欲饮。另外患者自诉使用万用止痛膏后脚肿可减轻，更加说明瘀血阻滞而水停。慢性呼衰、肺心病，本就是慢性缺血缺氧性疾病，微循环障碍广泛存在。桂枝茯苓丸出自《金匮要略》，主要功效是活血化瘀、散结消肿、利水消肿，临床常用于瘀水互结证，症见腹部肿块，腹痛固定，水肿色暗，或见出血、静脉曲张、血管狭窄等疾病。该患者的大柴胡汤方证有纳差，恶心欲呕，口干不欲饮，便秘，腹型肥胖，心下至脐周硬满。根据方证相应原理，两方合用。该案治疗失败，可能与病程长，治疗时间短有关。

八、呕吐

38.饮酒后呕吐不止的患者

刘某，男性，21岁，2022年6月4日初诊。主诉：呕吐半天。自诉昨晚饮酒后开始呕吐不止，口渴，渴欲饮水，水入即吐，无食欲，头晕乏力，大便未解，尿少。查体：严重肥胖体型，舌淡红，苔白滑，脉弦滑。

中医诊断：呕吐病（痰饮上逆证）。

中医治法：温阳化湿，利水行气。

中药处方：五苓散加减。

猪苓10 g、茯苓20 g、泽泻15 g、桂枝10 g、白术10 g、生姜15 g、法半夏10 g。3剂，颗粒剂，水冲服。服药后随访，呕吐消失，小便增多，口渴改善。

按语：五苓散出自《伤寒论》，主要功效利水消肿、健脾祛湿，从原文"渴欲饮水，水入则吐者，名曰水逆，五苓散主之"来看，急诊临床用来治疗饮酒后呕吐、口渴、尿少、宿醉者非常对症。患者呕吐明显，加法半夏、生姜，取小半夏加茯苓汤之义。

39.呕吐伴厌食油腻的患者

谭某，女性，51岁，2022年4月21日初诊。主诉：呕吐、厌食油腻、纳差1月余。自诉1个多月前开始感觉食欲下降，厌食油腻，正常饭量则腹胀，恶心呕吐，呕吐后觉舒适，偶发头晕，平素容易紧张、焦虑，二便调。既往有糖尿病。舌红，苔中根厚腻泛黄，脉沉弦滑。辅助检查：腹部彩超示胆囊增大。肝功能正常。

中医诊断：腹胀病（少阳阳明合病）。

中医治法：和解少阳，内泻热结。

中药处方：大柴胡汤加减。

醋柴胡15 g、黄芩10 g、大黄10 g（后下）、枳实15 g、厚朴15 g、法半夏10 g、白芍10 g、大枣20 g、生姜10 g、建曲15 g、焦山楂15 g、炒鸡内金15 g、白术15 g、泽泻15 g、茯苓15 g。5剂，水煎服。服药后随访，一切恢复正常，复查彩超示胆囊大小已经正常。

按语：大柴胡汤出自《伤寒论》，主要功效是和解少阳、通腑泄浊，临床常用来治疗少阳阳明合病的胆囊炎、胰腺炎、肠梗阻等。该患者胆囊肿大，明显厌食油腻，恶心欲呕，容易焦虑、紧张有少阳证表现；腹胀，舌红，舌苔在中后根部厚腻，脉沉弦滑有阳明腑实证表现。故考虑少阳阳明合病，使用大柴胡汤加消食泻浊之药增强疗效。

40. 化疗后口苦、恶心呕吐的患者

刘某，女性，55 岁，2022 年 6 月 18 日初诊。主诉：恶心呕吐 5 天。自诉 5 天前因为乳腺癌行第 5 次化疗治疗，之后出现恶心呕吐，口干不欲饮，饮水即吐，头晕，打嗝，口苦纳差，夜眠不安，二便调。既往有乳腺癌病史。查体：腹软无压痛，舌淡红，苔白腻，脉弦滑。

中医诊断：呕吐病、癌病（痰饮上逆、少阳证）。

中医治法：和解少阳，通阳化饮。

中药处方：柴苓汤加减。

醋柴胡 10 g、黄芩 8 g、党参 15 g、姜半夏 15 g、炙甘草 6 g、生姜 15 g、猪苓 10 g、茯苓 30 g、泽泻 15 g、桂枝 10 g、白术 10 g。6 剂，水煎服。服药后随访，患者恶心呕吐明显缓解。

按语：该患者为乳腺科住院患者，已经进行了 4 次化疗，恢复良好，在第 5 次化疗时出现了频繁呕吐，管床医师经过护胃止呕、理气消胀等中西医结合治疗无明显疗效，故请会诊。查看患者，有明显的口干、恶心呕吐、夜眠不安等少阳证，又有口干不欲饮，水入即吐的水逆证，心中念到"渴欲饮水，水入则吐者，名曰水逆，五苓散主之。"当即考虑柴苓汤证。结合舌脉，更加肯定的这个诊断。化疗药常损害全身阳气，阳气不化，痰饮内停，清阳不升则头晕，津不上承则口干，但是水饮内停，故水入即吐。

41. 饮酒后咽痛、呕吐的患者

黄某，男性，20 岁，2022 年 8 月 6 日初诊。主诉：咽痛、呕吐半天。自诉昨晚饮酒过量后呕吐不止，逐渐开始咽痛，呕吐少量血性液体，口渴欲饮水，饮入即吐，头晕，神疲乏力。查体：咽部鲜红，悬雍垂红肿，咽峡部残余少量血液，舌淡红，苔黄白滑腻，脉滑数。

中医诊断：痰饮病（痰饮上逆，胃肠湿热）。

中医治法：清热、利湿、化饮、止呕、利咽。

中药处方：茵陈五苓散、苏连饮、甘桔汤加减。

猪苓 10 g、茯苓 15 g、泽泻 15 g、白术 10 g、茵陈 10 g、黄连 5 g、紫苏叶 10 g、淡竹叶 15 g、法半夏 10 g、玄参 15 g、桔梗 10 g、甘草 10 g。3 剂，颗粒剂，水冲冷服。

疗效：服药后半小时即感呕吐明显缓解，可以进食白粥，很快咽痛也明显缓解。

按语：该患者饮酒过量后剧烈呕吐，出现明显上消化道黏膜出血、水肿表现，除了存在"渴欲饮水，水入则吐……"的五苓散证，还存在胃热上逆灼伤咽部的问题。茵陈五苓散由五苓散加茵陈而成，原方善于治疗湿热黄疸，这里借用来治疗酒湿呕吐，去桂枝之热，加淡竹叶清热泻火，除烦止渴。苏叶黄连汤出自《温热经纬》，主要功效清热化湿，和胃止呕，常用于治疗湿热证的呕恶不止，妊娠恶阻，鱼胆中毒等。玄参、甘桔汤则专门利咽止痛。

42. 心烦易怒的呕吐患者

王某，男性，40 岁，2017 年 7 月 5 日初诊。主诉：上腹痛伴呕吐 1 小时。自诉 1 小时前无明显诱因开始上腹痛伴有频繁呕吐，食入即吐，饮水也吐，喜冷饮，心烦易怒，无反酸、无打嗝、无腹泻，大便不畅。平素喜饮酒。查体：体质壮实，剑突下轻压痛，舌淡红、苔黄厚腻，脉弦滑。

中医诊断：呕吐病（寒热错杂证、湿热互结证）。

中医治法：平调寒热，祛湿理气。

中药处方：半夏泻心汤加减。

法半夏 15 g、黄芩 10 g、黄连 5 g、干姜 6 g、党参 10 g、炙甘草 6 g、大枣 15 g、木香 8 g。3 剂，颗粒剂，水冲服。患者服药后无效，仍频发呕吐，时有腹痛，心烦，故放弃治疗。

按语：这是一次失败的治疗，方不对证，故而疗效全无。反思此案，患者心烦，呕吐，剑突下压痛，与《伤寒论》"呕不止，心下急，郁郁微烦者，为未解也，与大柴胡汤下之则愈。"的条文不谋而合，方证相符。大柴胡汤的适应证有二。一是少阳不和兼阳明里实证。胸胁满而呕，往来寒热是邪在少阳经脉，少阳经气不利；呕则是邪在少阳胆腑，胆热犯胃，胃气上逆。日晡所发潮热，热结在里，则为阳明里实的典型证候。然而怕热、喜冷饮，大便不畅，也可考虑阳明证。二是少阳胆腑的热实证。本证成因，则是邪入少阳，胆腑化热，胆热伤津耗液，邪热与精汁相结合，使胆腑精汁浓缩成实，从而形成少阳胆腑的热实证。由此经历，之后每次遇到呕吐患者，伴见心烦，腹胀满或痛，大便不畅者，常以大柴胡汤快速取效。

43. 背心怕冷的呕吐患者

李某，男性，53岁，2022年10月3日初诊。主诉：反复呕吐半年余。自诉半年前开始反复呕吐，无食欲，有时闻到饭菜气味欲呕吐，勉强进食或饮水后很快呕吐，甚至干呕吐涎沫，发病前自觉背心怕冷，洗热水澡后缓解，精神疲倦，心烦易怒，夜眠不安。查体：消瘦，舌淡红，苔白腻，脉细滑。

中医诊断：呕吐病（肝胃不和）。

中医治法：疏肝和胃，降逆止呕。

中药处方：先服苏连饮2剂，后以吴茱萸汤加减5剂。

苏连饮：黄连6g、紫苏叶10g。每剂药煎出50毫升，放凉后常温小口喝，分多次喝。一天两剂药喝完。

吴茱萸汤加减方：吴茱萸6g、生姜20g、姜半夏15g、人参片10g（另炖）、炙甘草6g、大枣15g、茯苓15g。每日一剂，每剂药煎出150毫升，温服。

2022年10月9日二诊，自诉无呕吐，食欲明显改善，精神可，偶尔饭后打嗝。继续以吴茱萸汤加减：吴茱萸6g、生姜20g、姜半夏15g、党参20g、炙甘草6g、大枣15g、茯苓15g、木香10g、莱菔子15g、陈皮10g、白术10g。6剂。

按语：苏连饮出自薛生白的《湿热条辨》，原方主要治疗湿热呕吐，急诊常用来治疗胃热受寒后的呕吐不止，对于鱼胆中毒的呕吐有神效。方中黄连味苦性降具有清胃泻火作用，紫苏叶味辛性升具有宣肺解表、化湿行气作用，二药配伍辛开苦降，寒温同用，对于多种呕吐有良效。吴茱萸汤出自

《伤寒杂病论》，常用来治疗以呕吐清水、涎沫为主证的疾病，如神经性呕吐、妊娠恶阻、急性胃炎、幽门痉挛等。该患者体质虚弱，反复呕吐，烦躁不安，背心怕冷，符合方证，故患者服药后反应很好。

九、泄泻

44. 腹泻、腹痛的患者

刘某，男性，58 岁，2021 年 1 月 22 日初诊。主诉：腹泻 2 天。自诉 2 天前受凉后开始腹泻如水，每日 5 ~ 6 次，便前腹痛，神疲，乏力，活动后气促，汗多，食欲减退，恶心欲呕。查体：舌红，苔薄黄腻，脉滑。

中医诊断：泄泻病（湿热互结兼表证）。

中医治法：解表清热，燥湿止泻。

中药处方：葛根芩连汤加减。

葛根 15 g、黄芩 8 g、黄连 5 g、甘草 8 g、茯苓 15 g、车前草 10 g、泽泻 15 g、法半夏 8 g、生姜 12 g、藿香 10 g。3 剂，颗粒剂，开水冲服。

随访：自诉服药 1 剂则诸症减轻，3 剂药服完已经痊愈。

按语：葛根芩连汤出自《伤寒论》，主要功效清热祛湿、解表止泻，根据原文"太阳病，桂枝证，医反下之，利遂不止，脉促者，表未解也，喘而汗出者，葛根黄芩黄连汤主之"，急诊临床常用该方治疗湿热腹泻兼有表证者，症见腹痛、腹泻、气促、汗多，或里急后重，或发热，舌红，苔黄腻者。患者恶心欲呕，加法半夏、生姜、藿香降逆止呕，水样大便则加茯苓、泽泻、车前草可以"利小便，实大便"。

45. 腹胀、腹泻的患者

谭某，女性，34 岁，2022 年 4 月 27 日初诊。主诉：反复腹泻伴腹胀 2 年余。自诉 2 年前宫外孕腹腔镜手术后开始常感腹胀，站久则腹坠胀，食欲可，不敢多吃，矢气频繁则舒，肠鸣活跃，食欲可，大便溏，每日 1 ~ 2 次，利后觉爽，稍有饮食不慎则腹泻明显。既往史：肠梗阻。辅助检查：2022 年 4 月 23 日肠镜示慢性乙状结肠炎、直肠炎（黏膜充血、糜烂，未见溃疡）。查体：腹软无压痛，肠鸣音活跃，舌淡红，苔薄黄，脉弦细滑。

中医诊断：腹胀病（脾虚湿热证）。

中医治法：健脾益气，清热祛湿。

中药处方：四君子汤合黄芩汤、厚朴三物汤加减。

党参 15 g、茯苓 15 g、炒白术 15 g、甘草 15 g、大枣 15 g、黄芩 15 g、白芍 10 g、姜厚朴 15 g、炒枳实 8 g、大黄 4 g、焦山楂 15 g、净山楂 15 g。9 剂，颗粒剂，水冲服。

2022 年 5 月 10 日二诊，自诉服药后诸症减轻，要求继续治疗。效不更方，原方继服 9 剂。

按语：黄芩汤出自《伤寒论》，被汪昂称为"万世治痢之祖方"，主要功效清热泻火、柔肝止痛，临床常用来治疗急慢性痢疾、肠炎表现为腹痛、腹泻，舌红，苔黄者。该患者慢性腹泻，无明显腹痛，故减少白芍量。久病腹泻，腹部坠胀，脉细，必有脾虚，故合用四君子汤。腹胀明显，大便畅快则爽，考虑肠道有湿热积滞，故合用厚朴三物汤通腑泻浊。

46.大便失禁的老人

彭某，女性，81 岁，2021 年 3 月 14 日初诊。主诉：反复腹泻 8 年，加重 1 个月。自诉 8 年前开始每日腹泻 10 余次，伴有水样便，肠鸣明显，每次上厕所都很急迫，大便量不多，经常大便失禁，解在身上，非常尴尬。因为发作时间不固定，不敢出门。经省级三甲西医院专家诊断为慢性肠炎，经过中西医结合治疗，曾服参苓白术散效果不佳。刻下：晨起 4 — 5 点必然腹泻两次，怕冷，偶尔腹痛，神疲乏力，食欲差。既往史：2 型糖尿病，慢性胆囊炎。查体：手脚凉，腹软无压痛，舌淡红，苔白腻，脉沉滑。

中医诊断：泄泻病（脾肾阳虚）。

中医治法：温补脾肾，祛湿固脱。

中药处方：附子理中汤合四神丸加减。

黑顺片 10 g、炮干姜 10 g、党参 20 g、土炒白术 30 g、茯苓 15 g、炙甘草 5 g、肉豆蔻 8 g、五味子 15 g、补骨脂 15 g、吴茱萸 5 g。9 剂，水煎服。

2021 年 3 月 21 日二诊，大便每日 2 ~ 3 次，成型，无大便失禁，精神可，怕冷减轻，食欲增加。原方隔日 1 剂使用，继服 9 剂。

按语：高年老人，五更泄泻，大便滑脱失禁，怕冷，神疲乏力，舌苔白腻，考虑脾肾阳虚，单纯健脾祛湿之剂效果差，故以附子理中汤温补脾肾之阳气，配合四神丸的补肾、收敛、固摄作用而疗效显著。理中汤善于治疗慢性腹泻，症见大便清稀如水，食欲缺乏、精神疲倦，苔白腻。

十、便秘

47. 常年解羊屎样大便的患者

李某，男性，73 岁，2022 年 6 月 16 日初诊。**主诉：**大便干结 2 年，伴小便不畅 3 天。自诉 2 年前开始大便干结如羊屎粒，每 4～5 天解 1 次，需要使用开塞露，3 天前开始小便不畅，食欲可，手脚活动缓慢、颤抖。既往有帕金森病、冠心病心脏搭桥及支架置入术后。**查体：**舌淡红，苔薄黄，脉弦滑。

中医诊断：便秘病（血虚肠燥证）。

中医治疗：养血活血，润肠通便。

中药处方：通幽汤合麻仁丸加减。

桃仁 15 g、熟地黄 30 g、槟榔 15 g、当归 30 g、麦冬 30 g、肉苁蓉 10 g、火麻仁 30 g、苦杏仁 10 g、白芍 30 g、熟大黄 15 g、枳实 15 g、厚朴 15 g、川牛膝 15 g、车前子 15 g、郁李仁 15 g。7 剂，水煎服。

2022 年 6 月 25 日二诊，二便通畅，原方继服 7 剂。

按语：患者高龄，阴血不足，血虚肠燥则便秘如羊屎状，阴虚生风则手脚颤抖。通幽汤出自《脾胃论》，主要用于肠燥便秘。麻仁丸出自《伤寒论》，主要功效润肠泻热、行气通便，常用治疗胃强脾弱，能食而大便秘结者。郁李仁善于通利二便，车前子、川牛膝利水消瘀。老年人便秘、小便不畅，多与肾阳虚，肾气不化有关，故加肉苁蓉。

48. 便秘、失眠的患者

卢某，女性，25 岁，2022 年 7 月 21 日初诊。**主诉：**便秘多年，加重伴失眠半月。自诉半月前便秘复发，干结如羊屎，夜眠不安，面部长痘明显，食欲可，小便正常。**查体：**面部两颊见较多暗红色痤疮，舌鲜红如草莓，苔薄黄，脉弦滑。

中医诊断：便秘病（阳明证）。

中医治法：通腑泄热。

中药处方：泻心汤加减。

大黄 10g、黄芩 10g、黄连 3g、甘草 10g、金银花 10g。7剂，沸水泡服。

2022年7月30日二诊，便秘及面部痤疮均明显改善，原方隔日1剂，继服7剂。

按语：泻心汤出自《金匮要略》，主要功效清泻里热，急诊临床常用治疗各种出血证如咯血、吐血、衄血、子宫出血、脑出血等，另外对于以红、肿、热、痛为表现的感染性化脓性疾病如头面部的疖肿、结膜炎、睑腺炎、扁桃体脓肿等疗效很好。泻心汤的常见方证为烦躁不安、面部潮红、心下痞、吐血、衄血或出血倾向、便秘、舌质暗红坚老、舌苔黄腻或干燥、脉实有力，或数，或滑。该患者阳明里热内结，大便秘结如羊屎状，里热上逆头面则心烦、失眠、面部痤疮，以大黄、黄芩、黄连苦寒直折里热，釜底抽薪，清泻并用，加金银花、甘草加强清热解毒作用，兼以调和诸药。原方采用煎煮法，这里用沸水浸泡法，薄其味而厚其气，不但口感好些，而且方便使用。

49. 月经量少的便秘患者

杨某，女性，42岁，2022年7月16日初诊。主诉：大便干结1年。自诉1年前开始大便干结如羊屎状，平素服芦荟胶囊有效，停药则继续便秘，食欲可，口渴多饮，月经量少，2～3天即尽，怕冷。查体：舌淡红，齿痕，苔薄白，脉沉细弱。

中医诊断：便秘病（气阴两虚、血虚肠燥证）。

中医治法：益气养阴，补血润肠。

中药处方：麻子仁丸合增液汤加减。

火麻仁 30g、枳实 10g、厚朴 10g、玄参 30g、麦冬 30g、黄芪 30g、当归 35g、肉苁蓉 20g、熟地黄 35g、生地黄 15g、陈皮 15g。7剂，水煎服。

2022年7月23日二诊，自诉服药后便秘稍改善，食欲可，舌根痛，口干渴，夜眠安，怕冷。查体：舌红，苔薄白，脉沉细滑。治疗继续于原方加生石膏 30 g、黑顺片 8 g、熟大黄 10 g。

2022 年 7 月 30 日三诊，自诉服药后大便明显改善，食欲可。查体：舌红，苔薄黄，脉细滑。治疗于原方去生石膏、黑顺片加桑葚 30 g、核桃仁 20 g，生地黄加量为 30 g，麦冬加量为 50 g。

按语：麻子仁丸出自《金匮要略》，"趺阳脉浮而涩，浮则胃气强，涩则小便数，浮涩相搏，大便则硬，其脾为约，麻子仁丸主之。"主要功效润肠泻热，行气通便，急诊临床常用于肠梗阻、肠麻痹，萎缩性胃炎，痔疮，老年性便秘、习惯性便秘、产后便秘等属血虚肠燥。一诊患者诉一年前开始大便干结状如羊屎，辨证属中医之肠燥；口渴多饮，月经量少，2 ~ 3 天即尽，辨证为津血不足证，故治疗予麻子仁丸合增液汤加减，以麻子仁丸润肠泻热，行气通便；增液汤滋阴润燥、通便；黄芪补气，当归、肉苁蓉养血益精、润燥。二诊患者诉大便改善，见口干渴，怕冷，故治疗于原方加用大剂量生石膏生津止渴，加熟大黄以泻热通便，以黑顺片温阳。三诊患者诉大便改善明显，治疗以原方去生石膏、黑顺片、熟大黄加甘寒之桑葚滋阴补血、生津润肠，核桃仁润下。

十一、消渴

50. 口渴多饮、尿频、尿急的老人

张某，女性，86 岁，2022 年 4 月 8 日初诊。主诉：口干口渴、尿频、尿急 2 月。自诉经常口干渴，一次欲饮水 1 大杯，饮水不解渴，小便 20 分钟 1 次，很急迫，量少，平素怕冷脚凉，脊背凉，活动后气促，食欲可。既往有糖尿病、冠心病、哮喘病史。查体：腹部膨隆（腹型肥胖），舌淡红，苔黄腻，脉沉弦滑。

中医诊断：消渴病（阴阳两虚证）。

中医治法：滋阴益气，温阳利水。

中药处方：瓜蒌瞿麦丸合生脉饮加减。

天花粉 30 g、瞿麦 15 g、牡蛎 20 g、黑顺片 10 g、茯苓 10 g、山药 30 g、泽泻 15 g、白术 15 g、麦冬 30 g、五味子 12 g、人参片 10 g。6 剂，水煎服。

按语：瓜蒌瞿麦丸出自《金匮要略》，临床以明显口渴多饮，小便不利，阳虚怕冷的患者为治疗指征。该患者明显口渴多饮，尿频、尿急、量少为小便不利，怕冷肢凉、脊背凉为阳虚之象。合用生脉饮意在生津止渴，固尿缩泉。

51. 全身关节酸胀痛、口渴多饮的患者

周某，女性，38岁，2022年4月9日初诊。主诉：全身多处酸胀痛2年。自诉2年前开始全身多处关节酸胀痛，以四肢、肘膝关节以下明显（涌泉穴至委中穴），活动后改善，伴有手指浮肿，大便黏滞，夜眠安，尿少，口渴多饮，汗多，怕冷。查体：体胖，腹部膨隆，舌红，苔薄白，脉沉弦滑。

中医诊断：消渴病（太阳证、少阳证）。

中医治法：温阳利水，理气止痛。

中药处方：五苓散合四逆散加减。

猪苓10g、茯苓15g、泽泻15g、桂枝10g、白术10g、北柴胡10g、白芍10g、枳壳10g、炙甘草10g。6剂，颗粒剂，水冲服。针刺双侧涌泉穴、曲池穴，以泻法提插捻转，得气后出针，患者立即感觉四肢酸胀痛减轻。

2022年4月16日二诊，诸症减轻，效不更方，原方继服10剂。

按语：五苓散出自《伤寒杂病论》，临床常用于调节水液代谢失常导致的疾病如腹泻、眩晕、水肿、腔隙性积液、饮酒后宿醉等，以口渴多饮，小便不利，有浮肿倾向，舌淡润，苔白为辨证要点。该患者口渴多饮，尿少，手指浮肿，发病以太阳经走行处明显酸胀痛，符合五苓散方证。水停多有气滞，肢体胀痛，故予四逆散和解少阳，疏肝理气。针刺曲池穴、委中穴，以引导经气，对症治疗以提高疗效。

十二、血证

52. 贫血伴反复皮下出血的患者

谭某，女性，31岁，2022年4月13日初诊。主诉：贫血伴反复皮下紫癜10年。自诉10年前开始反复皮下紫癜，皮肤容易青紫，疲劳后、情绪不佳时病情加重，刻下面部反复痤疮（冬重夏轻），很少出汗，容易疲劳，食欲可，夜眠可，二便调。既往史：原发性血小板减少性紫癜。查体：体瘦，面萎黄，面部多发痤疮，手脚凉，舌淡红，苔白，脉沉细弱。

中医诊断：紫癜病（脾肾阳虚、气血两虚证）。

中医治法：温阳散寒，补气养血。

中药处方：附子理中汤、潜阳封髓丹、归脾汤加减。

黑顺片 10 g、干姜 10 g、人参片 10 g、白术 15 g、炙甘草 10 g、当归 10 g、黄芪 60 g、茯苓 10 g、鸡血藤 15 g、黄柏 8 g、砂仁 6 g、龟甲 10 g、熟地黄 15 g。7 剂，水煎服。

2022 年 4 月 22 日二诊，面部痤疮，皮下紫癜明显减轻，疲劳感减轻，效不更方，原方继服 10 剂。

按语：附子理中汤出自《太平惠民和剂局方》，主要功效为温阳散寒，补脾益气，临床常用于脾肾阳虚怕冷，很少出汗，疲倦，手脚凉，脉沉细的患者。该患者面色萎黄，容易感疲劳，手脚凉，出汗少，脉沉细符合脾肾阳虚证。肾主骨生髓，一些阳虚患者表现出贫血、血小板下降，温补肾阳配合补血剂，补血疗效常常更加明显，血为阴，这与《黄帝内经》的"善补阴者，阳中求阴"不谋而合。患者虽然阳虚，然而满脸长痘，冬季更加明显，考虑虚阳上火的表现，故借用潜阳封髓丹，潜阳入阴。

53.肺癌伴咯血、呃逆的患者

袁某，女性，82 岁，2022 年 5 月 19 日初诊。主诉：肺部占位 2 年，咯血 1 天。ICU 医师代诉患者 2 年前发现肺部占位，考虑肺癌，平素间断咳嗽，今早开始间断咳血，气促，频繁打嗝，纳差，神疲乏力。查体：恶病质面容，舌淡红，苔薄白，脉细弱。

中医诊断：咯血、呃逆（脾胃气虚、肺胃气逆证）。

中医治法：健脾益气，降逆止血。

中药处方：旋覆代赭汤加减。

旋覆花 30 g（包煎）、赭石 10 g、炮姜 15 g、炙甘草 10 g、法半夏 10 g、人参片 15 g、大枣 20 g、栀子炭 10 g、蒲黄炭 10 g。5 剂，水煎服。之后随访管床医师，患者服药后呃逆明显减轻，少量咯血，精神好转，3 天后转出 ICU。

按语：旋覆代赭汤出自《伤寒论》，主要功效降逆化痰、益气和胃，急诊临床常用来治疗胃虚痰阻气逆证，症见呃逆频频，胃脘痞闷或胀满者。患者肺癌晚期，恶病质面容，神疲乏力，纳差，考虑脾胃气虚证，咳嗽、呃逆为肺胃气逆表现，故以旋覆代赭汤益气和胃、降逆止嗝。炮姜、栀子炭、蒲黄炭意在收敛止血。

54. 三系减少伴多处出血的患者

邝某，女性，50 岁，2022 年 7 月 21 日初诊。主诉：发热伴全身多处出血 3 天。ICU 医师代诉患者素有三系减少，平时服用免疫抑制剂，3 天前开始发热，入院后考虑肺部感染、多脏器功能衰竭，刻下发热已退，牙龈、舌、鼻、皮肤、尿路均有明显出血，口干渴欲饮冰水，食欲差，大便未解。既往有骨髓增生异常综合征。查体：胃脘按压隐痛，舌绛红，裂纹处渗血明显，苔黄燥，少津，脉滑数。

中医诊断：血证（热入血分证）。

中医治法：清热、泻火、凉血、止血。

中药处方：犀角地黄汤、黄连解毒汤加减。

水牛角 30 g、生地黄 30 g、赤芍 15 g、牡丹皮 10 g、知母 20 g、生大黄 12 g（后下）、黄连 10 g、黄芩 10 g、黄柏 6 g、栀子炭 15 g、生石膏 35 g、青蒿 40 g。5 剂，水煎，分两次服，打中包。

疗效：随访得知患者服药后，大便畅快，各处出血明显控制，口干渴减轻。

按语：犀角地黄汤出自《温病条辨》，主要功效清热解毒、凉血散瘀，急诊临床常用来治疗热入血分证，症见各种出血、身热、神昏谵语、舌绛红、苔干燥、脉数。黄连解毒汤出自《肘后备急方》，主要功效泻火解毒，急诊临床常用来治疗三焦火毒证，症见发热烦躁、口燥咽干、热病出血、痈疡疔疮、顽固性口腔溃疡，舌红、苔黄、脉数。患者口干渴异常，欲饮冰水，考虑阳明内热津伤，故加知母、石膏以清热生津止渴。青蒿性味苦、辛、寒，具有清虚热、除骨蒸，解暑热、截疟作用，这里用于重症肺炎时有和、解、清、透作用，泻火热，不伤阴血。

55.解黑便的患者

张某，男性，56岁，2022年11月16日初诊。主诉：解黑便3天。自诉3天前劳累后开始解黑便，量少，开始便质成型，逐渐便质变稀，共约400 mL，伴有疲倦乏力，怕冷，食欲一般，无呕吐、无腹痛。既往有冠心病，长期口服氯吡格雷。查体：神清，疲倦，手脚不温，腹软，无压痛，眼睑结膜苍白，舌淡，苔薄白，脉沉细。

中医诊断：便血（脾胃虚寒证）。

中医治法：温中散寒，收敛止血。

中药处方：甘草干姜汤加减。

炮姜15 g、炙甘草10 g、白及15 g、蒲黄炭15 g。3剂，颗粒剂，水冲服。

2022年11月18日随访，黑便减少，成型，见少量黄色大便，疲倦乏力改善。

按语：该患者长期口服抗血小板药物，解黑便考虑消化性溃疡出血可能性大。甘草干姜汤常用于脾胃虚寒性出血，症见出血色暗，神疲怕冷，四肢不温，喜热饮，舌淡，苔白，脉沉等。《仁斋直指方》以之甘草干姜汤，"治男女诸处出血，畏寒，不能引气归元，无以收约其血。"方中干姜使用炮姜最好，合用白及、蒲黄炭等收敛止血药可以提高临床疗效。

十三、中风

56.真红症致中风偏瘫的奶奶

陈某，女性，82岁，2022年5月9日初诊。主诉：左侧肢体乏力2个月伴口腔溃疡1周。代诉2个月前因左上肢乏力住院，诊断"脑梗死""颅内多发动脉粥样硬化并管腔狭窄""真性红细胞增多症"等，既往有"真性红细胞增多症"长期服用羟基脲等，间断住院使用血细胞分离机治疗。刻下神志清，左上肢乏力麻木，抓力、握力丧失，口腔多发溃疡，食欲差，神疲，口干渴，盗汗，大便秘结。查体：舌暗红，苔黄腻，脉左细弱，右弦细滑。辅助检查：血常规：红细胞5.81×10^{12}/L，血红蛋白177 g/L。

中医诊断：中风病（气虚血瘀、湿热互结证）。

中医治法：补气，活血，通络，清热，祛湿。

中药处方：补阳还五汤、黄连解毒汤加减。

黄芪 30 g、桂枝 15 g、赤芍 15 g、川芎 15 g、当归 25 g、炒地龙 10 g、水蛭 4 g、甘草 20 g、黄芩 8 g、黄连 5 g、黄柏 5 g、决明子 30 g、生石膏 30 g。6 剂，水煎服，嘱患者停用羟基脲。

2022 年 5 月 16 日二诊，患者左上肢乏力明显改善，可以抓、握，口腔溃疡明显减轻，食欲改善，盗汗减轻，大便通畅。原方去黄柏，减黄连、黄芩、甘草的量，继续服用 6 剂。

2022 年 5 月 23 日三诊，左上肢可以正常吃饭、穿衣，肌力较右侧稍弱，口腔溃疡接近痊愈，盗汗消失，大便偏干，舌暗红，苔薄黄腻，脉弦滑有力。原方去石膏，继续服 6 剂。

2022 年 5 月 30 日四诊，左上肢肌力较右侧稍弱，口腔溃疡痊愈，食欲可，大便偏干，舌暗淡，苔薄黄腻，脉弦滑有力。复查血常规：红细胞 4.59×10^{12}/L，血红蛋白 143 g/L。三诊方继续服用 6 剂，巩固治疗。

2022 年 6 月 20 日复诊，左上肢肌力完全恢复，复查血常规：红细胞 3.78×10^{12}/L，血红蛋白 123 g/L。嘱其停药观察。

按语：真性红细胞增多症，简称真红，这是一种骨髓增生性疾病，由于红系的祖细胞在骨髓中大量无序增殖，致使外周血红细胞容量明显增多，患者会出现高血容量综合征，高黏滞血症的临床表现。常规西医治疗包括抗凝、放血疗法，血细胞分离机，化疗药如羟基脲等，很难治愈。中医认为真红病，属于瘀血证，可以通过活血化瘀治疗。该患者中风后左上肢表现麻木、乏力，左脉细弱考虑气虚血瘀证，故选用补阳还五汤治疗。该方出自王清任的《医林改错》，临床应用以半身不遂、口眼歪斜，舌暗淡，脉无力为辨证要点。本方应用黄芪量较重，一般 30～60 g；若半身不遂以上肢为主者，可加桑枝、桂枝以引药上行、通络；日久效果不显著者，加虻虫、水蛭以破瘀通络；使用本方久服才能有效，愈后还应继续服用，以巩固疗效，防止复发，王氏畏"服此方愈后，药不可断，或隔三五日吃一剂，或七八日吃一剂"。水蛭嗜血，正好可以消灭多余的红细胞，故复查红细胞已经正常。该患者口腔溃疡考虑与羟基脲的不良反应有关，中医辨证考虑湿热互结，故选用黄连解毒汤治疗。

十四、自汗、盗汗、黄汗

57. 全身多汗的患者

言某，女性，48 岁，2022 年 5 月 30 日初诊。主诉：全身汗多 2 年。自诉 2 年前开始全身汗多，怕热，动则汗出如水洗，进食则出汗明显，夜间盗汗，口渴，乏力，食欲可，二便调。查体：候诊期间，大汗淋漓，舌红，齿痕，苔薄黄，脉滑数。

中医诊断：自汗、盗汗病（阳明证、气阴两虚证）。

中医治法：益气养阴，通腑泄热。

中药处方：千金泽泻汤、牡蛎散加减。

泽泻 15 g、柴胡 10 g、生姜 10 g、桂枝 10 g、甘草 5 g、茯苓 10 g、地骨皮 25 g、生石膏 40 g、淡竹叶 15 g、人参片 10 g、牡蛎 20 g、麻黄根 18 g、黄芪 30 g。7 剂，水煎服。

2022 年 6 月 10 日复诊，出汗明显减少，自诉之前每日换衣 4 套，现在换衣 1 套即可，原方柴胡、桂枝、生姜量减半，继续服用 7 剂。

按语：千金泽泻汤出自《备急千金要方》，主要功效通脉泻热，主治上焦有热，食后出汗，面、背、身中皆热，名曰漏气。方中石膏清阳明胃热善治自汗，地骨皮凉血除蒸善治盗汗，淡竹叶、泽泻、茯苓利水泻热，人参益气生津止渴止汗。牡蛎散出自《太平惠民和剂局方》，主要功效敛阴止汗、益气固表，常用来治疗体虚自汗、盗汗证。

58. 自汗、盗汗的患者

张某，女性，47 岁，2022 年 6 月 4 日初诊。主诉：自汗、盗汗 1 月余。自诉 1 个多月前开始自汗、盗汗，每日换衣 5 套，活动后、饭后明显汗出，疲倦乏力，嗜睡，食欲一般，饭后腹胀，大便有时稀烂。查体：肤白，体型偏胖，舌淡红，裂纹，苔薄白，脉细滑。

中医诊断：自汗、盗汗病（阳明证、气阴两虚证）。

中医治法：通腑泄热，益气敛汗。

中药处方：千金泽泻汤、牡蛎散加减。

泽泻 20 g、柴胡 10 g、生姜 5 g、桂枝 10 g、甘草 5 g、茯苓 15 g、地骨

皮 30 g、生石膏 40 g、淡竹叶 15 g、法半夏 8 g、人参片 10 g、五味子 15 g、牡蛎 20 g、麻黄根 18 g、黄芪 35 g。7 剂，水煎服。

2022 年 6 月 13 日复诊，自诉出汗明显减少，日间不用换衣，神疲乏力、嗜睡改善，大便成形。效不更方，原方继续服 7 剂。

按语：千金泽泻汤、牡蛎散再次用于自汗、盗汗获得显效，可见抓住方证、病机，结合舌脉、兼症，稍作加减，经典古方的疗效稳定、可重复性强。

59. 夜卧则汗出的患者

郭某，男性，26 岁，2022 年 4 月 6 日初诊。主诉：夜眠出汗 1 月余。自诉 1 个多月前开始夜睡则出汗如洗，每晚醒来换衣 2 次，影响睡眠，自觉潮热，手脚心热出汗多，食欲可，大便黏滞不爽。查体：舌红，苔黄腻，脉滑数。

中医诊断：盗汗病（阴虚湿热证）。

中医治法：滋阴泻火、固表止汗。

中药处方：当归六黄汤原方。

当归 10 g、黄柏 10 g、黄芩 10 g、黄连 5 g、生地黄 15 g、熟地黄 15 g、黄芪 35 g。7 剂，水煎服。服药后随访，盗汗消失，手心热出汗减轻，大便改善。

按语：当归六黄汤出自《兰室秘藏》，主要功效是滋阴泻火、固表止汗，临床常用治疗阴虚火旺兼湿热的盗汗症，对于手脚心热、出汗者尤其适合。方中黄连、黄柏、黄芩清湿热，生地、熟地、当归益阴血，黄芪固表止汗，攻补兼施，方证对应，疗效常常显著。

60. 活动汗出如水洗、怕风的患者

张某，女性，58 岁，2022 年 3 月 5 日初诊。主诉：汗出异常增多 1 月余。自诉 1 个多月前开始明显活动后出汗，汗出如水洗，神疲乏力，气短懒言，汗后怕风怕冷，易惊，夜眠不安，无盗汗，食欲一般，大便稀烂。查体：舌淡红，苔薄白，脉沉细弱。

中医诊断：自汗病（阴阳两虚证）。

中医治法：滋阴补阳，安神敛汗。

中药处方：桂枝加龙骨牡蛎汤加减。

桂枝 10 g、白芍 10 g、干姜 6 g、炙甘草 10 g、大枣 15 g、龙骨 20 g、煅牡蛎 20 g、黄芪 15 g、黑顺片 6 g。6 剂，颗粒剂，水冲服。

2022 年 3 月 12 日二诊，自诉出汗明显减少，精神可，夜眠改善。效不更方，原方继续 10 剂。

按语：桂枝加龙骨牡蛎汤出自《金匮要略》，主要作用调补阴阳、镇静安神，临床常用来治疗汗出异常症如自汗、盗汗、半身出汗，症见胸腹动悸、易惊恐、失眠多梦者。脉沉细，怕冷，考虑肾阳虚，故加黑顺片。另加黄芪以固表止汗。

61. 汗出恶风、关节冷痛的患者

周某，女性，81 岁，2022 年 6 月 15 日初诊。主诉：汗出怕风 5 年。自诉 5 年前开始上半身出汗，睡醒则汗出明显，汗出怕风怕冷，食欲差，口干苦，夜眠不安，双膝关节疼痛、手关节怕冷水、僵硬痛，便秘与腹泻交替。查体：舌淡红，苔白腻，脉沉弦滑。

中医诊断：自汗病（少阳证、太阳证、太阴证、少阴证）。

中医治法：和解少阳，温肾散寒，助阳解表。

中药处方：柴胡桂枝干姜汤合桂枝加附子汤加减。

醋柴胡 15 g、桂枝 15 g、干姜 12 g、黄芩 10 g、牡蛎 30 g、天花粉 30 g、茯苓 30 g、白芍 10 g、黄芪 20 g、炙甘草 10 g、大枣 25 g、黑顺片 6 g。7 剂，水煎服。

2022 年 6 月 22 日复诊，出汗明显减少，怕冷怕风减轻，食欲改善，口干苦减轻，大便调。效不更方，原方继服 7 剂。

按语：柴胡桂枝干姜汤出自《伤寒论》，主要功效和解少阳、温脾散寒，临床常用来治疗伴有口干口苦的分泌过多性疾病，如自主神经功能失调的汗出过多症。桂枝加附子汤出自《伤寒论》，原文"太阳病，发汗，遂漏不止，其人恶风，小便难，四肢微急，难以屈伸者，桂枝加附子汤主之。"对于少阴阳虚，多汗且汗出怕冷者，常有应用机会。方中加黄芪，意在固表止汗。

62. 右侧半身出黄臭汗的患者

赵某，女性，55岁，2022年7月14日初诊。主诉：右侧上半身出汗异常2年，加重1周。自诉2年前开始右侧上半身出汗，右侧白色衣服可染成黄色，臭味明显，食欲可，怕热欲饮冷，左手指麻木，乏力，口干渴，尿黄灼热，大便调。既往体健。查体：咽部充血，舌红，裂纹，苔薄黄，脉沉滑。

中医诊断：黄汗病（湿热瘀滞证、阳明证）。

中医治法：清热祛湿，益气活血。

中药处方：黄芪白芍桂枝苦酒汤合补阳还五汤加减。

黄芪35 g、白芍15 g、桂枝10 g、赤芍15 g、川芎10 g、炒地龙15 g、知母15 g、生地黄15 g、生石膏35 g、芦根30 g、白茅根30 g、黄芩10 g。7剂，加白醋60 mL与水同煎服。

2022年7月21日，自诉服药后黄汗稍减，汗臭味减轻，食欲可，夜眠可，大便调，夜尿2次。舌红，裂纹，苔薄黄，脉弦滑。治疗以原方加黄柏、黄连、熟地黄7剂，水煎服。

按语：黄芪白芍桂枝苦酒汤出自《金匮要略》，临床专门用来治疗黄汗病。医家尤在泾在《金匮要略心典》记载"黄汗之病，与风水相似，但风水脉浮，而黄汗脉沉，风水恶风，而黄汗不恶风为异，其汗沾衣色黄如柏汁，则黄汗之所独也。风水为风气外合水气，黄汗为水气内遏热气，热被水遏，水与热得，交蒸互郁，汗液则黄。黄芪、桂枝、芍药行阳益阴，得酒则气益和而行愈周，盖欲使荣卫大行，而邪气毕达耳。"该患者除了黄汗，尚有半身无汗，单侧肢体麻木，类似中风偏沮的表现，考虑气血不能畅流周身所致。《素问》："汗出偏沮，使人偏枯。"故合用补阳还五汤以益气活血，促进气血流通。怕热饮冷、口干渴、尿黄灼热，考虑阳明里热、津伤，故加知母、生地、石膏、芦根、白茅根养阴生津、清热利尿。

63. 气促、气短的自汗患者

杨某，女性，52岁，2022年7月6日初诊。主诉：出汗异常增多伴喘促半年。自诉半年前开始出汗异常增多，汗出如水洗，每日换衣6套以上，伴有明显气促、气喘、气短，深呼吸可缓解，乏力，焦虑，性子急，易怒，口干、口渴、喜饮，食欲一般，二便调。既往史：肠梗阻，子宫肌瘤，盆腔炎。查体：舌淡红，苔白腻，脉细滑。

中医诊断：自汗病、郁病（气虚下陷、气郁证）。

中医治法：补中益气，疏肝解郁。

中药处方：补中益气汤、四逆散、千金泽泻汤加减。

黄芪 30 g、人参片 10 g、炙甘草 15 g、升麻 5 g、醋柴胡 10 g、白芍 15 g、枳实 10 g、葛根 15 g、桔梗 6 g、泽泻 15 g、生姜 10 g、桂枝 10 g、茯苓 10 g、法半夏 10 g、地骨皮 25 g、生石膏 40 g、淡竹叶 15 g、煅龙骨 20 g、煅牡蛎 20 g。7 剂，水煎服。

2022 年 7 月 16 日二诊，诉服药后仍感气促、气喘、气短，日间出汗明显多，食欲可，口干渴明显，夜间脚趾抽动，怕冷，二便调。舌淡红，苔白腻，脉沉细滑。

黄芪 60 g、桔梗 6 g、北柴胡 8 g、葛根 10 g、升麻 3 g、黑顺片 8 g、砂仁 6 g（后下）、炙甘草 10 g、茯苓 30 g、麸炒白术 15 g、麻黄根 24 g、煅牡蛎 20 g。3 剂，颗粒剂，水冲服。外用：五味子、五倍子等份，打粉，醋调贴脐。早晚换药一次。

2022 年 7 月 23 日三诊，诉服药后出汗减少明显，昨日感冒后开始汗多，怕冷，怕风，食欲差，口中咸味，腹痛，大便改善。考虑合并感冒病，中药以柴胡桂枝汤加减。

一方（先吃）：桂枝 15 g、白芍 15 g、炙甘草 12 g、干姜 8 g、黑顺片 10 g、北柴胡 10 g、黄芩 8 g、党参 6 g、法半夏 8 g。3 剂，颗粒剂，水冲服。停外用贴脐药。

二方（后吃）：黄芪 60 g、桔梗 6 g、北柴胡 8 g、葛根 10 g、升麻 3 g、黑顺片 8 g、砂仁 6 g（后下）、炙甘草 10 g、茯苓 30 g、麸炒白术 15 g、麻黄根 24 g、煅牡蛎 20 g。6 剂，颗粒剂，水冲服。

同时配合外治：二子散贴脐，早晚换药一次。

2022 年 8 月 4 日四诊，诉服药后自汗消失，喘促、气短明显缓解，稍头晕，食欲可，夜眠安，二便调。舌暗红，肝郁线，苔薄白腻，脉沉细弱。

黄芪 30 g、桔梗 6 g、北柴胡 10 g、葛根 10 g、升麻 3 g、黑顺片 6 g、砂仁 8 g、炙甘草 10 g、茯苓 30 g、麸炒白术 15 g。6 剂，颗粒剂，水冲服。

按语：该患者的自汗病有点与众不同，治疗上走了一些弯路，一方面气虚不固则津液外泄；另一方面气虚下陷则气短、气促、气喘，还兼有气郁（性子急、易怒）表现，夹痰饮（头晕、苔白腻）的表现，阳明津伤（口干渴喜饮）的表现。一诊以补中益气汤、四逆散、千金泽泻汤加减，无明显疗效，考虑生石膏、地骨皮之寒凉有碍痰饮，生姜、桂枝过于发散；二诊直接以升陷汤、牡蛎散加减，配合善于止汗的二子散贴脐，疗效显著；三诊合并感冒，不得已处2方，一方治疗感冒，二方继续治疗自汗、喘促，方证对应，乘胜追击；四诊，自汗消失，喘促大减，以三诊方减少补气固摄药，以巩固疗效。

十五、休克

64. 眩晕症并发休克的患者

张某，女性，32岁，2019年6月6日初诊。主诉：头晕乏力大汗淋漓2小时。自诉2小时前无明显诱因突发头晕，视物旋转，伴大汗淋漓，神疲乏力，怕冷，心悸，恶心欲呕，逐渐加重，故来急诊。既往有眩晕病史，否认药物过敏史。查体：面色苍白，瘦高身材，血压60/45 mmHg，心律76次/分，全身湿冷，汗出如泉涌，四肢厥冷，舌淡红，苔白润，脉微弱。

中医诊断：阳脱病（亡阳证）。

中医治法：回阳救逆，补气固脱。

中药处方：茯苓四逆汤加减。

人参片30 g、黑顺片20 g、干姜15 g、炙甘草15 g、煅龙骨20 g、煅牡蛎20 g、茯苓15 g。3剂，颗粒剂，水冲，1小时服药1次，配合补液。

疗效观察：患者服药后出汗逐渐减少，体温回升，精神改善，头晕、恶心、心悸消失。共服药4次，血压升高至108/65 mmHg，心率65次/分。

按语：该患者素体阳虚，血压偏低，因眩晕诱发大汗淋漓，阴津消耗流失而阳随阴脱，进而失去温煦、固摄、推动功能，故见冷汗淋漓、面色苍白、神清淡漠、脉微弱。心阳虚衰则心悸，肾阳虚衰则畏寒肢冷，此刻急需回阳救逆，故以四逆汤为主方温补肾阳；加大量人参取独参汤之义，大补元气以增固摄之力；加煅龙骨、煅牡蛎以收敛固摄津液；加茯苓化饮、定眩、止悸动。亡阳证的病情紧急、危重，治疗常常需要使用颗粒剂，可以做到快速用药，如果有参附注射液可以同时配合补液使用。

十六、不寐

65.心烦易怒、怕冷的失眠患者

李某，女性，55岁，2022年6月22日初诊。主诉：夜寐不安6年。自诉6年前开始夜眠易醒，心烦易怒，出汗少，怕冷，日间神疲犯困，口干口苦，近1年明显消瘦，食欲可，二便调。既往有甲状腺术后病史，查体：舌淡红，苔白，脉沉细。

中医诊断：不寐病（少阳证、少阴证）。

中医治法：和解少阳，温阳镇静安神。

中药处方：柴胡龙牡汤、四逆汤加减。

醋北柴胡15g、黄芩10g、龙骨20g、牡蛎20g、茯苓15g、桂枝15g、干姜8g、大枣20g、生半夏15g（先煎）、大黄3g、磁石40g、山药30g、人参片8g、黑顺片8g、炙甘草10g、远志10g。10剂，水煎服。

2022年7月16日复诊，自诉服药后夜眠改善，食欲可，口干苦不明显，心烦易怒改善，二便调。体查：舌红，苔白腻，脉细弦。治疗继续予以原方加减15剂，水煎服。

按语：柴胡龙骨牡蛎汤出自《伤寒论》，"伤寒八九日，下之，胸闷烦惊，小便不利，谵语，一身尽重，不可转侧者，柴胡加龙骨牡蛎汤主之"，主要功效是和解少阳，镇静安神。临床常用于胸胁苦满，烦躁不安，时有谵语之高血压、抑郁症、失眠、精神疾病等。该患者失眠少寐，夜间易醒，心烦易怒，口苦口干，舌淡红，苔白，脉沉细。符合少阳证八大证之口干、口苦、心烦易怒、胸胁苦满。四逆汤出自《伤寒论》主要功效温中散寒，回阳救逆。临床常用于休克、腹泻、阳虚发热、血栓闭塞性脉管炎、手足厥寒证、毒血症等阳虚欲脱之证。患者夜间失眠，易醒，出汗少，怕冷且日间神疲犯困，近一年明显消瘦，阳虚阴盛则内有寒，外内合邪则怕冷，阳虚则夜间阳不入于阴，阴阳不和则寐不安易醒。两方合用则共达清解少阳，温阳镇静安神之目的。

66.神疲乏力的失眠患者

李某，男，56岁，2022年6月22日初诊。主诉：夜眠不安1年余。自诉1年前开始入睡困难，易醒，焦虑，心烦，食欲可，工作时汗多，口渴，神疲乏力，经常夜间长荨麻疹，脱发明显，二便调。舌红，苔薄黄，脉弦滑。

中医诊断：不寐病（心肝火旺、营卫不和证）。

中医治法：疏肝泻火，镇静安神，调和营卫。

中药处方：朱砂安神汤、柴胡龙牡汤、桂枝汤加减。

朱砂0.6 g（冲服）、远志10 g、茯神15 g、五味子10 g、丹参20 g、百合30 g、合欢花15 g、郁金10 g、桂枝10 g、白芍10 g、龙骨20 g、牡蛎20 g、甘草15 g、醋柴胡15 g、生石膏30 g、知母15 g、磁石40 g。7剂，水煎服。

2022年7月19日二诊，自诉服药后无效，服抗过敏药物后荨麻疹缓解，仍感神疲乏力，心烦梦多，汗多，自诉管理工作让其十分劳神操心。舌淡红，苔薄白腻，脉弦滑。考虑思虑过多，劳伤心脾，心脾两虚证，故以归脾汤加减。

白术15 g、党参30 g、黄芪15 g、当归10 g、炙甘草10 g、茯神20 g、远志10 g、酸枣仁15 g、木香8 g、龙眼肉15 g、首乌藤30 g、百合30 g、合欢花15 g、醋柴胡10 g、香附10 g。7剂，水煎服。

2022年7月27日三诊，睡眠改善，神疲乏力减轻，荨麻疹发作减轻。效不更方，原方继服10剂。

按语：该患者失眠日久，首诊从疏肝泻火，镇静安神，调和营卫入手无效，考虑辨证有误，患者虽有心烦、焦虑，并无口干、口苦、易怒、易惊、口疮表现，故心肝火旺不存在，柴胡龙牡汤不对症。二诊由患者自诉管理工作让其十分劳神操心，结合神疲乏力，舌象，考虑思虑过度，劳伤心脾，心脾两虚证，故改归脾汤加减。所谓"仓里有粮，心里不慌"，当心脾气血虚时，心神失养，神不守舍，常常导致失眠。归脾汤出自《证体类要》，主要功效益气补血、健脾养心，临床常用来治疗心脾两虚证的失眠，症见心悸、健忘、失眠、神疲乏力，舌淡，苔薄白。方中加醋柴胡、香附、百合、合欢花、首乌藤以疏肝解郁安神，促进睡眠。

外科疾病

一、腹痛

67. 反复腹痛的小学生

文某，女性，11岁，2022年4月8日初诊。主诉：腹痛1周。自诉1周前开始反复脐周腹痛，午后明显，伴有恶心欲呕，神疲乏力，夜眠不安，口不渴，食欲可，二便调。既往反复脐周疼痛，诊断不明，10岁来例假，月经不规律，近2个月未来例假。查体：患者血色不佳，疲惫面容，腹直肌稍紧张，舌淡红，舌面局部瘀斑，苔薄白腻，脉细弱。

中医诊断：腹痛病（肝郁脾虚夹瘀证）。

中医治法：养血调肝，健脾祛湿。

中药处方：当归芍药散加减。

当归10g、白芍20g、川芎15g、泽泻15g、茯苓15g、牡丹皮10g、炙甘草10g、醋柴胡15g、龙骨20g、牡蛎20g。7剂，水煎服。

2022年4月16日二诊，腹痛稍减，夜眠改善，腹部喜温喜按，大便稀烂，舌淡，舌面局部瘀斑变淡，苔白，脉细弱。考虑脾胃虚寒，原方加桂枝10g、干姜6g、大枣20g，取小建中汤之义，继服7剂。

2022年4月25日三诊，腹痛已经不明显，夜眠安，大便成形。查体：面色佳，舌淡红，苔薄白，脉细。继续予小建中汤10剂调理。

按语：当归芍药散出自《金匮要略》，常用于妇人腹痛，血水同病，临床见患者血色不佳、月经不调、夜眠不安，舌淡红，脉细弱等指征，疗效很好。该方被日本汉方医称为"妇科圣药"而广泛用于妇科疾病。该患者虽为小学生，然月经早至，经水不利，仲师有"血不利则为水"之言。夜眠不安，神疲乏力，舌淡，脉细弱为血虚之象；腹痛为血瘀之象；恶心欲呕，苔白腻为水饮内停之象。加柴胡、龙骨、牡蛎仿柴胡龙牡汤之意以安神疏肝。小建中汤善于治疗脾胃虚寒所致腹痛，伴见神疲乏力，腹部喜温喜按，舌淡，苔白者效佳。

68. 口干口苦、腹胀痛、怕冷的患者

易某，男性，50岁，2022年4月8日初诊。主诉：腹胀痛7日。自诉口干口苦，食欲差，恶心欲呕，腹胀痛，平素怕冷腰背凉，手脚凉，夜眠可，二便调。查体：体温36℃，舌淡，苔白腻，脉沉细。

中医诊断：腹痛病（少阳证、太阴证）。

中医治法：和解少阳，温阳健脾。

中药处方：小柴胡汤合理中汤加减。

醋柴胡15g、黄芩10g、党参15g、法半夏10g、炙甘草10g、干姜8g、大枣20g、苍术10g、白术10g、厚朴15g、陈皮10g、酒白芍15g。7剂，水煎服。

2022年4月15日二诊，腹胀痛明显缓解，食欲增加，口干苦减轻，手脚凉好转。原方继服7剂。

按语：小柴胡汤出自《伤寒论》，临床以口苦、口干、纳差、恶心欲呕、心烦为辨证要点；该患者怕冷，腰背凉，手脚凉，纳差、脉沉细为脾肾阳虚之象，治疗当以四逆辈、理中汤。故方中以小柴胡汤、理中汤合方，以和解少阳、温脾散寒，加厚朴、陈皮理气祛湿，白芍柔肝缓急止痛。

69. 右下腹疼痛的患者

刘某，男性，72岁，2022年3月1日初诊。主诉：右下腹痛1周。自诉1周前无明显诱因感觉右下腹胀痛，头晕、乏力、腹胀、腰痛、怕冷、纳可、夜尿3～4次，大便调。既往中风后遗左侧肢体乏力。查体：右下腹麦氏点可触及明显硬块，压痛明显，舌红，苔黄腻，脉沉弦滑。辅助检查：腹部CT平扫示阑尾占位，性质待定。

中医诊断：腹痛病、积聚病（阳虚血瘀证）。

中医治法：温阳活血。

中药处方：大黄附子细辛汤合桂枝茯苓丸、失笑散加减。

桂枝 10 g、茯苓 15 g、桃仁 15 g、赤芍 15 g、牡丹皮 15 g、熟大黄 15 g、黑顺片 10 g、细辛 5 g、五灵脂 15 g、蒲黄 15 g、泽泻 15 g、白术 10 g、杜仲 30 g。7 剂，水煎服。

2022 年 3 月 16 日二诊，腹胀痛明显减轻，大便畅快，头晕不减，腰痛、怕冷缓解，夜尿减少。查体：右下腹仍有硬块，压痛明显。原方加天麻 15 g，继续服用 10 剂。

2022 年 4 月 8 日三诊，诉腹痛已经不明显，头晕减轻，腰痛、夜尿频明显改善。查体：右下腹硬块消失，麦氏点无压痛。原方 10 剂，继续巩固治疗。

按语：桂枝茯苓丸出自《金匮要略》，主要功效是活血化瘀，散结消肿，临床常用于腹部肿块，腹痛固定，或见出血、静脉曲张、血管狭窄等疾病。大黄附子细辛汤出自《金匮要略》，主要功效温里散寒，通便止痛，该患者腹痛固定，局部触及肿块，压痛明显，方证相符，故合用。失笑散常用于胃肠瘀血证，合用该方以加强活血、化瘀、止痛作用。该患者素体阳虚，腰痛怕冷，尿频明显，腹痛部位固定、触及硬块提示瘀血内结，虽然经方辨证治疗有效，但诊断不明，建议患者住院积极进一步诊治。后来患者同意住院，确诊结肠癌，目前已经手术治疗，处于恢复期。

70. 反复腹痛患者

宁某，男性，67 岁，2022 年 4 月 14 日初诊。主诉：反复腹痛 1 年，再发腹痛 6 小时。自诉 1 年前开始反复上腹痛，6 小时前再发，伴有恶心欲呕，放射至后背，口干口苦，大便 1 天未解。查体：腹肌稍紧张，按压有明显抵抗，舌红，苔黄腻，脉弦滑。辅助检查：腹部彩超示胆囊多发结石。心电图正常。血常规、CRP、淀粉酶结果无明显异常。

中医诊断：腹痛病（少阳阳明合病）。

中医治法：和解少阳，泻热通腑。

中药处方：大柴胡汤加减。

醋柴胡 15 g、黄芩 10 g、熟大黄 15 g、枳实 15 g、法半夏 10 g、炙甘草 12 g、大枣 20 g、白芍 25 g、生姜 10 g、鸡内金 15 g、金钱草 30 g、郁金 10 g。5 剂，水煎服。

2022年4月20日二诊，自诉腹痛明显缓解，口干口苦减轻，大便通畅。

按语：大柴胡汤出自《伤寒论》，主要功效是和解少阳、通腑泄热，临床常用来治疗少阳阳明合病证，表现为口干口苦、腹胀、便秘、舌红、苔黄、脉弦滑的胆囊结石、胆囊炎、胰腺炎、肠梗阻等。该患者胆囊多发结石，故加金钱草、郁金、鸡内金，促进消石排石。大柴胡汤常用于体质壮实的患者，腹证有胸胁苦满，腹部膨隆，按压时抵抗明显（即"按之心下满痛者"），另外常有口干、便秘、脉沉等里实证表现。

71. 肝硬化失代偿期、胃大部分切除的腹痛患者

戴某，男性，60岁，2020年1月1日初诊。主诉：间发上腹痛2个月。自诉2个月前无明显诱因，感觉上腹部间断疼痛，伴有胃灼热，口腔多发顽固性溃疡，疼痛明显，口角糜烂，纳差，肠鸣腹胀。既往史：肝硬化失代偿期，食管胃底静脉曲张伴血栓，少量腹水，胃出血并切除胃大部分。查体：心下胃脘按压不适，舌红，无苔，嫩滑，脉弦细滑。

中医诊断：腹痛病（气阴亏虚夹瘀证）。

中医治法：益气养阴，活血化瘀。

中药处方：甘草泻心汤、失笑散加减。

法半夏10 g、黄芩8 g、生地黄15 g、黄连5 g、生姜12 g、党参12 g、炙甘草12 g、知母12 g、石斛12 g、海螵蛸15 g、五灵脂10 g、蒲黄10 g 包煎、三棱15 g、鸡内金10 g、黄芪30 g、焦山楂15 g。3剂，水煎服。

疗效：患者1月9日复诊，腹痛腹胀消失，胃纳改善，要求继续治疗。原方去三棱，加玄参20 g，白芍20 g。

按语：该患者经人介绍来治疗腹痛，据说在某三甲西医院就诊，考虑食管胃底静脉曲张并门静脉血栓，建议使用肝素抗凝，患者因为曾经胃出血，经历过胃大部分切除手术，惧怕再次胃出血，故转投中医治疗。经过诊察，患者腹痛并不持续，明显伴有胃灼热、腹胀肠鸣，剑突下按压不适但不痛，不像血栓性疾病的持续疼痛特点，反而像是吻合口胃炎特征。甘草泻心汤出自《伤寒论》"伤寒中风，医反下之，其人下利，日数十行，谷不化，腹中雷鸣，心下痞硬而满，干呕心烦不得安，医见心下痞，谓病不尽，复下之，

其痞益甚。此非结热，但以胃中虚，客气上逆，故使硬也。甘草泻心汤主之。"该方的主要适应证有心下痞、肠鸣、腹泻、口腔溃疡、口糜等。急诊临床经常用来治疗上消化道的黏膜炎症及溃疡，恰好患者有口腔溃疡，口角糜烂。从舌苔不难看出，明显的胃气阴两虚表现，单纯胃阴虚的舌无苔少津，该患者舌无苔，有津液，口不渴，故选用益气养阴的石斛、知母、党参、黄芪。久病入络，多次手术，必有瘀血，加用失笑散。因为纳差，加三棱、焦山楂、鸡内金活血消食。复诊，腹痛消失后，减去三棱，加玄参、白芍，合甘草，取酸甘化阴之意。

72. 阑尾炎术后右下腹疼痛的患者

江某，女性，55 岁，2022 年 8 月 9 日初诊。主诉：右下腹疼痛 4 天。自诉 20 天前阑尾炎手术，4 天前开始右下腹疼痛，腹胀、恶心欲呕，口苦，无食欲，畏寒，头晕，今日未解大便。既往史：胆囊结石切除胆囊术后、阑尾术后、高血压病、2 型糖尿病。查体：腹软，右下腹压痛明显，舌淡胖，齿痕，苔薄黄腻，脉沉细滑。

中医诊断：腹痛病（少阳证、阳明证夹瘀血、痰饮）。

中医治法：和解少阳，通腑泄热，活血化饮。

中药处方：大柴胡汤、大黄牡丹汤、桂枝茯苓丸加减。

方一：醋柴胡 15 g、白芍 20 g、枳壳 15 g、炙甘草 15 g、大黄 5 g（后下）、牡丹皮 15 g、桃仁 15 g、炒莱菔子 15 g、冬瓜子 30 g、延胡索 15 g、桂枝 15 g、茯苓 30 g、黄芩 15 g、大枣 20 g、法半夏 10 g。5 剂，水煎服。

方二：冰片 50 g、芒硝 250 g 外敷痛处，每日 2 次，每次 1 小时。

随访：患者治疗后腹痛明显缓解，大便通畅，食欲改善。

按语：患者急性化脓性阑尾炎术中见粘连明显，同时切除胆囊、阑尾，术后在阑尾处明显疼痛，伴见腹胀、恶心欲呕、口苦，大便不畅等大柴胡汤方证。腹痛部位固定不移，拒按，考虑瘀血证；舌淡胖、头晕考虑痰饮证。大黄牡丹皮汤善于治疗肠痈，有明显的泻热祛瘀效果；桂枝茯苓丸善于治疗固定部位的腹痛，并见痰饮证、瘀血证。

二、颈痛

73. 上课时突然颈项疼痛的学生

张某，男性，12岁，2021年11月20日初诊。主诉：突发颈项疼痛半小时。自诉上课时打瞌睡，醒来发现左侧颈项疼痛、僵硬，转侧困难，无汗恶风，故来急诊就诊。查体：头偏向右侧，左侧胸锁乳突肌紧张明显，局部压痛明显，舌淡红，苔薄白，脉浮紧。

中医诊断：落枕（太阳证）。

中医治法：疏风散寒，解肌舒筋。

中药处方：葛根汤加减。

葛根35g、麻黄8g、桂枝10g、白芍10g、生姜10g、炙甘草10g、大枣15g、川芎15g、细辛3g。3剂，颗粒剂，水冲服。同时针刺风池穴、后溪穴，一边撒针，一边嘱患者转动颈项，当即感觉疼痛减轻，颈部转侧活动明显改善。服药后随访，落枕已经痊愈。

按语：由于手机、平板电脑的普及，很多中小学生也加入"低头一族"，使得颈椎病更加年轻化，颈椎病也是导致落枕高发的原因之一。该患者趴卧睡觉，姿势不正确，外感风寒，太阳经气不利，寒凝血瘀，不痛则痛。葛根汤出自《伤寒论》，"太阳病，项背强几几，无汗，恶风，葛根汤主之"。该患者突发颈项僵硬疼痛，无汗恶风，舌淡红，苔白，正好符合葛根汤方证。川芎、细辛为头痛要药，配合使用可以提高疗效。

三、腰痛

74. 容易饥饿、口渴、腰痛、怕冷的女孩

陆某，女性，28岁，2022年4月2日初诊。主诉：腰痛伴左侧腹痛1年，饭后易饥2个月。平素口渴多饮，常感腰痛、怕冷手脚凉。刻下弯腰或坐久则腰痛，放射至左侧腹痛，面部反复痤疮（脸颊、下颌明显），手脚腕踝关节以下凉，口渴，肠鸣活跃，大便黏滞不爽。舌红，苔黄腻，脉沉细。辅助检查：腰椎磁共振平扫示骶1、2骶管囊肿；腰5/骶1椎间隙轻度变窄。

中医诊断：腰痹、消渴病（厥阴上热下寒证夹湿热）。

中医治法：清上热，温下寒，祛湿热。

中药处方：乌梅汤合四妙散加减。

乌梅 15 g、细辛 3 g、桂枝 10 g、黄连 5 g、黄柏 8 g、当归 10 g、党参 15 g、花椒 1 g、黑顺片 8 g、薏苡仁 30 g、苍术 10 g、牛膝 15 g。7 剂，水煎服。

2022 年 4 月 10 日二诊，自诉腰痛缓解，腹痛不明显，饭后易饥改善，面部痤疮减轻，手脚凉减轻，大便改善。舌淡红，苔薄黄腻，脉沉细。效不更方，原方继服 10 剂。

按语：患者饭后易饥饿、口渴多饮，考虑消渴病（中消）。面部痤疮为阳明胃热上冲所致。然而，怕冷，手脚凉，脉沉细为肾阳虚表现。舌红，苔黄腻，大便黏滞不爽，为湿热证。厥阴之为病，上热下寒，治疗以乌梅丸清上温下，兼以四妙散清湿热。方中黄连清胃热，细辛、附子、桂枝、花椒温下寒，苍术、黄柏、薏苡仁清热利湿，牛膝引火归原，乌梅除虚热消渴。

75.腰痛怕冷的绝经女性

余某，女性，52 岁，2022 年 4 月 2 日初诊。主诉：腰痛 6 年，加重半月。平素腰痛怕冷，站久则明显，双肩、双膝怕冷，食欲可，夜眠入睡困难。虽然已经绝经 2 年，仍白带多伴外阴瘙痒，四肢反复浮肿，二便调。舌暗淡，苔薄白腻，脉沉弦滑。既往有腰椎病。

中医诊断：腰痹（脾肾阳虚、寒湿阻络夹瘀证）。

中医治法：温阳散寒，祛湿通络。

中药处方：肾着汤加减。

炙甘草 10 g、茯苓 15 g、干姜 10 g、土炒白术 15 g、苍术 8 g、陈皮 15 g、杜仲 30 g、巴戟天 15 g、牛膝 15 g、五加皮 15 g、桑寄生 15 g、元胡索 15 g、川芎 15 g、当归 10 g。7 剂，水煎服。

2022 年 4 月 10 日二诊，自诉腰痛已经不明显，肩、膝关节怕冷减轻，白带减少明显，外阴瘙痒减轻。舌淡，苔薄白，脉沉滑。

按语：患者绝经后白带仍多，伴腰膝冷，浮肿考虑脾肾阳虚，肾气不固，寒湿下注，与肾着病相同，治以甘姜苓术汤加杜仲、巴戟天、牛膝、五加皮、桑寄生补肾阳消水肿；陈皮、苍术止带下。甘姜苓术汤常用于治疗腰以下冷痛，好发浮肿，舌淡，苔白的患者。

76.伴有迎风流泪、视物模糊的腰痛患者

王某，女性，60岁，2022年2月25日初诊。主诉：腰痛伴迎风流泪2年。自诉2年前开始腰酸痛，不能久坐或久站，头昏，迎风流泪，眼屎多，视物模糊，畏光，睡觉流口水，面部黄褐斑，舌淡红，苔薄白，脉沉细滑。

中医诊断：腰痛病（肝肾亏虚、脾虚不摄）。

中医治法：滋补肝肾，益气健脾。

中药处方：杞菊地黄丸合四君子汤加减。

枸杞15g、菊花5g、熟地黄15g、山药15g、山茱萸15g、茯苓10g、牡丹皮6g、党参15g、白术15g、炙甘草10g、蔓荆子10g、防风10g、木贼10g、当归10g。7剂，水煎服。

4月6日因多发湿疹就诊，诉腰痛及迎风流泪已经明显减轻，不太影响生活。

按语：患者年过半百，腰痛，头昏，视物模糊，考虑肝肾亏虚，精血不足。腰为肾之府，中老年慢性腰痛多与肾虚有关。杞菊地黄丸出自《麻疹全书》，主要功效滋肾养肝明目，临床常用于目暗昏花，视物模糊，迎风流泪，眼睛干涩或伴有腰痛等。肝为风木之脏，开窍于目，泪为肝之液，该患者眼屎多，迎风流泪，考虑肝火上逆，故予菊花、木贼、蔓荆子、防风清肝明目。脾开窍于口，在液为涎，睡觉流口水，为脾虚不能固摄津液，故予四君子汤健脾益气。

77.手指僵硬肿痛、腰痛的患者

林某，女性，35岁，2022年5月10日初诊。主诉：腰痛伴手指僵硬疼痛1年余。自诉1年前开始腰痛，晨起手指肿胀、僵硬疼痛，遇冷水则加重，平素怕冷、月经量少、尿频。查体：舌淡红，齿痕，苔薄白，脉细滑。

中医诊断：痹症（寒湿阻络兼肾阳虚证）。

中医治法：温阳散寒，祛湿通络。

中药处方：白术附子汤加减。

白术15g、黑顺片15g、生姜15g、炙甘草10g、大枣25g、桑枝

15 g、桂枝 10 g、茯苓 15 g、路路通 10 g、五加皮 15 g、巴戟天 20 g。7 剂，水煎服。

2022 年 5 月 28 日二诊，诉服药后腰痛、手指晨起肿胀、僵硬痛均明显缓解。效不更方，原方继服 7 剂。

按语：白术附子汤出自《金匮要略》，主要功效为温经散寒、祛风除湿，临床常用来治疗寒湿阻滞经络兼阳虚的痹症，症见身体疼痛，不能自转侧，不呕不渴，脉浮虚而涩，大便坚硬，小便自利者。若是治疗上肢关节肿胀疼痛，加茯苓消肿，桑枝、桂枝、路路通通经活络；若有尿频、肾阳虚，可加巴戟天、五加皮补肝肾、强筋骨。

78. 口臭腰痛的患者

刘某，男性，45 岁，2022 年 7 月 14 日初诊。主诉：腰酸胀痛 1 年余。自诉 1 年前开始久坐则腰酸胀痛，夜眠不安，鼻塞，打鼾明显，口臭，食欲可，大便粘厕所，小便调。既往有慢性鼻炎病史。查体：手脚心热，出汗明显，舌红，苔黄厚腻，舌下脉络迂曲，脉弦滑。

中医诊断：腰痛病、鼻鼽（湿热瘀阻证、风热毒蕴证）。

中医治法：清热利湿，活血化瘀。

中药处方：四妙散合荆芥连翘汤加减。

荆芥 10 g、连翘 20 g、黄连 5 g、黄芩 10 g、黄柏 10 g、栀子 10 g、炒苍术 10 g、薏苡仁 30 g、牛膝 20 g、川芎 10 g、当归 10 g、生地黄 15 g、赤芍 15 g、薄荷 5 g、白芷 10 g。9 剂，颗粒剂，水冲服。

2022 年 7 月 30 日二诊，诸症减轻，效不更方，原方继服 9 剂。

按语：四妙散出自《成方便读》，主要功效清热利湿，舒筋壮骨，常用来治疗湿热下注所致的骨关节疾病，症见筋骨疼痛、舌苔黄腻者。该患者口臭、大便黏滞，苔黄厚腻，明显湿热表现。湿热互结，血行不畅则腰痛。荆芥连翘汤出自《万病回春》，具有清热散风、理气活血、泻火解毒作用。临床常用于治疗风湿热毒体质的慢性鼻炎、中耳炎。这种体质多热多火，多郁多血多风，容易引起淋巴结肿大、黏膜充血和感染，具有腺体分泌活跃的特点。

79.反复腰酸胀、沉重、四肢怕冷的患者

吴某，男性，49岁，2022年7月2日初诊，主诉：反复腰酸胀2年，再发3天。自诉2年前开始反复腰酸胀，3天前感冒后复发，刻下腰酸困，沉重感，四肢怕冷，尿频。舌淡暗，苔白厚腻，脉沉细滑。

中医诊断：腰痹病（寒湿阻络证）。

中医治法：温肾散寒，健脾除湿。

中药处方：甘姜苓术汤加减。

炙甘草10g、干姜10g、茯苓30g、麸炒白术15g、桂枝10g、泽泻15g、黑顺片10g、党参15g、陈皮10g、建曲15g。7剂，水煎服。

2022年7月9日复诊。自诉服药后腰酸胀减轻，晨起流清涕消失，牙龈肿痛，食欲可，二便调。舌淡红，苔白腻减轻，脉沉细。治疗以原方加减，方药如下：

炙甘草8g、干姜10g、茯苓30g、麸炒白术15g、黑顺片10g、党参15g、陈皮10g、建曲10g、龟甲15g、黄柏10g、砂仁6g。10剂，水煎服。

2022年7月19日三诊。自诉服药后腰酸胀进一步减轻，牙龈肿痛消失，右上肢、颈部、双膝怕风，食欲可，二便调。舌淡红，苔薄白腻，水滑，脉沉弦细滑。治疗以原方加减。

炙甘草8g、干姜10g、茯苓30g、麸炒白术15g、黑顺片10g、党参15g、陈皮10g、建曲10g、龟甲15g、黄柏10g、砂仁12g、防风5g、桂枝10g、黄芪15g。7剂，水煎服。

按语：甘姜苓术汤出自《金匮要略》"肾着之病，其人身体重，腰中冷，如坐水中，形如水状，反不渴，小便自利，饮食如故，病属下焦，身劳汗出，衣里冷湿，久久得之，腰以下冷痛，腹重如带五千钱，甘姜苓术汤主之。"主要功效是温肾散寒、健脾除湿，治疗寒湿痹阻下焦之腰痛、腹痛、腰膝酸软；呕吐腹泻，妊娠下肢浮肿，或老年人小便失禁，妇女年久腰冷带下。该患者腰酸胀由外感寒邪引发，寒湿痹阻于下焦、腰部，则见四肢怕冷；寒湿痹阻，耗伤下焦阳气，阳虚无以固摄尿液，故尿频。结合舌脉，故治疗予以温肾散寒、健脾除湿之甘姜苓术汤。一诊，方中以黑顺片、干姜温阳散寒，茯苓、白术、陈皮、建曲健脾、祛湿、化浊，党参益气养阴，炙甘草调和诸药；二诊，患者牙龈肿痛，考虑温阳药导致上火表现，加龟板、黄柏、砂仁，取潜阳封髓丹之义，引火归原；三诊，患者有明显颈部、右上肢、双膝怕风，故予以加玉屏风散、桂枝，以益气、祛风、固表。

80.弯腰困难的腰痛患者

倪某，男性，55岁，2022年8月24日初诊。主诉：腰痛30余年，再发1天。自诉30年前因抬重物后开始腰痛，坐久则明显，平卧缓解，经常使用激素注射、封闭治疗。平素腰酸痛，左脚放射性麻木，腰部困重、怕冷、很少出汗。昨日睡沙发后腰痛再发，刻下腰痛明显，弯腰、转侧困难，食欲可，大便溏稀。查体：脊柱侧弯肉眼可见，不能弯腰系鞋带，舌淡红，苔白腻，脉沉细。

中医诊断：腰痹（脾肾阳虚，寒湿阻络）。

中医治法；温阳散寒，祛湿通络。

中药处方：肾着汤、独活寄生汤加减。

干姜15g、甘草15g、茯苓30g、土炒白术30g、独活15g、鹿角霜10g、桑寄生30g、杜仲30g、巴戟天15g、狗脊30g、牛膝30g、延胡索20g、山木通15g、麻黄8g、黑顺片15g、细辛6g。7剂，水煎服。同时针刺双侧后溪穴，一边捻针，一边嘱其扭动腰部、弯腰、转侧，患者当即感觉腰痛减轻明显。

2022年9月1日二诊，腰痛明显减轻，久坐也无明显腰痛，效不更方，原方继服7剂巩固。

按语：该患者素体阳虚，怕冷，喜欢晒太阳，很少出汗，大便溏稀，脉沉细。长期腰痛，困重，考虑肾阳虚不能温暖"肾之府"，导致寒湿阻滞经络，结合舌脉可以明确。此次因为睡软沙发而再发，急诊就诊，本欲再次使用激素、封闭治疗，经接诊医师劝阻后方才愿意试试中医治疗。笔者对于此类急性腰痛，通常先予针刺止痛治标，然后再开药，患者针刺止痛的疗效很好，信心大增，继续内服中药治本，多年腰痛迅速缓解。

四、肩痛

81. 右肩、右上肢疼痛的患者

彭某，女性，83岁，2022年4月20日初诊。主诉：右肩、右上肢疼痛1个月。自诉1个月前开始右肩、右上肢疼痛不适，右肩怕风怕冷，右侧卧则加重，步态不稳，踩棉花感，脚乏力，食欲可，夜眠入睡困难，眼睛干涩，大便偏干。查体：右上肢后伸困难，舌红，少苔，苔黄，脉细滑。

中医诊断：肩痹（风湿瘀滞兼气阴两虚）。

中医治法：祛风除湿，益气养阴。

中医处方：以蠲痹汤加减。

黄芪24g、当归15g、川芎10g、羌活10g、姜黄10g、伸筋草10g、炙甘草10g、桑枝15g、赤芍15g、知母15g、生地黄20g、防风10g、桂枝8g、葛根30g。6剂，颗粒剂，水冲服。

2022年5月11日复诊，右肩、右上肢疼痛明显缓解，踩棉花感减轻，大便改善，小便黄赤、痛、味臭，脚乏力。原方炙甘草改为生甘草5g，知母改为淡竹叶15g，继服6剂巩固疗效。

按语：蠲痹汤出自《杨氏家藏方》，主要功效益气和营、祛风除湿，临床常用来治疗风寒湿阻滞经络导致的急慢性肩周疼痛，以肩项臂疼痛、活动受限，或伴有上肢麻木等。该患者年事已高，伴有阴虚表现，加知母、生地黄以滋阴。对于上肢关节疼痛疾病，笔者常合用桑枝、桂枝、伸筋草，意在舒展肢体经络以提高疗效。二诊患者诸症改善，伴有小便黄赤、痛，考虑心经火热移小肠，故合用导赤散清心、利水、养阴。

82. 右肩剧烈疼痛伴出冷汗的患者

林某，女性，57岁，2022年4月13日初诊。主诉：右肩疼痛4天伴出冷汗1小时。自诉4天前开始右肩关节剧烈疼痛，右上肢只能保持下垂，完全不能活动，活动则疼痛加剧，由于活动不便，进食少。1小时前与人室内闲聊时，突发全身冷汗淋漓，吃糖、喝水后缓解，打120接诊到急诊。急诊检测生命体征平稳，血糖6.5mmol/L。查体：右上肢完全不能活动，手不能拿东西，舌淡红，苔白腻，脉沉细。

中医诊断：痹症（阳虚寒凝夹瘀证）。

中医治法：温阳散寒，祛湿通络，活血化瘀。

中药处方：以蠲痹汤合麻黄附子细辛汤加减。

黄芪15g、当归10g、白芍10g、羌活10g、姜黄15g、防风10g、生姜15g、炙甘草10g、川芎10g、桂枝10g、伸筋草15g、薏苡仁20g、麻黄5g、细辛3g、黑顺片5g。3剂，颗粒剂，水冲服。

2022年4月16日复诊，诉服第一剂药则夜间安睡，疼痛明显缓解，3剂中药吃完已经可以拿碗吃饭了。原方继续服用6剂，以巩固疗效。

按语：该患者以类似低血糖反应急诊就诊，到急诊科需要解决的问题却是肩关节疼痛，也许是肩周疼痛引起上肢不能正常活动，进食也减少了。患者说"真是歪打正着，无意间看对医生了！"蠲痹汤又一次用于急性肩臂疼痛，疗效显著。该患者兼有阳虚证，故合用麻黄附子细辛汤温阳散寒止痛。

83. 左肩臂疼痛、麻木的患者

张某，女性，62岁，2022年5月11日初诊。主诉：左肩关节及左上肢疼痛、麻木3年余。自诉3年前开始反复左肩关节及左上肢疼痛、麻木，夜间明显，局部喜欢敲打，手指关节晨僵，食欲可，夜眠入睡困难，大便调。既往有颈椎病、肩周炎、类风湿关节炎、高血压，3年来，看病吃药无数，据病友介绍来经方门诊就诊。查体：左上肢三角肌、肱二头肌压痛，舌淡红，齿痕，苔薄白，少苔，脉弦细滑。

中医诊断：痹症（寒湿阻络夹瘀、气血两虚证）。

中医治法：散寒祛湿，活血通络，益气补血。

中药处方：蠲痹汤合黄芪桂枝五物汤加减。

黄芪24g、当归15g、白芍10g、羌活15g、姜黄15g、防风6g、生姜30g、炙甘草15g、川芎15g、桂枝15g、伸筋草15g、薏苡仁15g、麻黄5g、桑寄生15g、五加皮15g、桑枝15g、海风藤10g。7剂，水煎服。

2022年6月1日复诊，诉左肩关节及左上肢疼痛、麻木明显缓解，手指关节晨僵明显减轻。效不更方，原方继服7剂。

按语：黄芪桂枝五物汤出自《金匮要略》"血痹，阴阳俱微，寸口关上微，尺中小紧，外证身体不仁，如风痹状，黄芪桂枝五物汤主之"。原方主要用来治疗血痹，症见肢体麻木不仁，神疲乏力、脉细弱等。气虚则麻，血虚则木，肢体麻木之病，很多情况为气血两虚兼血瘀。该方合用蠲痹汤，又一次用于肩臂疼痛，疗效显著。海风藤可以祛风湿、通经络、止痹痛，临床常用于风寒湿痹，肢节疼痛，筋脉拘挛，屈伸不利。

五、痛风

84. 反复手指关节疼痛的患者

钟某，女性，53 岁，2022 年 4 月 8 日初诊。主诉：反复手指关节疼痛 6 年，左手拇指疼痛 4 天。自诉 6 年前开始反复手指关节疼痛，部分关节肿胀变形，4 天前开始左手拇指红肿热痛，口渴，食欲可，二便调。平素喜欢美食，常吃海鲜，发病前吃过海鲜。查体：面红，双手指关节可见痛风石样结节，舌红，苔薄黄腻，脉弦滑。辅助检查：血常规、CRP、血沉正常。

中医诊断：热痹（湿热瘀滞证、阳明证）。

中医治法：清热解毒，祛湿活血，生津止渴。

中药处方：五味消毒饮加减内服。

忍冬藤 60 g、金银花 15 g、紫花地丁 5 g、桃仁 15 g、红花 10 g、川芎 15 g、当归 10 g、牡丹皮 10 g、薏苡仁 30 g、生地黄 20 g、生石膏 30 g。3 剂，水煎服。左手拇指指尖放血治疗后，当即感觉手指肿胀疼痛减轻，3 剂药吃完复诊，红肿痛消失，面色红减轻。

按语：患者反复手指关节疼痛，曾经怀疑类风湿关节炎，然而检测急性发作期检测指标也不支持类风湿，也没有晨僵症状，虽没有做尿酸检测，根据经验、病史，痛风性关节炎诊断更可能。五味消毒饮出自《医宗金鉴》，主要功效清热解毒，消散疔疮，临床常用量治疗痛风急性期，兼用桃仁、红花、当归、牡丹皮清热凉血活血，生地黄、生石膏清阳明胃热。放血疗法对于急性痛风发作，泻热排毒止痛，经过反复观察，疗效立竿见影。

85. 右足小趾肿痛的患者

肖某，男性，30 岁，2022 年 5 月 16 日初诊。主诉：右足小趾肿痛 10 天。自诉 10 天前开始无明显诱因出现右足小趾红肿疼痛，昨日加剧，活动后加剧，食欲可，大便干结。查体：右足小趾红肿，触痛明显，舌红，苔薄黄，脉弦滑。平素尿酸高，有痛风病史。

中医诊断：热痹（湿热毒蕴证）。

中医治法：清热利湿，解毒止痛。

中药处方：四妙散加减。

忍冬藤 35 g、虎杖 10 g、炒苍术 10 g、黄柏 10 g、薏苡仁 25 g、川牛膝 15 g、萆薢 25 g、土茯苓 25 g、天葵子 10 g、甘草 20 g。6 剂，颗粒剂，水冲服。右足小趾趾尖放血疗法后，当即感觉肿胀疼痛减轻，6 剂药吃完复诊，红肿痛消失。

按语：四妙散出自《成方便读》，主要功效清热利湿、舒筋壮骨，临床常用来治疗湿热下注引起的相关疾病，如痛风病、湿疮、痿病等。方中苍术、黄柏清热燥湿，使得湿去而热除；加入牛膝以补肝肾、强筋骨，引苍术、黄柏入下焦而祛湿清热；薏苡仁能入阳明经脉，可淡渗利湿，清热除痹，舒利经脉。土茯苓、萆薢擅长清湿热而降尿酸；忍冬藤为金银花的藤，入心、肺经，可以清热解毒、疏风通络，常用于治疗痈肿疮疡，风湿热痹，关节红肿热痛，用量大，一般为 35～60 g；虎杖可清热解毒、散瘀止痛，笔者常用来风湿痹痛、痈肿疮毒，伴有便秘者疗效更佳。

六、带状疱疹

86.右肩胛疼痛、瘙痒的带状疱疹患者

邹某，女性，49 岁，2022 年 3 月 1 日初诊。主诉：右肩胛疼痛、瘙痒 12 天。自诉 12 天前因右肩瘙痒、疼痛，于某诊所就诊，考虑带状疱疹，给予抗病毒、止痛治疗无效，故来转求中医治疗。刻下右肩胛区疼痛、瘙痒明显，口苦，口干，食欲下降，夜眠不安，大便偏干。查体：右侧肩胛角区大片红色疱疹，疱液饱满，舌红，苔黄腻，脉弦细滑。

中医诊断：蛇窜疮（肝胆湿热证）。

中医治法：疏肝利胆，清热祛湿。

中药处方：龙胆泻肝汤合瓜蒌红花汤加减。

龙胆 10 g、栀子 10 g、黄芩 10 g、小通草 5 g、泽泻 15 g、车前草 15 g、

北柴胡 15 g、甘草 12 g、当归 10 g、生地黄 15 g、瓜蒌皮 15 g、红花 10 g、玄参 20 g、金银花 15 g。6 剂，颗粒剂，水冲服。另外湿润烧伤膏与炉甘石洗剂交替使用。

2022 年 3 月 14 日复诊，自诉服药后右肩胛疱疹很快痊愈，要求继续治疗乳腺结节。

按语：带状疱疹是由水痘—带状疱疹病毒引起的急性感染性皮肤病，属于中医学的"蛇串疮""缠腰火丹"范畴，发病后常常疼痛、瘙痒并作。中医辨证早期以肝胆湿热论治，后期瘀血阻滞论治常常疗效满意。龙胆泻肝汤出自《医方集解》，主要用于清泻肝胆实火、清利肝经湿热，临床常用于治疗蛇窜疮早期。该患者就诊时，疱液饱满，瘙痒明显，疼痛不甚，结合舌脉，以湿热为主，瘀血阻滞为轻。瓜蒌红花汤出自《医旨绪余》，原方瓜蒌实、红花、甘草 3 味中药，共奏疏肝润燥、活血化瘀、缓急止痛作用，常用于蛇窜疮后期止痛治疗。炉甘石洗剂善于收湿敛疮止痒，临床发现疱液干瘪越快，病程越短；湿润烧伤膏善于治疗灼热疼痛如烫伤的热疮，这里借用来清热解毒止痛。

87. 左侧胸颈部多发血疱的带状疱疹患者

李某，女性，83 岁，2017 年 5 月 10 日初诊。主诉：左侧胸颈部剧痛、长血疱 10 余日。自诉 10 余日前出现左侧胸颈部剧烈疼痛，多发暗红疱疹，于当地诊所抗病毒治疗无效，刻下左侧胸颈部大片血疱，疼痛剧烈，触痛明显，夜眠不安，食欲差，心烦、口干、口苦，大便偏干。查体：左侧胸前、颈前后大片血性疱疹，舌红，苔黄腻，脉弦滑。

中医诊断：蛇窜疮（少阳证、湿热瘀阻证）。

中医治法：和解少阳，清热利湿，活血化瘀。

中药处方：四逆散、龙胆泻肝汤、血府逐瘀汤加减。

醋柴胡 15 g、赤白芍各 15 g、枳实 15 g、甘草 15 g、栀子 15 g、黄芩 10 g、木通 3 g、泽泻 15 g、车前草 15 g、桃仁 15 g、红花 10 g、川芎 15 g、当归 10 g、生地黄 15 g、桔梗 5 g、川牛膝 10 g、全瓜蒌 20 g。7 剂，水煎服。

2017 年 5 月 18 日二诊，自诉疼痛明显减轻，血疱明显干瘪、减少，效不更方，原方继服 7 剂。

按语：血性疱疹在带状疱疹病中少见，患者表现剧烈疼痛，不痒，舌暗红，一派明显的血瘀表现。结合心烦、夜眠不安、口干口苦、脉弦滑考虑少阳相火郁结，灼伤血络而见血疱，故以四逆散开郁结。口干苦，纳差，舌苔黄腻为肝胆湿热证，故以龙胆泻肝汤清热利湿，疏肝利胆。胸颈部疼痛，血疱，舌暗红考虑血府逐瘀汤方证。

七、荨麻疹、湿疮病

88.反复全身多处荨麻疹的患者

李某，女性，56岁，2022年4月15日初诊。主诉：反复全身多处红疹块、瘙痒4个月。自诉4个月前反复全身出现疹块，色红，瘙痒，夜间多发，可以自行消退，使用中西医药物可以缓解，不能断根，反复出现，食欲可，二便调。查体：扁桃体红肿Ⅱ度，可见脓苔，舌淡红，苔黄腻，脉弦滑。

中医诊断：风疹、慢乳蛾（肺胃郁热兼血热证）。

中医治法：清热泻火，凉血解毒。

中药处方：麻杏石甘汤、四物汤加减。

荆芥8g、防风5g、麻黄10g、苦杏仁12g、生石膏50g、生甘草15g、板蓝根15g、金银花15g、连翘10g、牡丹皮10g、赤芍15g、生地黄15g、当归10g、蒺藜10g、紫草10g。5剂，水煎服。

2022年4月21日二诊，全身已经无明显荨麻疹，夜间安睡，查体：双侧扁桃体较前缩小，脓苔减少。舌红，苔薄黄，脉弦滑。原方去荆芥、防风、牡丹皮、生地、当归、蒺藜、紫草继服5剂。

按语：麻杏石甘汤出自《伤寒论》，主要功效清泻肺热，临床主要治疗邪热壅肺所致的咳喘、扁桃体炎、荨麻疹等疾病。该患者身为某三甲西医院的五官科护士，自诉反复荨麻疹，查不出原因，没有咽痛，但是查体见明显化脓性扁桃体炎表现，估计是反复链球菌感染导致全身的变态反应。肺主皮毛，肺热反应在皮肤则瘙痒红疹；咽喉为肺胃之门户，肺热反应在咽喉则扁桃体化脓，故该病符合麻杏石甘汤方证。方中加荆芥、防风、生地、牡丹皮、紫草、蒺藜等祛风凉血止痒药物以期提高临床疗效，待疹消则重点治疗乳蛾。

89.腹股沟瘙痒、潮湿的患者

刘某，男性，55岁，2022年4月22日初诊。主诉：反复腹股沟潮湿、瘙痒20年。自诉20年前开始反复腹股沟潮湿、瘙痒，冬季轻，夏季重，日间汗多，盗汗，口干渴喜饮，食欲可，大便每日2～3次，成型。平素经常饮酒。查体：双侧腹股沟、阴囊底部附近潮湿，糜烂明显，舌红，苔黄厚腻，裂纹，脉弦滑。

中医诊断：湿疮病（阴虚湿热证）。

中医治法：滋阴、清热、利湿。

中药处方：当归六黄汤合茵陈五苓散、三妙散加减。

当归10g、黄柏10g、黄芩20g、黄连5g、生地黄15g、熟地黄15g、甘草30g、茯苓30g、泽泻20g、猪苓10g、白术10g、茵陈15g、苍术15g、炒薏苡仁30g、生石膏50g。5剂，水煎服。

2022年4月26日二诊，出汗减少，未忌口，仍瘙痒。舌红，苔黄腻，脉弦滑。原方黄柏改为15g，7剂，水煎服。另外乌梅80g、黄柏100g、苍术100g、黄连50g，1剂，打粉外用于腹股沟处。

2022年5月5日三诊，腹股沟区潮湿瘙痒已经不明显，口干渴不明显，出汗不多，查体腹股沟区糜烂消失，舌红，苔薄黄腻，脉弦滑。原方2日1剂，继服7剂。

按语：当归六黄汤出自《兰室秘藏》，主要功效是滋阴泻火、固表止汗，临床常用治疗阴虚火旺兼湿热的多汗症。该患者平素常饮酒，湿热内生伤阴，故见出汗多，口干喜饮。阴部潮湿、瘙痒，舌红，苔黄腻，裂纹均为湿热证表现。合用茵陈五苓散、三妙散，以加强清热、利湿、健脾作用。生石膏专于清热止渴。外用乌梅、黄柏、苍术、黄连以清热收湿敛疮。

90.外阴疱疹瘙痒、疼痛的患者

肖某，男性，29岁，2022年4月22日初诊。主诉：阴茎疱疹瘙痒、疼痛1个月。自诉1个月前开始发现生殖器红疹，成簇状，局部瘙痒、微痛，夜眠多梦，食欲可，二便调。某三甲西医院诊断生殖器疱疹，给予对症治疗无效，转投中医治疗。既往泌尿系结石病史，否认冶游史。查体：阴茎前端近包皮处簇状红疹，舌红，苔薄黄，脉弦滑。

中医诊断：湿疮病（湿热证）。

中医治法：清热解毒，燥湿止痒。

中药处方：甘草泻心汤合四妙散、柴苓汤加减。

方一：甘草40g、黄芩20g、黄连5g、姜半夏8g、干姜6g、党参15g、黄柏10g、苍术10g、薏苡仁35g、茯苓30g、土茯苓30g、益母草30g、猪苓15g、泽泻20g、柴胡20g。7剂，水煎服。

方二：苦参60g、黄柏60g、白矾10g、蛇床子30g、地肤子30g。7剂，水煎泡洗患处。半个月后患者因为痛风复诊，诉外阴疱疹已经痊愈。

按语：甘草泻心汤出自《伤寒杂病论》，主要功效益气和胃，消痞止呕作用，临床常用来治疗胃肠湿热所致的呕吐、腹泻、痞满、湿疮、溃疡性疾病、疱疹等。根据"狐惑之为病……蚀于喉为惑，蚀于阴为狐……甘草泻心汤主之。"笔者经常使用该方治疗溃疡性疾病，其中甘草量大，30～40g。四妙散常用来治疗湿热下注引起的相关疾病，该阴疮属于湿热下注。柴苓汤为小柴胡汤、五苓散合方，临床发现该方对于嗜酸粒细胞增多性皮炎、水泡性皮炎疗效显著，可能与其疏肝健脾祛湿，调节免疫作用有关。该患者长阴疮，久治无效，肝气郁结，夜眠梦多，另外阴疮本属于肝经湿热，故合用柴苓汤。方二为临床常用祛湿止痒方，合用外洗以期提高疗效。

91.带状疱疹后皮肤瘙痒的患者

王某，男性，47岁，2022年7月16日初诊。主诉：右侧腰腹部瘙痒半个月。自诉半个月前右侧腰腹部长带状疱疹，局部疼痛明显，于外院诊治后疱疹已经愈合、疼痛消失，之后局部瘙痒，食欲可，口干苦，大便每日1～2次，粘厕所。因西医治疗无效，故经人介绍来寻求中医治疗。查体：右侧腰腹部抓痕明显，皮肤破损处见少许渗出液，舌红，苔薄黄腻，裂纹，脉弦滑。

中医诊断：湿疮病（肝胆湿热证）。

中医治法：疏肝利胆，清热祛湿。

中药处方：龙胆泻肝汤加减。

龙胆10g、栀子10g、黄芩15g、山木通4g、泽泻15g、盐车前子15g、醋柴胡20g、甘草20g、赤芍15g、生地黄15g、猪苓10g、黄连5g、茵陈15g、茯苓10g。7剂，水煎服。炉甘石洗剂，外用。服药后随访，腰腹部瘙痒已经痊愈。

按语：带状疱疹，西医常规治疗抗病毒、止痛、营养神经，部分患者残留后遗性神经痛。该患者疼痛已经不明显，唯独患处瘙痒明显，结合舌脉考虑肝胆湿热导致。龙胆泻肝汤出自《医方集解》，主要用于清泻肝胆实火、清利肝经湿热。临床常用于治疗肝胆实火上炎之头痛目赤、胁肋胀痛口苦、耳聋、耳肿或肝胆湿热导致的带状疱疹早期、阴肿、阴痒、筋萎、阴汗、小便淋浊及妇女带下黄臭等。患者右侧腰腹部抓痕明显，舌红，苔薄黄腻，脉弦滑，局部皮肤有渗液，为湿热郁于肌肤而成，于龙胆泻肝汤合用赤芍、生地黄、黄连清热凉血，猪苓、茯苓、茵陈清热祛湿。共奏疏肝利胆，清热祛湿之功效。

92. 夏季怕冷的湿疹患者

常某，男性，36岁，2022年7月26日初诊。主诉：反复四肢湿疹3年余。自诉3年前肺结核后开始反复夏季四肢发湿疹，瘙痒，怕冷，手脚凉，食欲可，大便溏稀。既往史：糖尿病、肺结核、湿疹、糖尿病肾病、急性胰腺炎。查体：体形消瘦，四肢肘膝关节内侧大片红疹，下肢明显，舌淡红，胖大，苔薄黄腻，脉沉细数。辅助检查：尿常规：尿蛋白+++。

中医诊断：湿疮病（阳虚湿热证）。

中医治法：温补脾肾，清热利湿。

中药处方：四逆汤合四妙散、柴苓汤加减。

黑顺片8g、干姜8g、甘草15g、茯苓30g、苍术10g、黄柏10g、薏苡仁50g、牛膝15g、砂仁12g、醋柴胡15g、泽泻20g、玉米须60g、猪苓15g。7剂，水煎服。

2022年8月4日二诊，诉服药当日湿疹即减轻大半，下肢先消退，逐渐四肢全部消退。怕冷改善，大便调。效不更方，原方继续服5剂，以巩固治疗。

按语：柴苓汤出自《景岳全书》，主要功效和解少阳、清热利湿，临床常用来治疗过敏性疾病如痤疮、湿疮，症见身热烦渴、泄泻、小便不利，舌淡胖。该患者怕冷、四肢凉、脉沉细符合少阴阳虚证，故以四逆汤治疗。湿疮症见红疹、苔黄腻，考虑合并湿热证，故合用四妙散。该案用砂仁取封髓丹之义，以免附子上火。玉米须主要针对患者的蛋白尿而用。经方叠用，寒温并行，各取所需，方证相符，疗效显著。

八、蜂窝织炎

93.外伤后下肢肿痛的患者

吴某，男性，22岁，2022年8月20日初诊。主诉：左下肢红肿胀痛3天。自诉3天前踩路边水坑，不慎摔倒致左下肢胫前大片擦伤，未引起重视，逐渐出现红肿胀痛，食欲可，夜眠安，神疲乏力，大便溏稀。查体：左下肢胫骨前见15 cm×8 cm擦伤，已经结痂，皮色红，皮温高，触痛明显，舌淡红，有齿痕，苔薄黄腻，脉弦细滑。

中医诊断：痈病（瘀热互结）。

中医治法：清热解毒，活血化瘀。

中药处方：五味消毒饮加减。

金银花20 g、野菊花15 g、蒲公英30 g、紫花地丁10 g、虎杖15 g、乳香10 g、醋没药6 g、黄芪35 g、薏苡仁45 g。6剂，水煎服。服药后随访，左下肢红肿疼痛逐渐消退。

按语：五味消毒饮出自《医宗金鉴》，主要功效是清热解毒、消散疔疮，临床常用来治疗疔疮、疖肿初期，局部表现为红、肿、热、痛的特点。该患者外伤后皮肤感染导致局部红、肿、热、痛，非常对证。因为外伤，局部瘀血停滞，加乳香、没药、虎杖以活血化瘀。平素体虚，神疲乏力，脉细予黄芪益气托毒愈疡；薏苡仁善于解毒、散结、疗痈。

九、疔疮、疖肿

94.脊柱线长疔疮的患者

苗某，男性，87岁，2022年5月13日初诊。主诉：背部长疔疮半月。家属代诉患者背部脊柱线长疔疮，色暗，质硬，突出皮肤，家属自用鱼石脂软膏拔毒外敷后，有变红化脓趋势，食欲可，二便调。平素怕冷。既往有间质性肺炎。查体：T：36.5℃，第10胸椎处长疔疮，大小约3 cm×3 cm，突出皮肤，可以挤出奶白色脓，舌淡红，裂纹，苔薄黄，脉沉细。

中医诊断：疔疮（阴阳气血虚夹毒）。

中医治法：补益气血，清热解毒，温阳散结。

中药处方：归芪建中汤合托里消毒散加减。

当归30g、黄芪50g、桂枝15g、赤芍15g、干姜8g、大枣25g、鹿角霜10g、皂角刺10g、熟地黄30g、金银花20g、连翘15g、甘草25g、玄参20g。7剂，水煎服。嘱家属每日棉签挤出脓水，络合碘消毒，继续鱼石脂软膏外敷。之后电话随访，家属诉服药后背部疖肿已经变为黄豆粒大小硬结，无脓，不痛。

按语：疔疮发病初期疮型如栗，根基较坚硬，不容易化脓。该疔疮发于督脉，患者年事已高，阳气不足，气血已亏，怕冷，舌淡红，脉沉细。经过家属使用鱼石脂软膏拔毒后有化脓排脓趋势，当下治疗应该补益气血、温阳托毒外出，促进成脓排脓，故选用归芪建中汤、托里消毒散。归芪建中汤为当归、黄芪二建中汤合方，常用于外科诸疡脓溃后稀脓不止，缠绵不愈。若恶寒下利，四肢厥冷者，可加附子。

95. 下颌部长疖肿的患者

谢某，男性，74岁，2021年11月10日初诊。主诉：左下颏长疖肿5天。代诉患者左下颏长疖肿，色红，有化脓，疼痛明显，食欲一般，乏力，舌红，苔薄黄，脉细滑。既往有中风病史，左侧偏瘫。查体：左下颏见一大小约2cm×2cm疖肿，色红，有脓性分泌物渗出。

中医诊断：疖肿（热毒内蕴证）。

中医治法：清热解毒，活血散结。

中药处方：五味消毒饮加减。

金银花25g、野菊花10g、蒲公英30g、天葵子10g、紫花地丁10g、赤芍15g、当归15g、黄芪15g。5剂，水煎服。

2021年11月18日复诊，左下颏疖肿已经愈合结痂。

按语：该患者下颏疖肿，家属问笔者能不能开刀切除，经过查体后考虑疖肿，这种外科病完全可以内科治疗，无需开刀。五味消毒饮出自《医宗金鉴》，主要功效是清热解毒、消散疔疮，临床常用来治疗疔疮、疖肿初期，局部表现为红、肿、热、痛的特点。该患者已经溃脓，加赤芍、当归、黄芪，以凉血、补血、活血、益气托毒，促进伤口愈合，又能扶正不伤气血。

96. 双侧臀部多发疖肿的患者

唐某，女性，16岁，2022年4月23日初诊。主诉：双侧臀部多发疖肿10余年。自诉10年前开始反复双侧臀部长疖肿，大小约黄豆或花生样，很难溃脓，坐位时局部疼痛明显，平素体弱，头晕，乏力，疲倦，上课呵欠频频，犯困，怕冷易感冒，经常鼻塞、流清涕、尿频、尿急、大便秘结。查体：血压93/60 mmHg，肤白体瘦，舌淡红，苔薄白，脉细滑。

中医诊断：疖肿（脾胃气虚、热毒内蕴证）。

中医治法：补中益气，清热解毒。

中药处方：归芪建中汤、四妙勇安汤加减。

当归30 g、黄芪50 g、桂枝15 g、白芍15 g、生姜15 g、甘草30 g、大枣30 g、玄参30 g、金银花20 g。7剂，水煎服。

2022年5月4日复诊，自诉臀部疖肿明显减轻，头晕乏力缓解，鼻塞流涕明显减少，精神改善，大便畅快。效不更方，原方继服7剂。

按语：四妙勇安汤出自《验方新编》，主要功效清热解毒，活血止痛，临床主要治疗热毒炽盛的脱疽、血栓闭塞性脉管炎、静脉炎、下肢静脉曲张等。该患者头晕，乏力，困倦，怕冷、鼻塞，易感冒，舌淡红，苔薄白，脉细滑，明显脾胃虚寒表现；然而双臀部多发疖肿，病程长，疼痛明显，局部又有热毒内蕴表现。治疗当然不能单纯清热解毒，也不能只用补益，故合用归芪建中汤，攻补兼施，疗效显著。

十、淋巴结炎

97. 颈部淋巴结肿大的患者

陈某，男性，15岁，2022年3月26日初诊。主诉：右侧颈部淋巴结肿大1周。刻下：口干渴，口腔溃疡，右侧颈部肿胀感，脐上悸动，左侧胁肋阵发性刺痛，舌淡红，苔薄白，裂纹，二便调。查体：右侧颈部可触及肿大淋巴结1枚，大小约2 cm×2 cm，轻触痛。

中医诊断：痰核（少阳证、阳明证）。

中医治法：和解少阳，清热生津，散结消肿。

中药处方：小柴胡加石膏汤。

北柴胡 15 g、黄芩 10 g、党参 15 g、法半夏 10 g、夏枯草 15 g、炙甘草 10 g、生姜 10 g、大枣 15 g、生石膏 20 g、天花粉 20 g、牡蛎 20 g。6 剂，颗粒剂，水冲服。1 周后随访，诸症消失。

按语：患者急性颈部淋巴结肿大，局部轻压痛，伴有胁痛，考虑急性淋巴结炎，属于少阳证，小柴胡汤方证；兼有口干渴，口腔溃疡，合并阳明胃热，故予石膏、天花粉清胃热。脐上悸动，为牡蛎药证。另外，牡蛎、石膏、夏枯草均有散结消肿作用。笔者临床常用小柴胡加石膏汤治疗多例淋巴结炎患者，疗效确切。

98. 右侧耳根肿痛的患者

刘某，女性，46 岁，2022 年 3 月 6 日初诊。主诉：右侧耳根部肿痛 1 天。自诉昨日无明显诱因出现右侧耳根部肿痛，伴有口苦口干，潮热出汗，手脚心热，口渴多饮，鼻塞，口中倒吸黄脓鼻涕，矢气多，大便粘厕所。停经 2 个月，平素性子急，易生气，夜眠不安。既往史：甲状腺结节术后（服用优甲乐）、慢性鼻窦炎。查体：血压（136/89 mmHg），呼吸（20 次 / 分），脉搏（73 次 / 分），体温（36.1℃）。舌红，肝郁线（舌边两条口水线），苔薄黄，舌下脉络迂曲，脉沉细滑。辅助检查：右侧腮腺彩超：右侧腮腺实性结节，考虑淋巴结。

中医诊断：痰核、鼻渊病（少阳证、阳明证）。

中医治法：解郁清热，散结消肿，宣肺通窍。

中药处方：以小柴胡加石膏汤合千金苇茎汤、苍耳子散加减。

柴胡 15 g、黄芩 10 g、党参 10 g、法半夏 8 g、生甘草 12 g、桑白皮 15 g、大枣 30 g、生石膏 25 g、芦根 35 g、薏苡仁 30 g、桃仁 15 g、冬瓜仁 30 g、夏枯草 15 g、浙贝母 15 g、蒲公英 30 g、辛夷 10 g、白芷 15 g、苍耳子 10 g。6 剂，水煎服。

2022 年 6 月 11 日因咽痛复诊，自诉上次服药后右侧耳根肿痛很快消失，口渴多饮、鼻塞、口中黄涕明显改善，夜眠改善。

按语：患者急性耳根部肿痛，彩超证实为急性淋巴结炎，局部触痛明显，辨证如上例，考虑少阳证、阳明证，故选用小柴胡加石膏汤为主方。由口渴多饮、黄脓鼻涕、鼻塞、舌红、苔薄黄，考虑鼻渊病、阳明证，故以千金苇茎汤、苍耳子散合方治疗。另外，牡蛎、石膏、夏枯草、法半夏均有散结消肿作用。

十一、甲状腺结节

99.头痛、腰痛的甲状腺结节患者

姚某，女性，58岁，2022年7月19日初诊。主诉：发现甲状腺结节2年。自诉2年前开始发现甲状腺结节3类（颈部多发淋巴结肿大），刻下反复头痛、精神疲倦，左侧肘关节怕冷，食欲下降，口苦，心烦易怒，咽喉异物感，劳累后腰痛，活动后汗多，大便偏稀，每日2~3次。查体：舌红，苔薄黄，脉弦滑。

中医诊断：瘿瘤病（肝郁脾虚、痰瘀互结）。

中医治法：疏肝健脾，化痰散结，活血化瘀。

中药处方：和荣散坚汤加减。

川芎15g、当归10g、熟地黄15g、白芍15g、茯苓10g、香附10g、陈皮10g、桔梗10g、党参15g、土炒白术30g、炙甘草10g、昆布15g、浙贝母15g、升麻5g、红花10g、夏枯草15g、醋柴胡15g、合欢花15g。7剂，水煎服。

2022年7月30日二诊，自诉服药后反复头痛、精神疲倦减轻，左侧肘关节怕冷减轻，食欲改善，背痛、口苦减轻，心烦易怒减轻，咽喉异物感减轻，劳累后腰痛改善，矢气多，活动后汗多减轻，大便偏稀，每日2~3次。原方茯苓加倍，加法半夏，继服7剂。

2022年8月9日三诊，自诉诸症改善，夜眠不安，梦多，大便每日1~2次，较前成型。原方加龙骨、牡蛎，继服7剂。

2022年8月24日四诊，自诉诸症改善，大便正常。原方加黄药子6g、鹿角霜10g，以加强散结作用。

2022年10月14日五诊，自诉无明显不适，复查甲状腺彩超：双侧甲状腺结节较前明显缩小，颈部未见肿大淋巴结。

按语：和荣散坚汤出自《医宗金鉴》，主要作用为调和荣血，散坚开郁，原方主治失荣证，耳前后或肩项，初起状如痰核，推之不动，坚硬如石，皮色如常，日渐长大。这里借用来治疗甲状腺肿大，甲状腺结节，颈部淋巴结无痛性肿大。方中四物汤养血活血，四君子汤健脾益气，化痰湿，浙贝母、昆布、升麻、夏枯草等散结消肿，柴胡、香附疏肝理气。全方攻补兼施，气血同治，适合长期服用。该患者口苦，心烦易怒，咽喉异物感为肝郁气滞之象；精神疲倦、活动后汗多、大便偏稀，食欲差，怕冷为脾气虚之象；甲状腺肿大、甲状腺结节、颈部淋巴结肿大为痰瘀互结之象，如此辨证施治，诸症缓解明显，甲状腺彩超也明显改善。

100. 怕冷的甲状腺结节患者

黄某，女性，46 岁，2022 年 8 月 23 日初诊。主诉：发现甲状腺结节 4 年余。自诉 4 年前体检发现甲状腺结节（甲状腺实性结节 4a 类 1 个，3 类 3 个），平素膝关节以下冷，神疲乏力，夜眠早醒，心烦，食欲一般，左肩冷痛，反复口腔溃疡，尿黄，大便调。查体：舌淡红，齿痕，胖大，苔薄白，脉沉细滑。

中医诊断：瘿瘤病（痰瘀互结、少阴证、痰饮证）。

中医治法：活血化痰，温阳化饮。

中药处方：和荣散坚汤加减。

川芎 10 g、当归 10 g、熟地黄 15 g、白芍 15 g、茯苓 20 g、香附 10 g、陈皮 10 g、桔梗 10 g、党参 20 g、白术 10 g、海藻 15 g、昆布 15 g、浙贝母 15 g、升麻 5 g、红花 10 g、夏枯草 15 g、鹿角霜 10 g、桂枝 10 g、法半夏 10 g。15 剂，水煎服。

2022 年 9 月 10 日二诊，自诉诸症改善明显，舌淡红，齿痕，苔薄白，脉沉滑。效不更方，原方继服 15 剂。

2022 年 10 月 1 日三诊，自诉诸症改善明显，复查甲状腺彩超：双侧甲状腺结节较前明显缩小。

按语：和荣散坚汤又一次用于甲状腺结节，表现出较好的效果。虽然治疗时间较短，然而治疗趋势向好的方向发展。该患者除了有痰瘀互结表现，还有明显阳虚饮停之象，如膝关节以下怕冷，舌淡胖，脉沉细滑，故加鹿角霜、桂枝、茯苓以温阳、化饮、散结。

十二、肺结节

101. 咽部异物感的肺结节患者

徐某，女性，35 岁，2021 年 7 月 7 日初诊。主诉：发现肺结节半年。自诉半年前因外伤性胸痛发现肺多发结节（3 L 类 1 个、3 S–1 类多个），刻下咽部异物感明显，咽部痰多，黄白相间，黏稠，怕冷，很少出汗，纳可，口不渴，大便秘结。既往长期从事餐饮工作。查体：舌淡红，苔薄白，裂纹，脉细滑。

中医诊断：肺积、梅核气（痰瘀互结、气郁痰凝证）。

中医治法：理气化痰，活血化瘀，益气散结。

中药处方：桂枝茯苓丸、半夏厚朴汤、小陷胸汤加减。

桂枝 8 g、茯苓 10 g、桃仁 10 g、赤芍 15 g、牡丹皮 10 g、法半夏 15 g、姜厚朴 10 g、紫苏梗 10 g、生姜 8 g、陈皮 10 g、黄连 3 g、瓜蒌皮 15 g、浙贝母 10 g、炙甘草 5 g、炒芥子 6 g、莱菔子 15 g、党参 10 g。12 剂，颗粒剂，水冲服。

2021 年 7 月 22 日二诊，咽部异物感减轻明显，痰少，大便改善。原方继服 20 剂。

2022 年 1 月 27 日复查肺部 CT：未见明显异常。

按语：桂枝茯苓丸出自《金匮要略》，主要功效为活血化瘀、缓消癥块，原方多用来治疗妇科瘀血、肿块导致的漏下不止、恶露不尽、月经不调等，笔者临床常用来治疗各种良性结节、肿瘤、息肉等。半夏厚朴汤出自《金匮要略》，主要功效为行气开郁、降逆化痰，主治咽中如有炙肉，或如梅核，咯不出，咽不下，明显异物感；或中脘痞满，气不舒快，或痰涎壅盛，上气喘急；或因痰饮中结、呕逆恶心。小陷胸汤出自《伤寒论》，主要功效为清热化痰、宽胸散结，急诊临床常用来治疗痰热互结之结胸证，症见胸脘痞闷，按之则痛，或心胸闷痛，或咳痰黄稠，舌红苔黄腻，脉滑数者。方中浙贝母、陈皮、白芥子意在化痰散结，加强疗效。

102. 腹部胀痛的肺结节患者

唐某，男性，79岁，2022年6月23日初诊。主诉：发现肺结节半年余。自诉3年前开始无明显诱因出现腹胀痛，以隐痛明显，矢气多，食欲一般，鼻子痒，眼睛痒，耳朵痒，阴囊痒，饭量少，大便每天1～2次。既往史：肺结节3L类（右肺上叶尖段实性结节大小约13.2 mm×7 mm，表征：分叶、毛刺、胸膜凹陷），甲状腺结节，前列腺肥大，胆囊息肉术后。查体：腹软，右上腹轻压痛，舌红，苔黄腻，脉滑数。

中医诊断：肺积病（痰瘀互结、脾虚湿困、血虚风燥）。

中医治法：化痰活血，健脾祛湿，养血祛风。

中药处方：半夏厚朴汤、四君子汤加减。

法半夏10 g、厚朴10 g、紫苏梗15 g、茯苓10 g、砂仁12 g（后下）、党参15 g、白术10 g、蒺藜10 g、蒲公英30 g、竹茹20 g、黄芩10 g、白芥子6 g、王不留行10 g、浙贝母15 g、牡蛎20 g、当归10 g、川芎15 g、香附10 g、陈皮10 g。7剂，水煎服。

2022年7月2日二诊，腹胀减轻，鼻子痒、眼睛痒，外阴痒消失，原方去蒺藜、蒲公英、黄芩，加鸡内金、建曲各15 g，继服7剂。

2022年7月11日三诊，腹胀减轻，胃脘隐痛，原方去白芥子、王不留行，加失笑散，海螵蛸，继服7剂。

2022年7月23日四诊，腹胀减轻，胃脘痛消失，食欲可。复查肺部低剂量CT：双肺小结节，之前的较大结节消失。原方继服10剂。

按语：该患者多发结节，肺结节、甲状腺结节，结合舌脉考虑痰瘀互结兼有脾气虚，故以半夏厚朴汤化痰理气，宽胸散结，四君子汤健脾益气，兼用当归、川芎、王不留行活血养血，浙贝母、牡蛎、白芥子等化痰散结，陈皮、砂仁理气消胀，全方消补兼施。治疗1个月后消除了较大结节，考虑该结节为良性结节可能。

十三、足跟痛

103. 右足跟疼痛的患者

汤某，男性，55岁，2022年4月8日初诊。主诉：右侧足跟疼痛10余日。自诉10余日前开始无明显诱因感觉右侧足跟反复疼痛，走动时疼痛，走久反而减轻，食欲可，二便调。舌淡红，苔薄白，脉沉滑。辅助检查：右距骨上缘骨质增生。

中医诊断：足痹（太阳证、肾精亏虚证）。

中医治法：温经活络，益肾填精。

中药处方：桂枝汤加减。

桂枝10g、白芍15g、赤芍15g、炙甘草15g、生姜10g、大枣15g、牛膝15g、补骨脂15g、熟地黄15g。6剂，颗粒剂，水冲服。

2022年4月14日二诊，右足跟痛明显减轻，原方继续服6剂，巩固疗效。

按语：桂枝汤出自《伤寒论》，主要功效是调和营卫、解表散寒，临床常用来治疗伴有汗多恶风的疾病。这里借用来治疗足跟痛，考虑足跟痛与足太阳经络有关，取桂枝汤温通足太阳膀胱经。另外，足跟痛也与少阴经有关，故加补骨脂、牛膝、熟地黄，益肾填精补骨。

十四、泌尿系结石

104.双肾多发结石的患者

胡某，男性，59岁，2022年5月20日初诊。主诉：双肾多发肾结石10余年，尿血3天。自诉10年前开始因腰痛体检发现双肾多发肾结石，经常腰痛、腹痛、血尿，长期服用肾石通等排石中药及消炎药，3天前再发血尿，无明显腰痛及腹痛，夜尿2~3次，牙龈萎缩明显，牙齿松动明显，掉牙5颗，头发半白，平素怕热，汗多，喜欢冷饮、肥甘厚腻、辛辣。既往有糖尿病病史。查体：舌淡红，苔薄黄，脉沉滑。

中医诊断：石淋、消渴病（肾阴阳两虚兼湿热证）。

中医治法：滋阴补阳，清热利湿。

中药处方：济生肾气汤加减。

黑顺片6g、肉桂5g、熟地黄15g、山药10g、酒山茱萸10g、生泽泻10g、茯苓10g、牡丹皮6g、生牛膝10g、盐车前子10g、补骨脂15g、金钱草20g。15剂，颗粒剂，水冲服。嘱忌口冷饮。

2022年6月10日回访，排出结石4粒，血尿消失，夜尿0次，牙齿松动明显改善，血糖稳定。原方有效，效不更方，继服15剂。

按语：该患者长期怕热、汗多，喜欢冷饮，可能与消渴病的阴虚燥热有关，后期阴损及阳，导致阴阳两虚，故见夜尿频、早生白发、牙齿松动。临床观察发现肾结石大多与湿热有关，但是肾阳虚之人的肾结石多发，反复发作，经常长，排不净。肾寄元阳，当肾阳虚时，水寒凝结成石，治疗该类患者如果单纯从清热利湿出发，不考虑患者肾阳虚损的问题，很难彻底治疗。济生肾气丸出自《张氏医通》，主要功效为阴阳并补，利水消肿，临床常用来治疗肾阳不足、气化不利导致的水肿、腰痛、消渴等，这里借用来治疗阳虚寒凝导致的肾结石一样有效，不但促进排石，而且截断长结石的机制。另外患者平素喜食肥甘厚腻、辛辣，饮食不节则生湿热，结合舌苔薄黄，稍加金钱草清热、利湿、通淋，促进排石。

105. 尿频、尿急伴尿血的患者

张某，男性，58岁，2022年10月1日初诊。主诉：血尿3天。自诉3天前开始尿血，伴有明显尿频、尿急、尿不适，无腹痛，无恶心呕吐，大便调。既往有肾结石病史。查体：腹软无压痛，舌红，苔薄黄腻，脉弦滑。辅助检查：双肾多发结石，左肾上盏局限性积水，膀胱结石10 mm×4 mm。

中医诊断：石淋（湿热下注证）。

中医治法：清热利湿，凉血止血。

中药处方：自拟排石汤。

白茅根30 g、小蓟10 g、滑石15 g、甘草5 g、金钱草30 g、琥珀9 g、川牛膝30 g、生地黄15 g、石韦15 g、炒栀子10 g、小通草5 g、泽泻15 g、乌药15 g、茯苓10 g。3剂，颗粒剂，水冲服。

2022年10月4日二诊，自诉上方服药1剂后肉眼血尿消失，尿频、尿急、尿不适明显改善。膀胱结石较大，泌尿外科医师会诊建议手术取石，但是患者要求继续中药保守治疗。刻下夜尿2次，舌淡红，苔薄白，脉沉滑。

黑顺片4 g、肉桂3 g、熟地黄10 g、山药10 g、酒萸肉10 g、生泽泻10 g、茯苓10 g、金钱草20 g、小蓟10 g、石韦10 g、滑石10 g、生甘草5 g、川牛膝20 g、乌药10 g、焦栀子5 g。15剂，颗粒剂，水冲服。服药后

随访，患者回复排出结石6粒，排石时有血尿，无腹痛、腰痛等不适。

　　按语：该患者长期多发肾结石，此次就诊因为尿血，泌尿彩超证实膀胱结石，伴有明显的膀胱刺激征，因为结石较大，当时认为中药治疗排石的可能性小，仅仅想治疗血尿、尿频、尿急症状。一诊方重在清湿热，凉血止血，方中川牛膝重用，意在止血；二诊方考虑患者长期肾结石，无腹痛，辨证为肾气虚寒，以八味肾气汤为主方，加少量清热、利湿、凉血药，结果竟然出乎意料。

五官科疾病

一、牙痛

106. 怕冷、便溏的牙痛患者

杨某，女性，39 岁，2022 年 5 月 27 日初诊。主诉：反复牙痛 5 年，再发 1 天。自诉 5 年前开始反复上牙痛，平素喜食辛辣，伴怕冷、大便稀溏。1 天前牙痛再发，自服牛黄甲硝唑无效，疼痛明显，口渴心烦，腰酸痛，影响睡眠。查体：舌淡红，苔薄黄，脉沉细滑。

中医诊断：牙痛病（肾虚胃火证）。

中医治法：温补肾阳，清胃泻火。

中药处方：玉女煎加减。

熟地黄 15 g、知母 15 g、麦冬 10 g、生石膏 30 g、黄连 3 g、牛膝 15 g、升麻 10 g、细辛 5 g、黑顺片 8 g、补骨脂 15 g。5 剂，水煎服。

2022 年 6 月 5 日二诊，自诉服药 1 剂后牙痛立减，5 剂药服完牙痛消失，便溏、怕冷改善。

按语：玉女煎出自《景岳全书》"水亏火盛，六脉浮洪滑大；少阴不足，阳明有余，烦热干渴，头痛牙疼，失血等证如神。"主要功效为清胃热、滋肾阴。急诊临床常用于牙龈炎、糖尿病、急性口腔炎、舌炎等属胃热阴虚者。患者平素喜食辛辣，阳明气火有余，胃热循经上攻，则见牙痛，阳明胃热耗伤阴津，故见口干烦渴、舌红、苔黄；腰酸背痛，怕冷，平素大便稀溏，此为脾肾阳虚，阳虚不能温煦肌表腠理，故见怕冷，脾阳虚则见大便稀溏。故治疗予以玉女煎加减。该方以玉女煎清胃热，滋肾阴，加用细辛、黑顺片温肾助阳，以克制石膏、黄连的寒性，各取所需；升麻清热、升阳散火；补骨脂温肾助阳，温脾止泻。

二、咽痛、喑哑

107. 咽痛、咳嗽的患者

刘某，女性，36 岁，2022 年 5 月 27 日初诊。主诉：咳嗽 1 个月，咽痛 5 天。自诉 1 个月前感冒后开始咳嗽、咳痰，刻下咽痛，咳嗽，咯痰黄黏，量多，食欲可，怕热出汗，口干，咽部有痰，二便调。T：36.5℃，双侧扁桃体Ⅱ度红肿，见脓苔，舌红，苔黄白腻，脉滑数。

中医诊断：咳嗽病、急乳蛾（痰热蕴肺证）。

中医治法：宣肺清热，化痰止咳。

中药处方：麻杏石甘汤、桔梗汤加减。

蜜麻黄 15 g、苦杏仁 12 g、生石膏 25 g、炙甘草 15 g、桑白皮 15 g、紫菀 15 g、茯苓 10 g、白前 15 g、桔梗 10 g、五味子 6 g。6 剂，颗粒剂，水冲服。1 周后随访，患者诉咳嗽、咽痛均痊愈。

按语：麻杏石甘汤出自《伤寒论》，主要功效是清泻肺胃邪热，临床常用来治疗急性呼吸道感染性疾病、鼻咽部炎症等，症见咳嗽、气喘、怕热、出汗、烦渴、痰液黄稠、舌红唇燥者。该患者感冒后咳嗽 1 个月未愈，加重伴急性扁桃体化脓性感染，咽痛、咳嗽、黄痰、怕热、汗出、口干、舌红、苔黄，脉滑数符合邪热壅肺表现，方证对应，故疗效满意。桔梗汤出自《伤寒论》，方药精简，主要治疗咽痛，咳吐黄脓黏痰。

108. 感冒后失音的患者

王某，女性，35 岁，2019 年 6 月 20 日初诊。主诉：失音 3 天。自诉 3 天前因天热，贪凉饮冷后开始失音，不咳嗽，少汗，口不渴，无咽痛，神疲肢冷。平素怕冷，四肢不温。查体：舌淡，苔白，脉沉细。

中医诊断：喑哑（寒邪直中少阴证）。

中医治法：温阳散寒。

中药处方：麻黄附子细辛汤。

麻黄 10 g、黑顺片 8 g、细辛 5 g。3 剂，颗粒剂，水冲服。随访得知，服药 1 剂则开音，3 剂药服完，声音恢复，怕冷改善，精神爽利。

按语：麻黄细辛附子汤出自《伤寒论》"少阴病，始得之，反发热，脉沉者，麻黄附子细辛汤主之。"该方功效散寒解表，温阳化饮。当寒邪困阻肾阳，窒塞清窍而引起暴聋、暴盲、暴哑，为用此方的适应证。麻黄附子细辛汤温肾散寒，附子温少阴之里，麻黄开太阳之表，即是启玄府之闭，细辛直入少阴，托邪外透。患者素体阳虚，感受外寒，寒邪直接入里损伤肾阳，足少阴肾经"循喉咙，夹舌本"，突发失音，结合舌脉，辨病属中医之"暴哑病""失音病""喑哑病"。方证相符，疗效显著。

109.怕冷的咽痛患者

唐某，女，26岁，2022年3月17日初诊。主诉：咽痛1月余。自诉1个月前开始咽部肿痛，化脓，咳吐绿色黏稠痰，外院输液4天后减轻，刻下神疲怕冷，咽痛，咳嗽，咯白痰，食欲可，大便调。查体：咽部稍充血，右侧扁桃体Ⅲ度肿大，左侧扁桃体Ⅱ度肿大，明显白色脓苔，舌淡红，苔薄黄，脉沉细。

中医诊断：乳蛾（少阴证、湿热证）。

中医治法：温经散寒，助阳解表，清热解毒。

中药处方：麻黄附子细辛汤合银翘散加减。

麻黄5g、黑顺片5g、细辛3g、金银花15g、连翘15g、桔梗10g、麸炒枳实10g、蒲公英20g、炒牛蒡子15g、甘草10g、玄参15g。3剂，颗粒剂，水冲服。

2022年3月21日二诊，自诉服药后咽痛消失，精神好，怕冷减轻，咳嗽咳痰减轻。查体：咽部稍充血，无脓苔，舌淡红，苔薄白，脉沉细滑。治疗以原方去连翘、蒲公英、牛蒡子，加浙贝母，3剂，颗粒剂，水冲服。

2022年3月25日三诊，自诉服药后咽痛消失，咳嗽、咳痰明显减少，咽部异物感，精神好，不怕冷。查体：咽部无充血，右侧扁桃体Ⅲ度肿大，无脓苔，舌淡红，苔薄白，脉沉细。辨证：少阴证、痰湿证。治疗以麻黄附子细辛汤合半夏厚朴汤加减。

麻黄5g、黑顺片5g、细辛3g、法半夏8g、厚朴8g、紫苏梗10g、茯苓10g、甘草10g。6剂，颗粒剂，水冲服。

2022年4月7日四诊，自诉无咽痛，精神可，不怕冷，咽部异物感减轻，有痰吐不出，咽不下。查体：舌淡红，苔薄白，脉细滑。予半夏厚朴汤原方 6 剂善后。

按语：麻黄附子细辛汤具有助阳解表之功效，急诊临床常用于阳虚之人感冒所致的发热无汗、咽痛、畏寒怕冷、神疲嗜睡等属太阳少阴合病证。银翘散出自《温病条辨》，具有辛凉透表，清热解毒之功效。该方临床上常用于治疗流行性感冒，急性扁桃体炎，咽炎，咽峡疱疹等。患者初诊自诉咽痛 1 月余，咽部充血不甚，化脓，咳吐绿色黏稠痰，扁桃体肿大，明显白色脓苔，舌红，苔薄黄，脉沉细。此为外感风热，客于咽喉，久不愈则郁而致痛脓；素体阳虚，风热外犯，经抗生素等寒凉药物强行压制炎症，但是更伤阳气，则咽痛一直不能缓解，此刻可见少阴阳虚咽痛为主，而非肺胃热甚所致。故总体治疗予麻黄附子细辛汤温经散寒，助阳解表，方中麻黄发汗解表，附子温经助阳，以鼓邪外出，两药相合，温散寒邪以恢复阳气，共为主药，辅佐细辛外解太阳之表，内散少阴之寒，既能助麻黄发汗解表，又助附子温经散寒。银翘散中金银花、连翘辛凉轻宣，透泄散邪，清热解毒，疏散上焦之风热，清利咽喉。寒温并用，上焦风热得清，少阴阳虚得温，则咽痛得解。二诊患者症状缓解，脓苔消失，治疗继原方加浙贝母清热解毒，散结消痛。三诊患者咽痛消失，咳痰减少，辨证考虑为少阴夹痰湿之证，故治疗以麻黄附子细辛汤合半夏厚朴汤加减。四诊患者仅余咽部异物感，继续以半夏厚朴汤行气化痰。

110. 咽痛便秘的患者

王某，男性，38 岁，2022 年 8 月 18 日初诊。主诉：咽痛、便秘 1 周。自诉 1 周前开始咽痛，吞咽时明显，大便干结，食欲可，曾服黄连上清片等中成药无效，逐渐加重。既往史：反复扁桃体炎伴发热。查体：体温正常，咽喉部充血，扁桃体Ⅰ度肿大，舌红，苔黄，脉沉弦滑。

中医诊断：喉痹、便秘（阳明证）。

中医治法：通腑泄热，利咽止痛。

中药处方：泻心汤加减。

大黄 12 g、黄芩 6 g、黄连 5 g、金银花 30 g、牛蒡子 15 g、甘草 10 g、射干 6 g、桔梗 10 g。3 剂，水煎服。

2022 年 8 月 20 日二诊，服药后大便未通，咽痛同前。考虑热毒内盛，泻下不足，故改用调胃承气汤加味。

芒硝 10 g 冲服、大黄 20 g（后下）、甘草 15 g、玄参 30 g。3 剂，水煎服，嘱其得泻即去大黄、芒硝继服余药。随访得知，一剂药后泄下 4~5 次，咽痛明显缓解，服完余药、清淡饮食，已经痊愈。

按语：该患者经营麻辣小零食，经常接触品尝一些香料，体内热毒瘀积，反复咽痛、便秘并发，处理不及时就会发热，输液一周也难以控制。初诊以泻心汤未见效，考虑燥屎内结，故二诊以含有芒硝的调胃承气汤，得大便畅泻后咽痛立即缓解，所谓"釜底抽薪""以泻代清"。另外，玄参甘、苦、咸、微寒，功能为清热凉血，滋阴降火，解毒散结，对于咽痛、疮毒、便秘疗效均好。泄下药得效即止，以免损伤正气，继续服用甘草、玄参清热解毒、利咽止痛。

三、鼻窦炎、腺样体肥大

111. 鼻塞、频繁擤鼻子的患者

杨某，男，10 岁，2022 年 4 月 9 日初诊。主诉：鼻塞 1 年余。自诉 1 年前开始鼻塞不适，频繁擤鼻子，但是没有擤出鼻涕，因为总是发出怪声音，引起家人注意，患者自觉通气尚可，食欲可，汗多，喜冷饮，大便 2~3 天 1 次。辅助检查：2021 年 6 月鼻咽镜示腺样体肥大。查体：T：36.5℃，舌红，苔薄白，脉细滑。

中医诊断：鼻窒（风热毒蕴证）。

中医治法：疏风散热，清热解毒，养血润燥。

中药处方：荆芥连翘汤加减。

荆芥 8 g、连翘 15 g、黄连 3 g、黄芩 6 g、黄柏 3 g、栀子 8 g、甘草 12 g、白芷 8 g、薄荷 5 g、桔梗 6 g、柴胡 6 g、防风 5 g、枳壳 5 g、川芎 8 g、当归 10 g、生地 20 g、生石膏 20 g、玄参 20 g、薏苡仁 20 g、猫爪草 8 g。7 剂，水煎服。

2022 年 4 月 18 日二诊，自诉鼻塞改善、擤鼻子减少明显。效不更方，原方继服 15 剂。

按语：荆芥连翘汤出自《万病回春》，临床常用于治疗风湿热毒体质的

慢性鼻窦炎、中耳炎。这种体质多热多火，多郁多血多风，容易引起淋巴结肿大、黏膜充血和感染，具有腺体分泌活跃的特点，荆芥连翘汤具有清热散风，理气活血，泻火解毒作用。该患者汗多，大便不调，喜欢冷饮，考虑阳明热结，加生石膏清肺胃热，加玄参、猫爪草、薏苡仁取其散结消肿作用。

112. 鼻塞、鼻咽部发出猪叫声的患者

李某，男性，5岁，2022年3月28日初诊。主诉：鼻塞、鼻咽部频繁发出怪声3个月。家属代诉时常听到患儿擤鼻子，但没有擤出鼻涕，鼻咽部发出怪声犹如猪叫，问其原因为鼻塞不适，兼有睡觉打鼾，食欲缺乏，易出汗受凉感冒，大便2～3天1次。辅助检查：鼻咽镜示左侧腺样体肥大。查体：舌红，苔薄黄腻，脉细滑。

中医诊断：鼻室（风热毒蕴证，营卫不和证）。

中医治法：疏风散热，清热解毒，调和营卫。

中药处方：荆芥连翘汤合桂枝加黄芪汤加减。

荆芥5g、连翘5g、黄连2g、黄芩5g、甘草8g、白芷3g、薄荷3g、桔梗5g、柴胡5g、防风5g、枳壳5g、川芎3g、当归5g、生姜5g、白芍10g、黄芪5g、桂枝5g、大枣5g。10剂，水煎服。

2022年4月11日复诊，鼻塞明显减轻、频繁擤鼻发出猪叫声已经没有了，夜眠打鼾消失，食欲佳，大便畅快，精神爽利。

按语：荆芥连翘汤再次用于儿童腺样体肥大，表现出明显的疗效。患者鼻塞改善、大便畅快，阳明热毒得以清除，食欲、精神同时也得到改善。该患者另外还有易出汗受凉感冒的桂枝加黄芪汤方证，故合用该方以调和营卫，补肺气。

113. 频繁清嗓子的患者

郑某，男性，7岁，2022年5月28日初诊。主诉：频繁清嗓子1年余。家长代诉1年前发现患儿频繁清嗓子，有时可以吐出黄痰，偶有干咳，喉中发出怪声，辗转多个医院，考虑腺样体肥大、鼻窦炎、慢性咽炎等，治疗无明显疗效，平素容易出汗，无明显鼻塞、鼻涕，食欲一般，大便干结。查体：双侧扁桃体Ⅱ度肥大，舌红，苔黄腻，脉细滑数。

中医诊断：鼻渊病（风热毒蕴证）。

中医治法：疏风散热，清热解毒，养血润燥。

中药处方：荆芥连翘汤加减。

荆芥 7 g、连翘 10 g、黄连 3 g、黄芩 5 g、夏枯草 8 g、栀子 5 g、甘草 10 g、白芷 5 g、桔梗 5 g、薄荷 5 g、防风 5 g、炒枳壳 5 g、防风 5 g、川芎 5 g、当归 5 g、生地黄 8 g、白芍 6 g、法半夏 6 g。9 剂，颗粒剂，水冲服。服药期间，嘱患者忌口热带水果、牛羊肉、油炸煎烤。

2022 年 6 月 11 日复诊，代诉服药后频繁清嗓子、喉中怪声明显减少，近期感冒咳嗽，吐黄痰，流黄鼻涕，于原方加浙贝母 8 g、前胡 8 g 以化痰止咳。

按语：荆芥连翘汤又一次用于儿童腺样体肥大、鼻窦炎，疗效显著。鼻渊病治疗，一定要配合忌口，如果继续吃热带水果、牛羊肉、油炸煎烤等助热食物，服药效果会大打折扣。

114. 前额头痛、鼻塞、流黄脓鼻涕、大便不畅的患者

章某，男性，34 岁，2022 年 4 月 6 日初诊。主诉：鼻塞、黄臭脓鼻涕半年。自诉半年前开始鼻塞、流黄臭鼻涕，擤鼻涕不畅，嗅觉失灵，自服中西医药多种无效，刻下食欲可，口苦，口不渴，神疲乏力，少汗，畏寒，额头胀痛，晨起吐黄痰，腹股沟潮湿，夜眠打鼾，大便不畅。平素容易紧张焦虑。舌红，齿痕，苔薄黄腻，脉沉弦滑。辅助检查：鼻咽部 CT 示鼻窦炎。

中医诊断：鼻渊病（阳明证、肺胃郁热证）。

中医治法：清热泻火，排脓化瘀，和解枢机。

中药处方：苇茎汤合排脓散、苍耳子散、四逆散加减。

芦根 30 g、冬瓜子 30 g、薏苡仁 30 g、桃仁 15 g、桔梗 12 g、枳实 10 g、赤芍 15 g、白芷 20 g、细辛 3 g、苍耳子 10 g、辛夷花 10 g、败酱草 30 g、夏枯草 15 g、黄芩 5 g、金银花 10 g、北柴胡 10 g。5 剂，水煎服。随访得知，服第 1 剂后则黄脓鼻涕明显增多，擤鼻涕非常顺畅，前额疼痛、鼻塞已经不明显，大便爽利，每日 2 ~ 3 次。

2022 年 4 月 19 日二诊，头痛、鼻塞明显减轻，擤鼻子顺畅，期间未能忌口牛肉、卤菜，仍有黄脓臭涕，嗅觉恢复，大便爽利。继续予苇茎汤合苍

耳子散、排脓散加减，嘱其严格忌口。处方如下：芦根 35 g、冬瓜子 30 g、薏苡仁 35 g、桃仁 15 g、桔梗 12 g、枳实 10 g、赤芍 15 g、白芷 20 g、苍耳子 10 g、辛夷花 10 g、黄芪 50 g、鹅不食草 15 g、熟大黄 15 g。7 剂，水煎服。

按语：该患者以前额头痛、鼻塞、黄臭脓鼻涕为主诉，结合辅助检查，考虑慢性化脓性鼻窦炎，中医考虑鼻渊病，症状典型。鼻窦慢性蓄脓，不发热，大便不畅考虑肺胃郁热；鼻涕排泄不畅，不通则痛，故前额胀痛。苇茎汤出自《备急千金要方》，主要功效是清肺化痰、逐瘀排脓，临床常用于肺痈咳嗽、咳吐腥臭脓痰。这里借用来治疗鼻渊，考虑肺气通于鼻，鼻部蓄脓为肺胃郁热导致，兼用败酱草、金银花、黄芩清热解毒排脓，排脓散导痰热出浊窍。苍耳子散出自《济生方》，主要功效疏风止痛，通利鼻窍，临床常用来治疗鼻渊。四逆散出自《伤寒论》，临床常用于治疗分泌物、代谢物排出不畅为特点的疾病，如鼻窦炎。

四、口腔溃疡、舌炎

115. 反复口舌溃疡、咽痛的患者

吴某，男性，34 岁，2022 年 4 月 14 日初诊。主诉：反复口舌溃疡、咽痛半年余。自诉半年前开始反复口舌溃疡、咽痛咽干，容易上火，吃生冷则腹痛腹泻，怕冷，手脚凉，平素每日大便 4 ~ 5 次，伴有明显肠鸣、腹胀痛，食欲可。查体：身体瘦长，舌淡红，齿痕，苔薄白，脉沉细滑。

中医诊断：口疮病（上热下寒证）。

中医治法：清上温下，滋阴潜阳。

中药处方：乌梅丸、潜阳封髓丹加减。

乌梅 15 g、细辛 3 g、桂枝 10 g、黄连 5 g、黄柏 6 g、当归 5 g、人参片 8 g、花椒 2 g、黑顺片 8 g 先煎、茯苓 15 g、龙骨 20 g、煅牡蛎 20 g、甘草 15 g、砂仁 6 g、龟甲 10 g 先煎。7 剂，水煎服。

2022 年 4 月 22 日二诊，口舌原发深大溃疡已经愈合，刻下新发小溃疡 1 个，无明显疼痛，怕冷脚凉减轻，大便每日 2 ~ 3 次，无明显腹痛、肠鸣。效不更方，原方继服 7 剂。

按语：乌梅丸出自《伤寒杂病论》，主要功效清上热、温下寒，临床常用来治疗上热下寒证的蛔虫腹痛、顽固性咳嗽、腹泻、口腔溃疡等。该患者长期在手术室的空调环境工作，怕冷，肢凉，大便频，肠鸣腹痛，脉沉细等均属于脾肾阳虚表现。容易上火，咽痛口疮为胃火上逆表现。潜阳封髓丹是清代名医郑钦安所创，该方主要功效为温肾水之寒，引火归原，降上浮之虚阳，常用来治疗少阴真阳不足，虚火上浮之证。方中附子温补肾阳，龟甲、黄柏滋阴潜阳。《医通》云："砂仁润肾燥，引诸药归宿丹田……"，合黄柏、甘草封髓添精。另外该方加龙骨、牡蛎，意在加强潜降浮阳。

116. 舌麻辣的患者

凌某，男性，72 岁，2022 年 4 月 27 日初诊。主诉：舌麻辣 20 余日。自诉平素喜欢吃辛辣味，20 余日前开始舌麻辣，不能饮热水，不能吃辣，不能吸烟，口干渴多饮，盗汗，夜尿 5 ~ 6 次，手脚心热。晨起解稀便 2 次。经过两家三甲医院的口腔科、神经内科诊断为"灼口综合征"，药物治疗无效。查体：口角糜烂，舌红，苔黄白厚腻，深裂纹，脉弦滑有力。

中医诊断：舌痹（阴虚湿热证）。

中医治法：滋阴、清热、利湿。

中药处方：当归六黄汤合泻黄散、三仁汤加减。

当归 5 g、黄柏 10 g、黄芩 10 g、黄连 5 g、生地黄 15 g、熟地黄 15 g、黄芪 30 g、生石膏 35 g、防风 8 g、藿香 15 g、甘草 25 g、苦杏仁 10 g、豆蔻 6 g、薏苡仁 30 g、厚朴 10 g、茯苓 20 g、法半夏 6 g、滑石粉 10 g。5 剂，水煎服。

2022 年 5 月 5 日复诊，自诉舌麻辣已经减轻很多，只是夜间少许症状，盗汗消失，口干渴减轻，食欲改善，手脚心热减轻很多，舌红，裂纹，苔薄黄。效不更方，原方 7 剂巩固治疗。

按语：当归六黄汤出自《兰室秘藏》，主要功效是滋阴泻火、清热祛湿、固表止汗，临床常用来治疗阴虚火旺兼湿热的盗汗。该患者平素喜欢辛辣，湿热内生化热，损伤阴津，口干渴多饮，盗汗，舌红，裂纹，苔黄厚腻，符合阴虚湿热证。口角糜烂，喜冷饮，泻黄散善治脾热口疮，故合用。三仁汤可以宣上、畅中、清下，治疗湿热弥漫三焦，加强清热祛湿作用。

117. 反复口舌溃疡的怕冷患者

刘某，男性，18岁，2022年5月3日初诊。主诉：反复口舌溃疡多年。自诉多年前开始反复口舌溃疡，冬轻夏重，食欲可，汗多，口渴喜欢冷饮，大便偏干。平素怕冷，易感冒，手脚凉。查体：咽部充血，舌红，前剥苔，中根薄黄腻，脉沉弦滑。

中医诊断：口疮病（上热下寒，寒热错杂证）。

中医治法：清上温下，寒热平调。

中药处方：甘草泻心汤合附子泻心汤加减。

甘草30 g、黄芩15 g、黄连5 g、法半夏8 g、干姜8 g、党参15 g、大枣25 g、蒲公英30 g、石斛15 g、玄参30 g、大黄6 g、黑顺片6 g。7剂，水煎服。

按语：甘草泻心汤出自《伤寒杂病论》，主要功效清热祛湿、降逆消痞，临床常用来治疗胃肠湿热、寒热错杂引起的溃疡性疾病。附子泻心汤出自《伤寒杂病论》，主要功效泻热消痞、扶阳固表，临床常用于阳虚兼胃热，表现为怕冷，汗出，口渴喜冷饮，大便干结者。该患者舌苔剥脱，考虑兼有胃阴亏虚，故加石斛、玄参。黄连味苦，减量使用，合用蒲公英加强清胃热，愈溃疡作用。

118. 顽固性口舌溃疡伴多汗的患者

吴某，男性，44岁，2022年5月3日初诊。主诉：反复口腔溃疡、多汗6年。自诉6年前开始反复口舌溃疡，喜欢重口味、冷饮，容易出汗，口臭，手脚心多汗，怕冷，面部泛红，舌红，水滑，剥苔，裂纹，黄腻苔，脉沉弦滑。6年间更医无数，清热泻火中药吃了不少，只是短暂有效，总是复发，越来越严重。

中医诊断：口疮病（肾阴阳两虚、虚火上炎、湿热蕴结证）。

中医治法：滋阴补阳，清热利湿。

中药处方：潜阳封髓丹合当归六黄汤加减。

黑顺片8 g、龟甲15 g（先煎）、黄柏15 g、砂仁12 g（后下）、甘草15 g、石斛15 g、麦冬15 g、黄连5 g、当归10 g、黄芩10 g、生地黄15 g、熟地黄15 g、黄芪30 g。7剂，水煎服。

2022年5月10日二诊，口舌溃疡明显减轻，口臭减轻，出汗明显减轻，怕冷改善。舌红，剥苔，裂纹，薄黄腻苔，脉沉弦滑。效不更方，原方继续服7剂，巩固治疗。

按语：潜阳封髓丹常用来治疗肾阳虚兼虚火上炎的顽固性口腔溃疡，患者往往缠绵不愈，口舌溃疡此起彼伏，服一些清热泻火解毒药暂时有效，很快复发，甚至越来越严重。既然是虚火，就要潜降，引火归原，而不是纯粹使用清热泻火药，徒劳损伤阳气，使得本来已经虚弱的肾阳，更受伤而更虚弱。当归六黄汤主要功效是滋阴泻火、清热祛湿、固表止汗，临床常用来治疗阴虚火旺兼湿热的多汗症。该患者手脚心多汗，平素容易出汗，舌红，剥苔，裂纹，黄腻苔，考虑存在阴虚湿热蕴结证，故黄芩、黄连清湿热、泻火，生地黄、熟地黄滋阴。

五、眼科疾病

119. 饮酒后视物模糊的患者

张某，男性，45岁，2021年12月2日初诊。主诉：视物模糊1天。自诉昨日大量饮酒后感觉视物模糊伴头晕、呕吐1次，刻下神志清，精神稍倦，视物模糊如蒙薄纱。既往体健。查体：病理征阴性，舌淡胖，齿痕，苔水滑，脉弦滑。辅助检查：头部CT未见明显异常。

中医诊断：痰饮病（痰饮上泛证）。

中医治法：温阳化饮。

中药处方：苓桂术甘汤加减。

茯苓18g、桂枝10g、白术15g、炙甘草5g、盐车前子15g、泽泻20g、川芎15g。3剂，颗粒剂，水冲服。3日后随访患者已经痊愈。

按语：苓桂术甘汤出自《伤寒论》，主要功效温阳化饮、健脾利湿，主要用于中阳不足之痰饮病，症见胸胁支满、目眩心悸、舌淡、苔白滑等。急诊临床常用以治疗眩晕、心悸为主诉的疾病，如耳源性眩晕、低血压、心律失常等，眼科疾病如结膜炎、角膜炎、视网膜病变、雀盲等。陆渊雷先生说："胃水常引发目疾，赤痛而多眵，本方加车前子，奇效。"该患者大量饮酒后出现视物模糊如薄纱，伴有头晕、呕吐、舌淡胖、苔水滑符合痰饮上泛证。方中加泽泻配白术，取泽泻汤之义，加强化饮作用；加川芎以行气血，现在回看，或有画蛇添足之弊。

120. 暴盲的患者

朱某，男性，83 岁，2022 年 7 月 12 日初诊。主诉：右眼突然失明 10 日。自诉 10 天前无明显诱因感觉右眼看不见，神志清楚，失眠，肢体活动正常，无头痛头晕，于急诊就诊，经过检查考虑脑出血，故收住神经外科。刻下右眼视物不清，食欲差，口苦，畏寒怕冷，少汗，神疲乏力，腹胀，大便稀溏，间断错语，四肢厥冷。查体：舌淡红，少苔，少津，脉沉细弦。平素郁郁寡欢。

中医诊断：暴盲病（太阳证、少阴证、少阳证、血瘀证）。

中医治法：温阳解表，和解少阳，活血化瘀。

中药处方：麻黄附子细辛汤合四逆散加减。

麻黄 10 g、黑顺片 10 g、细辛 5 g、川芎 15 g、当归 5 g、石菖蒲 5 g、远志 10 g、茯苓 20 g、党参 15 g、醋柴胡 10 g、赤芍 10 g、炙甘草 10 g、枳壳 10 g、炒鸡内金 15 g。6 剂，水煎服，打小包。

2022 年 7 月 19 日二诊，刻下患者不怕冷，食欲改善，微咳，右眼视物较前有所恢复，腹胀，便秘，查体：舌红少苔、少津，脉沉细滑。

中医诊断：暴盲病、便秘病（阴虚血瘀证、阳明证）。

中医治法：活血化瘀，滋阴润肠，泄热通便。

中药处方：桂枝茯苓丸合增液汤加减。

桂枝 10 g、茯苓 10 g、桃仁 15 g、赤芍 15 g、白芍 20 g、牡丹皮 10 g、熟大黄 15 g、玄参 30 g、生地 30 g、麦冬 30 g、紫菀 10 g。6 剂，水煎，打小包。

2022 年 7 月 26 日三诊，自诉食欲改善，不咳，视力明显恢复，神志清，大便通畅。二诊方，玄参、生地、麦冬减半，去紫菀，继服 6 剂。

按语：一诊，麻黄细辛附子汤出自《伤寒论》"少阴病，始得之，反发热，脉沉者，麻黄附子细辛汤主之。"该方功效散寒解表，温阳化饮。当寒邪困阻肾阳，窒塞清窍而引起暴聋、暴盲、暴哑，为用此方的适应证。眼科名医陈达夫先生目疾六经辨证大法有云："凡目疾，无外症而暴盲，为寒邪直中少阴，玄府（毛孔）闭塞所致，当用麻黄附子细辛汤温肾散寒。附子温少阴之里；麻黄开太阳之表，即是启玄府之闭；细辛直入少阴，托邪外透。"患者无明显诱因，突然感觉右眼看不见，神志清楚，失眠，肢体活动正常，无头痛头晕，辨病属中医之暴盲病。畏寒怕冷少汗，神疲乏力为素体阳虚不能温煦肌表，感受外寒，为太少两感证之属；口苦、腹胀、食欲差为少阳证之表现；视物不清、间断错语，为阳虚寒邪直中少阴、寒凝血瘀所致；故治疗采用麻黄附子细辛汤加减，以麻黄、附子、细辛温阳散寒解表；川芎、当归活血化瘀，石菖蒲、远志化痰而安神定志；茯苓、党参健脾祛湿益气；柴胡配甘草疏散郁结，调畅气机；鸡内金健脾开胃。二诊，患者视物较前有所恢复，微咳，不怕冷，考虑瘀血阻滞所致视物不清，予以活血化瘀明目，患者腹胀、便秘、舌红少苔、少津，为便秘病之阳明肠燥，故治疗改用桂枝茯苓丸加大黄活血化瘀通便，增液汤润肠通便，紫菀止咳。三诊，不咳去紫菀，大便畅通减少增液汤用量。

121. 左眼充血、便秘的患者

李某，男性，35 岁，2020 年 4 月 6 日初诊。主诉：左眼白睛外侧变红 1 天。自诉昨日晨起发现左眼白睛外侧变红，无明显头痛、流泪，畏光，口渴，尿黄，大便秘结。查体：左眼外侧巩膜鲜红，舌红，苔黄，脉滑数。既往体健。

中医诊断：白睛溢血（肺热炽盛、阳明证）。

中医治法：清热泻火，泄下通腑。

中药处方：泻心汤加减。

生大黄 10 g、黄芩 5 g、黄连 5 g。3 剂，沸水泡服。

疗效观察：患者服药后，白睛充血很快消失，大便通畅。

按语：泻心汤出自《金匮要略》，主要功效泻火解毒，急诊临床常用于治疗各种出血证如咯血、吐血、衄血、子宫出血、脑出血等，另外对于以红、肿、热、痛为表现的感染性化脓性疾病如头面部的疖肿、结膜炎、麦粒肿、扁桃体脓肿等疗效较好。泻心汤的常见方证有：烦躁不安、面部潮红、心下痞、吐血、衄血或出血倾向、便秘、舌质暗红坚老、舌苔黄腻或干燥、脉实有力，或数，或滑。该患者阳明里热内结，大便秘结如羊屎状，里热上逆眼目则白睛溢血，以大黄、黄芩、黄连苦寒直折里热，釜底抽薪，清泻并用。原方采用煎煮法，这里用沸水浸泡法，薄其味而厚其气，不但口感好些，而且方便使用，疗效不减。

六、耳鸣耳闭

122. 突发耳鸣、耳闭、耳聋的患者

谭某，男性，31岁，2022年4月28日初诊。主诉：左耳突发耳鸣、耳闭、耳聋1个月。自诉1个月前突发左耳鸣耳聋，住院治疗疗效不佳，刻下左耳耳鸣，听力几乎丧失，闭塞感，头晕，口干不欲饮，尿频，腰酸痛，夜尿2～3次，食欲可，大便调。平素怕冷，喜欢吃夜宵，性生活频繁。辅助检查：头部、耳的磁共振检查未见明显异常。查体：舌淡红，苔白滑腻，脉沉弦。

中医诊断：暴聋病（阳虚水犯证）。

中医治法：温阳化饮。

中药处方：苓桂术甘汤加减。

茯苓18g、桂枝10g、肉桂5g、白术10g、炙甘草10g、泽泻30g、干姜10g、杜仲30g。6剂，颗粒剂，水冲服。

2022年5月10日二诊，左耳听力较前恢复，耳鸣减轻，头晕、闭塞感减轻。出汗少，怕冷、神疲、脉沉。原方合麻黄附子细辛汤，继续服用9剂。

2022年5月22日三诊，左耳听力持续好转，耳鸣改善，头晕不明显，怕冷，神疲改善。继续服用二诊方10剂。

按语：苓桂术甘汤出自《伤寒杂病论》，主要功效是温阳化饮，临床常用来治疗阳虚痰饮上犯所致的眩晕、心悸、病毒性结膜炎等，主要方证有心下悸动或眩晕，小便不利、浮肿倾向，舌体胖大，苔滑腻等。该患者饮食起居、房事不节，损耗阳气，阳虚不能制水，痰饮内生，饮邪上犯，故见耳鸣、耳闭、耳聋，头晕，夜尿频，腰酸痛，怕冷等。治疗以苓桂术甘汤为基础，加泽泻加强去饮作用，加干姜、肉桂、杜仲温补阳气，待阳气来复，饮邪自除。二诊，耳鸣、耳聋减轻，结合出汗少、怕冷、神疲、脉沉，合用麻

黄附子细辛汤，考虑少阴阳虚，寒邪直中，窒塞清窍。用麻黄附子细辛汤温肾散寒，附子温少阴之里，麻黄开太阳之表，即是启玄府之闭；细辛直入少阴，托邪外透。

123. 左侧耳鸣伴子宫脱垂的患者

谢某，女性，58 岁，2022 年 3 月 4 日初诊。主诉：左侧耳鸣 5 年余伴子宫脱垂 1 年。自诉 5 年前开始出现左侧耳鸣，声音大，夜间明显，口苦，恶心欲呕，平素喜欢跳舞，汗多，易感疲倦，近 1 年发现子宫脱垂，运动后更加明显。既往有甲亢病史。查体：消瘦，舌红，苔薄黄，脉细弱。

中医诊断：耳鸣病、阴挺（气虚血瘀兼胃肠湿热证）。

中医治法：益气活血，升阳举陷，清热祛湿。

中药处方：补脾胃泻阴火升阳汤加减。

黄芪 24 g、党参 15 g、白术 15 g、炙甘草 10 g、升麻 5 g、醋柴胡 10 g、黄芩 8 g、黄连 3 g、赤芍 15 g、川芎 15 g、陈皮 10 g、当归 10 g。7 剂，水煎服。

2022 年 3 月 16 日二诊，自诉左侧耳鸣未减轻，口苦减轻，无恶心欲呕，汗出减少。改升陷汤合补阳还五汤加减，嘱患者多静养，减少运动。

赤芍 15 g、川芎 15 g、当归 10 g、炒地龙 15 g、黄芪 50 g、黄芩 6 g、黄连 3 g、葛根 15 g、升麻 5 g、柴胡 5 g。14 剂，水煎服。

2022 年 5 月 17 日三诊，自诉左侧耳鸣减轻，口苦减轻，出汗减少，精神可，子宫脱垂减轻。效不更方，继服原方 14 剂。

按语：初诊患者单侧耳鸣、神疲乏力、汗多、子宫脱垂，考虑气虚血瘀证、中气下陷，可予补中益气汤加赤芍、川芎；口苦、恶心欲呕，考虑胃肠湿热证，故选用补脾胃泻阴火升阳汤。二诊，因疗效不显，改用升陷汤合补阳还五汤加减，疗效明显，可能与补气升阳、活血化瘀的力度加强有关。另外，临床发现补阳还五汤擅长治疗偏侧的气虚血瘀证，如中风偏瘫、偏侧肢体麻木疼痛等。气虚者本身多汗，嘱患者静养，减少耗气。

妇科疾病

124.喜欢冷饮的痛经患者

李某，女性，27岁，2022年6月4日初诊。主诉：月经期腹痛10余年。自诉10余年前开始出现月经期腹痛，每次必须服用止痛药才能缓解，局部热敷无效，服用温经散寒中药多剂无效。平素怕热多汗，喜欢冷饮，冷饮后无腹痛、腹泻不适。既往经常午后太阳穴头痛，晒太阳后头痛明显加重。查体：舌红，苔黄腻，脉滑细数。

中医诊断：痛经病、头痛病（阳明证、少阳证、湿热证）。

中医治法：和解少阳，清热祛湿，生津止渴。

中药处方：黄芩汤合小柴胡加石膏汤加减。

柴胡10g、黄芩18g、炙甘草10g、太子参10g、石膏20g、川芎10g、白芍20g、赤芍10g、大枣10g、当归10g、牡丹皮5g。12剂，颗粒剂，冲服。

2022年6月18日复诊，头痛消失，月经第一天未感明显腹痛，停用止痛药，仍怕热汗多，口干渴，喜冷饮，舌尖红，苔薄黄腻，脉滑数。原方去当归、牡丹皮，加知母18g，避开经期，继续服用15剂。

按语：通常痛经与宫寒有关，大多使用温经散寒的方子治疗，然而当疗效不佳时，应该反思是否辨证有误。该患者平素怕热多汗，喜欢冷饮，冷饮后无腹痛、腹泻不适，午后头痛，舌红、苔黄腻，脉滑数等都是热象，既有阳明经热，又有湿热证。黄芩汤出自《伤寒论》，被汪昂称为"万世治痢之祖方"，主要功效清热泻火、柔肝止痛，临床常用来治疗急慢性痢疾、肠炎表现为腹痛、腹泻，舌红，苔黄者。笔者经常借用该方来治疗宫热导致的痛经病，疗效显著。对于太阳穴头痛，小柴胡加石膏汤常常有应用机会。方中，川芎为头痛常用药，用来增强疗效。

125. 痛经多年的患者

肖某，女性，30 岁，2021 年 11 月 1 日初诊。主诉：痛经 10 余年。自诉 10 余年前开始每次月经第一天腹痛剧烈，必须服止痛药，夹杂血块，局部热敷无缓解，生育后痛经也无缓解。平素喜欢冷饮，曾经服温经汤、当归芍药散等中药无效。查体：舌红，苔薄黄腻，脉弦细滑。

中医诊断：痛经病（湿热瘀阻）。

中医治法：清热祛湿，活血化瘀。

中药处方：黄芩汤加减。

黄芩 15 g、赤白芍各 15 g、大枣 20 g、炙甘草 10 g、当归 10 g、川芎 10 g、延胡索 15 g。6 剂，颗粒剂，水冲服，经前服用，月经来则停药。

2021 年 11 月 25 日二诊，自诉本次月经来无明显腹痛，不用服止痛药，舌红，苔黄，脉弦细滑。原方去延胡索继服 6 剂。

按语：该案与上例相似，都有明显宫热表现，局部热敷无缓解，喜冷饮，舌红，苔黄等，并且服用温经散寒药无效。黄芩汤善于治疗下焦湿热所致的腹痛包括痛经、痢疾等，合用当归、川芎、延胡索等行气活血药促进月经排泄，通则不痛。

126. 不愿做手术的崩漏患者

王某，女性，52 岁，2021 年 5 月 7 日初诊。主诉：月经淋漓不断、量多半月。自诉半月前开始月经淋漓不断、量多，于妇科门诊就诊，建议清宫手术，因惧怕手术转求中医治疗，刻下头晕，神疲乏力，怕冷肢凉，全身多处关节疼痛，夜眠不安，食欲一般，二便调。查体：面色㿠白，眼睑结膜苍白，舌淡，苔白，脉沉细。

中医诊断：崩漏病（脾肾阳虚，气虚不摄）。

中医治法：益气温阳，收敛固摄，补血止血。

中药处方：甘草干姜汤合胶艾四物汤加减。

当归 10 g、人参 15 g、黄芪 30 g、白术 10 g、炮姜 15 g、炙甘草 10 g、阿胶 6 g、熟地黄 15 g、醋艾炭 15 g。3 剂，颗粒剂，水冲服。

2021 年 5 月 11 日二诊，自诉服药当日即阴道出血明显减少，刻下阴道微量出血，神疲乏力、头晕改善，食欲可，怕冷肢凉、关节痛改善，效不更方，处方于原方减少炮姜、醋艾炭用量，继续 3 剂以巩固。患者后期因关节疼痛继续调治，诉说崩漏病因服中药已经痊愈，感谢中医药治疗，免去了手术之苦，并于妇科门诊就诊排除了恶性病变导致的子宫异常出血。

按语：甘草干姜汤出自《伤寒杂病论》，主要功效温阳固摄，急诊临床常用来治疗脾阳虚，固摄失职所致的疾病，如腹泻、唾液过多、遗尿、尿频、过敏性鼻炎、各种出血证等。此方虽然简单，对于虚寒型出血疾病，却有神效。《仁斋直指方》以之"治男女诸处出血，畏寒，不能引气归元，无以收约其血。"《朱氏集验方》谓本方为二神汤，"治吐血极妙，治男子女人吐红之疾……"。四川名医郑钦安，认为无论吐衄血、牙血、二便血，先不分阴阳，都先止其血，大剂甘草干姜汤加血余炭，屡用屡效。这里用于干姜，应该为炮姜为宜。该患者怕冷，多处关节疼痛，神疲，脉沉，考虑阳虚不摄，方中炮姜、艾叶炭温阳固摄、收敛止血，阿胶、熟地、当归补血止血，白术、甘草、黄芪、人参健脾而补气生血、益气止血，所谓"有形之血不能速生，无形之气所当急固"。妇科之崩漏病原因众多，本应妇科门诊处理，以免误诊漏诊了恶性病变，无奈患者是笔者的粉丝，自从相识后无论何病，首选中医治疗，非常相信中医药的疗效，事实证明中医药的疗效没有让患者失望。

杂病

127. 感冒后味觉丧失的患者

肖某，女性，34 岁，2022 年 4 月 9 日初诊。主诉：感冒后味觉丧失 1 周。自诉 1 周前感冒后味觉丧失，口干黏腻，食欲差，夜眠不安，平素活动后汗多，汗后怕冷，疲倦乏力，腰痛，大便偏干。查体：舌淡红，苔薄白，齿痕，脉细无力。

中医诊断：失味病（少阳证、营卫不和证）。

中医治法：和解少阳，调和营卫。

中药处方：小柴胡汤合桂枝汤加减。

北柴胡 10 g、黄芩 8 g、党参 10 g、法半夏 10 g、炙甘草 10 g、大枣 10 g、生姜 10 g、桂枝 10 g、白芍 10 g、黄芪 15 g、葛根 30 g。6 剂，颗粒剂，水冲服。

2022 年 4 月 16 日二诊，自诉服药后味觉恢复，食欲改善，仍怕冷、汗多、乏力、腰痛，于原方加黑顺片 10 g 继续调理 1 周而愈。

按语：小柴胡汤出自《伤寒论》，临床常用于邪犯少阳，以寒热往来，心烦喜呕吐，默默不欲饮食，口干口苦为辨证要点。桂枝汤出自《伤寒杂病论》，临床常用于邪犯太阳，营卫不和，以汗多怕风，舌淡，苔白，脉软无力为辨证要点。该患者口干，不欲饮食，符合小柴胡汤方证；汗多，怕冷，腰痛为太阳证，故予桂枝汤加黄芪益气敛汗，葛根舒筋解肌治疗腰痛。二诊，见汗多怕冷改善不明显，加附子温阳。

128. 左侧胁肋胀痛、气促的肺癌患者

刘某，男性，82 岁，2022 年 4 月 25 日初诊。主诉：气促、左侧胁痛 1 月余。自诉 1 个月前开始气促、左侧胁痛、胁胀，口干舌燥，口苦，食欲

可，夜眠不安，二便调。既往有左侧肺癌晚期伴恶性胸水。查体：胃脘皮温低，脐上悸动，舌红，苔黄腻，脉弦滑。

中医诊断：肺岩、悬饮（少阳夹饮证、瘀血内结）。

中医治法：和解少阳，温阳化饮，活血化瘀。

中药处方：柴胡桂枝干姜汤合葶苈大枣泻肺汤加减。

醋柴胡 20 g、黄芩 15 g、桂枝 10 g、干姜 5 g、牡蛎 30 g、天花粉 30 g、葶苈子 30 g、大枣 35 g、人参片 10 g、壁虎 15 g、三七粉 6 g 冲服、茯苓 30 g、延胡索 20 g、白术 15 g、山药 30 g。3 剂，水煎服。

2022 年 4 月 29 日复诊，诉服药后气促、胁胀减轻，食欲佳，舌红，苔黄腻。效不更方，原方继服 5 剂。

按语：柴胡桂枝干姜汤出自《伤寒论》，主要功效和解少阳、温脾散寒，临床常用来治疗伴有口干、口苦的渗出性疾病。葶苈大枣泻肺汤出自《金匮要略》，主要作用泻肺行水、下气平喘，临床常用来治疗肺痈、支饮表现为喘不得卧，胸部胀满，面目浮肿等。壁虎、三七粉来源于一个民间验方，专用于治疗肿瘤疼痛，有活血化瘀、散结消肿的作用。

129. 手脚麻木的血小板增多症患者

杨某，女性，57 岁，2022 年 6 月 7 日初诊。主诉：手脚麻木 1 个月。自诉 1 个月前开始无明显诱因出现双手腕关节以下麻木，双下肢膝关节以下麻木，晨起双手肿胀不适，神疲乏力，食欲可，二便调。既往有肺栓塞、高血压、血糖偏高、血小板增多症，平素口服羟基脲。查体：舌淡红，苔薄白，脉细滑。

中医诊断：血痹（气虚血瘀证）。

中医治法：益气活血。

中药处方：黄芪桂枝五物汤、补阳还五汤加减。

黄芪 30 g、当归 15 g、赤芍 15 g、川芎 10 g、木瓜 15 g、红花 10 g、桂枝 10 g、龙血竭 3 g、川牛膝 15 g、白芍 15 g、大枣 20 g、生姜 20 g、地龙 10 g、水蛭 5 g。7 剂，水煎服。

2022 年 6 月 14 日二诊，手脚麻木明显缓解，效不更方，继服原方 7 剂。

2022年7月27日复诊，手脚麻木明显缓解，血压、血糖正常稳定（未服用降压、降糖药）。复查血小板 495×10^9/L（治疗前 685×10^9/L），较前已经明显降低。

按语：黄芪桂枝五物汤出自《金匮要略》，"血痹，阴阳俱微，寸口关上微，尺中小紧，外证身体不仁，如风痹状，黄芪桂枝五物汤主之。"原方主要用来治疗血痹，症见肢体麻木不仁，神疲乏力、脉细弱等。气虚则麻，血虚则木，肢体麻木之病，很多情况为气血两虚兼血瘀。血小板增多症容易导致血栓性疾病，该患者也曾经肺栓塞，体内的瘀滞状态需要同时改善，补阳还五汤善于治疗气虚血瘀证，故借用来补气活血，化瘀通络。方中加水蛭的经验来自一位真红症导致中风的患者，这位患者使用水蛭后红细胞在停用羟基脲1个月后已经恢复正常。龙血竭、红花、川牛膝意在加强活血化瘀作用。事实证明，该方在降低血小板方面一样有效，而且没有明显不良反应，值得进一步使用观察。

130. 夏季足底冰凉的患者

熊某，女性，51岁，2022年6月16日初诊。主诉：脚底冰凉、隐痛3年。自诉3年前开始夏季双脚底冰凉、隐痛，左脚明显，夜间明显，需盖厚被，食欲可，夜眠易醒、梦多，全身很少出汗，颈部、腋下、手背出汗，怕冷、怕风、头晕。平素口不渴，受凉则咽部有痰，小便灼热，大便调。停经2年，查体：舌红，苔薄黄，脉沉细滑。

中医诊断：痹症（上热下寒证，阴阳两虚，营卫不和）。

中医治法：清上温下，滋阴补阳，调和营卫。

中药处方：潜阳封髓丹合桂枝加龙骨牡蛎汤加减。

黑顺片10g、龟甲15g、黄柏10g、砂仁6g（后下）、炙甘草10g、桂枝10g、白芍10g、煅龙骨20g、煅牡蛎20g、磁石40g、远志10g。5剂，水煎服。

2022年6月25日二诊，自诉服药后双脚底冰凉、隐痛减轻，夜眠改善。效不更方，原方继续7剂。

按语：患者夏季脚底凉，怕冷，考虑阳虚下寒；夜眠不安，颈部汗多，小便灼热，结合舌脉考虑阴虚内热，虚阳上浮；故以潜阳封髓丹滋阴潜阳，桂枝加龙骨牡蛎汤调和营卫，阴阳并补，重镇安神。

131. 化疗后手指麻木的患者

卢某，男性，63 岁，2022 年 6 月 30 日初诊。主诉：化疗后双手指麻木 5 年。自诉 5 年前因胃癌化疗后开始感觉双手指麻木不适，逐渐加重，冬季怕冷手凉，常感头晕不适，夜间口干渴，食欲可，二便调。既往有胃癌病史。查体：腹直肌紧张，舌淡红，剥脱苔，薄黄苔，脉细滑。

中医诊断：血痹（气虚血瘀证兼阴虚）。

中医治法：益气、活血、养阴。

中药处方：补阳还五汤加减。

赤芍 15 g、川芎 15 g、当归 15 g、炒地龙 15 g、黄芪 30 g、桃仁 10 g、红花 5 g、炙甘草 10 g、党参 30 g、白术 15 g、石斛 15 g、天花粉 30 g、牡蛎 20 g。7 剂，水煎，分两次服。

2022 年 7 月 8 日复诊，头晕明显减轻，双手指麻木减轻，夜间口干渴减轻。舌淡红，苔薄白，剥脱苔，脉弦细滑。原方继服 7 剂。

按语：化疗后出现手指麻木属于化疗药物的不良反应，在临床上相对比较常见。中医认为"气虚则麻，血虚则木"，末梢肢体气血供应不足，容易出现麻木感觉。补阳还五汤善于治疗气虚血瘀的肢体麻木。该患者头晕，怕冷，脉细考虑气虚；夜间口干渴、剥脱苔，考虑阴虚。

132. 放化疗、免疫治疗后手脚麻木的患者

彭某，男，66 岁，2022 年 7 月 11 日初诊。主诉：双手足麻木 1 年余。自诉 7 年前发现肺癌，经过放化疗后现在已经转移至腹部，去年开始免疫治疗，之后逐渐感觉双侧手足麻木。刻下怕冷多汗，手足麻木，双膝关节以下冷、僵硬不适，咳嗽伴右胁痛，脐周、小腹痛，食欲差，口苦，大便量少，不成型。查体：脐周、小腹压痛，舌淡红，苔白腻，脉弦滑数。

中医诊断：痹症、癌病（气虚血瘀证、少阳证、太阴证）。

中医治法：益气活血，和解少阳，温中健脾。

中药处方：黄芪桂枝五物汤、当归芍药散、柴胡桂枝干姜汤加减。

黄芪 30 g、白芍 10 g、桂枝 10 g、干姜 8 g、大枣 25 g、川芎 15 g、当归

10 g、熟地黄 15 g、泽泻 15 g、茯苓 15 g、牡丹皮 10 g、醋柴胡 10 g、炙甘草 15 g、黄芩 10 g、法半夏 8 g、党参 20 g、延胡索 15 g。7 剂，水煎服。

2022 年 7 月 25 日二诊，仍感手足麻木，余症均减轻。原方黄芪加倍，继服 10 剂。

2022 年 8 月 2 日三诊，自诉手足麻木减轻，偶有咳嗽，大便成形。

按语：该案为又一例肿瘤放化疗、免疫后治疗后出现肢体麻木患者，从血痹论治，以黄芪桂枝五物汤为主方，合用当归芍药散治疗腹痛，柴胡桂枝干姜汤治疗咳嗽、胁痛，经过方证辨证，因为方证重叠，故经方叠用，疗效明显。具体方证见前案，不再赘述。

133. 中风后失眠、口苦、纳差的患者

何某，女，58 岁，2022 年 6 月 30 日初诊。主诉：夜眠不安、口苦、纳差 2 个月。自诉 2 个月前脑出血后开始夜眠不安，易受惊吓，遗留右侧肢体乏力，血压高而难降低，食欲差，口苦，口干，恶心欲呕，大便稀溏。查体：心下硬满，舌淡红，苔黄白厚腻，脉弦滑。

中医诊断：不寐病（少阳证、太阴证、痰热证）。

中医治法：和解少阳，温中健脾，清热化痰。

中药处方：柴胡龙牡降逆汤加减。

醋柴胡 15 g、黄芩 10 g、炙甘草 10 g、生半夏 15 g（久煎）、白芍 10 g、龙骨 20 g、煅牡蛎 30 g、茯苓 20 g、桂枝 15 g、干姜 10 g、人参片 8 g、大枣 20 g、炒鸡内金 15 g、焦山楂 15 g、建曲 15 g、磁石 40 g、川芎 15 g、钩藤 30 g（后下）、黄连 5 g。7 剂，水煎服。

2022 年 7 月 11 日二诊，自诉服药后诸症明显改善，血压稳定降低，大便仍溏稀，舌淡红，苔白水滑，脉弦滑。原方继服 7 剂。

2022 年 7 月 18 日三诊，自诉夜眠安，血压稳定，大便成形。原方继续 7 剂以巩固。

按语：柴胡龙牡降逆汤出自《伤寒杂病论》，常用来治疗中风后失眠，症见口干苦，纳差，恶心欲呕，心下硬满。合并高血压者加天麻、钩藤，大便溏稀者去大黄，食欲不振者加焦三仙。

134. 恙虫病后期口干渴、乏力的患者

宋某，男性，70 岁，2022 年 7 月 21 日初诊。主诉：恙虫病后期口干渴、乏力、尿少 1 周。ICU 医师代诉患者因不明原因持续发热来诊，考虑多脏器功能衰竭，故收住 ICU，经过诊治，确诊恙虫病，刻下口干渴，乏力，尿少，食欲一般，大便调。查体：腹壁见一个大小约 4 mm×4 mm 的黑色硬痂，舌淡红，少津，苔薄黄，脉细滑。

中医诊断：热病后期（余热未清，气阴两虚）。

中医治法：清热益气，养阴生津。

中药处方：竹叶石膏汤加减。

淡竹叶 15 g、生石膏 35 g、人参片 10 g、麦冬 20 g、法半夏 5 g、山药 15 g、甘草 5 g。7 剂，水煎服，打中包。

按语：竹叶石膏汤出自《伤寒论》，主要功效清热生津、益气和胃，急诊临床常用来治疗热病（流脑、重症肺炎、夏季热、中暑等）后期余热未清，气津两伤证，症见口干渴欲饮、乏力、尿少，或气逆欲呕、心胸烦闷，苔少津，脉细弱等。方中竹叶配石膏清透气分余热，除烦止渴；人参配麦冬补气、养阴、生津；半夏降逆和胃止呕；甘草、粳米和脾养胃，如无粳米，以山药代替。个人感觉：对于恙虫病，西医具有明显的治疗优势，早期以西医治疗为主，争取了时间，针对性使用抗感染药物及血液透析，取得了明显疗效，后期中医药辅助参与改善后期症状也有明显的优势，可以缩短病程。

135. 全身多处疼痛，伴手指颤抖的患者

高某，女性，83 岁，2022 年 6 月 29 日初诊。主诉：全身多处疼痛 10 余年。自诉 10 余年前开始无明显诱因出现全身各处疼痛，手指不自主颤抖，食欲差，脚无力，易出汗，夜眠一般，尿频，口干，大便干结。既往有帕金森病史。舌红，苔白腻，脉弦滑。

中医诊断：痹病（肝肾亏虚、气血两虚证、风寒湿阻络证）。

中医治法：祛风湿，止痹痛，益肝肾，补气血。

中药处方：独活寄生汤加减。

桂枝 15 g、黄芪 15 g、独活 15 g、桑寄生 30 g、秦艽 10 g、海风藤 10 g、细辛 5 g、杜仲 30、党参 20 g、枸杞子 15 g、盐补骨脂 20 g、熟地黄

30 g、陈皮 10 g、牛膝 30 g、茯苓 15 g、薏苡仁 30 g、蜈蚣 1 条、当归 30 g。5 剂，水煎服。

2022 年 7 月 5 日二诊，自诉服药后全身多处疼痛减轻，大便通畅，食欲差，脚无力减轻，尿频及口干改善，舌红，苔白稍腻，脉弦滑。中药以原方加炒鸡内金 15 g。

2022 年 7 月 12 日三诊，自诉服药后全身疼痛、乏力改善，头昏，视物模糊，食欲一般，大便偏干，舌淡红，苔薄白，脉弦滑。中药以原方继服 7 剂，水煎服。

2022 年 7 月 19 日四诊，自诉服药后全身关节疼痛减轻，手指颤抖明显减轻，大便偏干，仍脚无力，脚肿，食欲一般，夜眠一般。查体：双下肢中度水肿，舌红，苔薄白腻，脉弦滑。中药于原方加白术 30 g。

按语：独活寄生汤出自《备急千金要方》"治腰背痛，独活寄生汤。夫腰背痛者，皆犹肾气虚弱，卧冷湿地当风所得也，不时速治，喜流入脚膝，为偏枯冷痹缓弱疼重，或腰痛挛脚重痹，宜急服此方"。临床常用于治疗慢性关节炎、腰肌劳损、骨质增生、类风湿关节炎、小儿麻痹等属风寒湿痹日久，正气不足者。该患者疼痛日久，久处寒湿之地，风寒湿邪客于肢体关节，气血运行不畅，故见腰腿疼痛；肾主骨，肝主筋，邪气久客筋骨，致损伤肝肾，耗伤气血，肝肾不足则手足颤抖。治疗以独活寄生汤加减，祛风湿，止痹痛，补肝肾，益精血。患者易出汗，予以桂枝汤调和营卫，双下肢中度浮肿，加用茯苓、薏苡仁、白术祛湿利水消肿。二诊因为食欲差，加炒鸡内金；三诊因为大便干、脚肿，重用白术，以通利二便，消水肿。

136. 双手麻木的壮硕老年男性

戈某，男性，68 岁，2022 年 6 月 7 日初诊。主诉：双手麻木疼痛 2 年。自诉 2 年前开始感觉双手麻木疼痛，以右手严重，腹胀，大便干结。既往有睡眠呼吸暂停综合征病史，甲状腺结节 3 类。查体：舌红，裂纹，苔薄黄，脉沉细弦滑。

中医诊断：痹症（风湿阻络夹瘀、阳明证）。
中医治法：祛风除湿，蠲痹止痛，通腑泻热。
中药处方：蠲痹汤合大黄附子细辛汤加减。

川芎15g、生姜20g、当归10g、黄芪15g、桂枝10g、桑枝15g、鸡血藤15g、葛根60g、赤芍15g、牡蛎20g、浙贝母15g、大黄10g、黑顺片5g、细辛3g、法半夏10g。7剂，水煎服。

2022年6月15日二诊。自诉服药后手麻疼痛减轻，大便改善，食欲可。查体：舌红，苔中根黄腻，脉沉滑。治疗上继原方加姜黄15g、茯苓15g、炒地龙15g。7剂，水煎服。

2022年6月24日三诊。自服服药后手麻木减轻，间断手痛，食欲可，大便调。查体：舌淡红，裂纹，苔薄白，脉沉细滑。治疗继予以原方增用黄芪至30g，去大黄、黑顺片、细辛、浙贝母加桃仁15g、红花10g。7剂，水煎服。

2022年7月5日四诊。自诉服药后手指握力增加，疼痛消失，仍感觉麻木，以右手明显，食欲可，夜眠一般，腹胀，大便秘结改善，小便调。查体：舌淡红，裂纹，苔黄腻，脉沉细滑。中医辨证：气虚血瘀兼痰湿，中药处方继以原方加枳壳10g、芒硝5g、乳香10g、醋没药6g、竹茹20g、陈皮10g、知母15g，去桃仁、红花；针刺平衡针穴位双侧指麻穴。

2022年7月12日五诊。自诉服药后手指握力增加，仍感觉麻木，以右手明显，食欲可，夜眠一般，大便秘结改善，小便调。舌淡红，苔黄腻，脉沉弦滑。中药处方以原方去乳香、没药7剂；针刺平衡针穴位双侧指麻穴。

2022年7月21日六诊。自诉服药后左手麻木、握力明显改善，右手稍差，伴僵硬感，食欲可，夜眠安，腹胀，大便干结。查体：舌红，裂纹，苔黄腻，脉沉弦滑。中药处方继以原方加减7剂；针刺平衡针穴位双侧指麻穴。

2022年7月28日七诊。自诉服药后手麻减轻，握力增加，食欲可，夜眠安，腹胀，大便量少，不畅。查体：腹部膨隆，剑突下按压不适，腹肌紧张，抵抗明显，舌淡红，裂纹，苔薄黄腻，脉沉滑。考虑少阳阳明合病夹痰瘀证，中药处方改用大柴胡汤加减，针刺平衡针穴位双侧指麻穴。

柴胡15g、黄芩10g、枳实15g、大黄12g、法半夏10g、白芍15g、大枣10g、生姜10g、薏苡仁30g、三棱15g、白术15g。7剂。

2022年8月4日八诊，自诉双手麻木明显改善，握力增加，腹胀缓解，大便通畅。效不更方，原方继服7剂以巩固。

按语：蠲痹汤出自《杨氏家藏方》，功效为祛风除湿，蠲痹止痛。急诊临床常用于治疗肩周炎、类风湿关节炎、膝关节炎、强直性脊柱炎、颈椎病等疾病。首诊中药以蠲痹汤合大黄附子细辛汤加减，以蠲痹汤祛风除湿，蠲痹止痛，合用大黄附子细辛汤温中散寒，通便，止痛。二诊诉服药后双手麻木缓解，大便改善，治疗继予以原方加姜黄活血化瘀、止痛，炒地龙通经活络，茯苓健脾祛湿。三诊考虑气虚则麻，血虚血瘀则木，治疗继以原方倍用黄芪，去大黄、附子、细辛、浙贝母，加用桃仁、红花活血祛瘀。四诊患者握力增加，舌红，苔黄腻，脉沉弦细滑，考虑痰邪阻滞，合用指迷茯苓丸。五诊患者疼痛不明显，继以原方去乳香、没药。六诊效不更方。七诊见前几诊无显效，患者平素体健，肌肉丰厚，胸肋角较正常偏大，腹胀，大便干结，腹诊有胸胁痞满考虑少阳阳明合病，治疗予以大柴胡汤加减。大柴胡汤和解少阳，兼清阳明内热，少阳里郁热得和，阳明里热得清，则痹症可愈。患者前几诊以痹症惯有思维辨证为气虚血瘀之证，未全面考虑到患者素体强健，肌肉丰厚，言语声高气足等一派实体之象，而未见明显的自汗、乏力、困倦等气虚之表现。治疗上前几诊虽有疗效但效果不佳，今充分考虑患者全身症状及平素体质强健之象，改用实证之大柴胡汤加减，继观其疗效。八诊，方证对应，疗效显著。

137. 口腔癌术后取皮处伤口愈合困难的患者

汤某，男性，52岁，2021年12月9日初诊。主诉：舌癌术后10余日。自诉10余日前舌癌手术，于左侧大腿取皮行植皮手术，刻下神疲乏力，左侧大腿植皮处愈合不良，伤口张开，有明显的血性渗出，夜眠不安，偶发眩晕。查体：腹软，腹肌紧张，舌淡红，齿痕，苔薄白，脉细弱。

中医诊断：虚劳病（气血两虚证、太阴证）。

中医治法：益气补血，温中补虚。

中药处方：归芪建中汤、归脾汤加减。

当归15g、炙黄芪15g、生黄芪15g、桂枝15g、白芍20g、茯苓10g、生姜15g、炙甘草10g、大枣30g、白术15g、党参15g、远志5g、酸枣仁10g、木香6g、龙眼肉15g，饴糖自备。7剂，水煎服。

2021年12月18日二诊，创面生长良好，无明显渗出液，夜眠改善，精神可，头晕不明显。效不更方，继服原方。

按语：黄芪建中汤出自《金匮要略》，主要功效温中补气，和里缓急，临床常用于治疗慢性化脓性疾病、术后创面愈合困难，症见消瘦、腹肌紧张，神疲乏力，舌淡红，脉细等。归脾汤出自《证体类要》，主要功效为益气补血、健脾养心，临床常用来治疗心脾两虚证的失眠，症见心悸、健忘、失眠、神疲乏力，舌淡，苔薄白。该患者神疲乏力，头晕、夜眠不安为气血两虚所致，两方合用气血双补，因"脾主四肢肌肉"，脾气得健，故皮肉生长加速。

138. 双下肢灼热、刺痛、瘙痒的患者

尹某，女性，53岁，2022年8月1日初诊。主诉：阵发性双下肢灼热、刺痛、瘙痒半月余。自诉半个月前无明显诱因开始感觉阵发性双下肢灼热、刺痛、瘙痒，以胫骨前缘明显，口干渴，夜眠安，尿黄，大便调。平素常盗汗、牙痛。查体：双侧胫骨前缘皮温高，皮色正常，舌红，苔黄厚腻，脉细滑。

中医诊断：热痹（阴虚湿热证）。

中医治法：滋阴、清热、利湿。

中药处方：猪苓汤、四妙散加减。

猪苓8g、茯苓15g、泽泻10g、淡竹叶10g、滑石10g、薏苡仁20g、茵陈15g、黄柏10g、蒲公英20g、知母20g、麸炒苍术8g、甘草5g。9剂，颗粒剂，水冲服。

2022年8月10日二诊，诉双下肢灼热、刺痛、瘙痒明显改善，尿黄，舌红，苔薄黄腻，脉细滑。中药于原方去蒲公英，继服6剂。

按语：该患者素体阴虚，曾经于笔者门诊治疗盗汗、牙痛，此次发病表现为下肢灼热、瘙痒、刺痛，结合舌脉，考虑合并湿热下注。猪苓汤出自《伤寒论》，主要功效滋阴、清热、利水，急诊临床常用来治疗泌尿系感染、下焦出血性疾病，症见口干渴、小便不利等。因此患者舌苔黄厚腻，湿热明显，故去阿胶之滋腻，加淡竹叶、知母、蒲公英、四妙散以清湿热。

139. 肠梗阻术后反复低热的患者

侯某，男性，75岁，2021年12月5日初诊。主诉：反复低烧1周。自诉1周前因肠梗阻术后继发肺部感染，经过抗感染治疗后肺部感染已经控制，出院后仍反复低烧37.3~37.8℃，刻下神疲乏力，口干渴，无汗，轻度干咳。查体：皮肤干燥，舌红，少津，少苔，脉弦滑。

中医诊断：咳嗽（余热未清、气阴两虚）。

中医治法：益气、养阴、清热。

中药处方：竹叶石膏汤加减。

淡竹叶15g、生石膏35g、西洋参6g、麦冬35g、法半夏7g、山药10g、炙甘草10g、青蒿35g。6剂，水煎服。随访得知，服药后很快发热消失，口干渴及乏力改善。

按语：热病后期，余热未清，常常可见低烧，口干渴，少汗，乏力，舌红少津等气津液两虚的表现。竹叶石膏汤出自《伤寒论》"伤寒解后，虚羸少气，气逆欲呕，竹叶石膏汤主之"。其主要功效清热生津，益气和胃，对于各种热病后期低热缠绵，效果很好。本方实为一首清补两全之剂，使热清烦除、气津得复，诸症自愈，正如《医宗金鉴》说"以大寒之剂，易为清补之方"。如没有粳米，可用大米或山药代替，该案加青蒿取其清热而不伤阴作用。

140. 多食易饥、口渴多饮的患者

杨某，女性，20岁，2022年3月25日初诊。主诉：多食易饥、口渴多饮2周。自诉2周前无明显诱因出现多食易饥，食后腹胀，口渴多饮、多尿，体重增加，神疲乏力，怕冷脚凉，手脚心多汗，面部长痘，情绪多变，经常无故哭泣、夜眠不安，大便时干时稀，每日3次以上。查体：舌红，少津，苔黄腻，脉沉细滑。辅助检查：甲状腺功能、血糖未见异常。

中医诊断：消渴病（上热下寒、寒热错杂）。

中医治法：清上温下，平调寒热。

中药处方：附子泻心汤、柴胡龙骨牡蛎汤加减。

黑顺片8g、干姜6g、黄连5g、黄芩8g、知母10g、生石膏35g、炙甘草10g、茯苓10g、北柴胡10g、龙骨18g、牡蛎20g、醋香附10g。

6剂，颗粒剂，水冲服。

2022年3月20日二诊，自诉多食、夜眠明显改善，仍易饥，易哭，手心汗多，怕冷脚凉，面部长痘，大便成形，舌红，苔薄黄，脉细滑。原方去黑顺片，加白芍、法半夏继服6剂。

2022年4月9日三诊，诸症明显减轻，二诊方继服6剂以巩固。

按语：该患者消谷善饥，渴饮多尿，有明显内热消渴症状，发病较早，体重未见消瘦，血糖未见异常。同时伴有怕冷、脚凉、便溏等阳虚症状，可谓上热下寒证，符合附子泻心汤方证。情绪不稳定，无故哭泣、夜眠不安，为肝郁表现，故合用柴胡龙牡汤以疏肝解郁、镇静安神。知母、石膏取玉女煎之义，清胃热、养胃阴。三诊，见大便成形，舌红，苔黄，沉脉不显，去黑顺片，加法半夏取半夏泻心汤之义平调寒热，白芍柔肝缓急。

141. 胃灼热、失眠、半夜咳嗽的患者

张某，女性，57岁，2022年8月9日初诊。主诉：胃灼热7年余。自诉7年前开始反复胃灼热，食管区灼热感，背部疼痛，食欲可，饭后打嗝，夜眠不安，口干口苦，大便肛门灼热，黏厕所，解不尽，每日1~2次，不成形。既往史：痔疮、慢性萎缩性胃炎，食管黏膜隆起病变，胃食管反流病。查体：舌淡红，舌下脉络迂曲，苔薄白，脉弦滑。

中医诊断：胃痞病（肝胃不和、少阳证、湿热证）。

中医治法：疏肝和胃、和解少阳、清热祛湿。

中药处方：四逆散、左金丸、栀子豉汤、黄连解毒汤加减。

醋柴胡10g、白芍10g、枳壳10g、甘草15g、黄连5g、吴茱萸2g、黄芩5g、栀子10g、蒲公英30g、海螵蛸30g、浙贝母15g、百合30g、茯苓10g、淡豆豉15g、炒鸡内金15g。10剂，水煎服。

2022年8月18日二诊，自诉服药后胃灼热减轻，睡眠改善，心下痞满改善，喜叹气，乏味，口干苦减轻，易紧张焦虑，夜间3点咽痒咳嗽，咳出少许痰则舒适，大便改善，小便调。舌脉同前。原方加法半夏10g、知母18g，继服10剂。

2022年8月30日三诊，诉服药后胃灼热明显减轻，夜眠安，心下痞满改善，喜叹气减轻，食欲改善，口干苦减轻，易紧张焦虑，偶尔夜间3点咽

痒咳嗽，痰少且黏，二便调。舌淡嫩，齿痕，舌下脉络迂曲，苔薄白，脉弦滑，以小柴胡汤加减。

醋柴胡 15 g、黄芩 10 g、法半夏 10 g、干姜 6 g、炙甘草 6 g、五味子 15 g、牡蛎 20 g、栀子 10 g、蒲公英 30 g、海螵蛸 30 g、浙贝母 15 g、百合 30 g、茯苓 15 g、淡豆豉 15 g、黄连 6 g、吴茱萸 1 g。10 剂，水煎服。

2022 年 9 月 10 日四诊，胃灼热、心下痞满不明显，夜眠安，不咳嗽，二便调。上方去干姜、五味子、蒲公英，继服 7 剂以巩固。

按语：患者以胃灼热、失眠就诊，伴有口干、口苦、胸背痛、打嗝，考虑肝胃不和、胃火上逆。"火性炎上"，上扰心神则不寐，灼伤食管则胸背灼热疼痛。由口干口苦、焦虑紧张、喜叹息得知此证因为肝郁气滞，气郁化火，故以四逆散疏解少阳气郁，取"火郁发之"之义；左金丸善于治疗肝胃不和之胃灼热、反酸；栀子豉汤善于治疗热扰心神导致的心烦不寐；黄连解毒汤清热泻火，除烦祛湿，既可以解上热之心烦、胃灼热、灼痛、不寐，又可以解下焦湿热之肛门灼热、大便黏滞。三诊因患者夜间定时咳嗽，考虑六味柴胡汤方证，即小柴胡汤去人参、生姜、大枣，加干姜、五味子。方中蒲公英、百合、海螵蛸、浙贝母、知母为清胃、泻火、制酸常用药。

142. 双下肢凉的头晕、心悸患者

黄某，女性，55 岁，2022 年 8 月 23 日初诊。主诉：头晕、心悸 4 年。自诉 4 年前开始反复心悸、头晕伴饥饿感，吃东西则改善，双下肢冷，手脚麻木，视物模糊，干涩，夜眠一般，食欲可，二便调。既往史：心动过缓（40～50 次/分），甲亢术后转甲减（优甲乐）、高血压（施慧达）。查体：手足冷，舌淡胖，齿痕，苔薄白腻，脉沉细。

中医诊断：心悸病（厥阴证、气血两虚证、肝肾亏虚）。

中医治法：温经通脉，补益气血，滋补肝肾。

中药处方：当归四逆汤加减。

醋柴胡 10 g、当归 15 g、桂枝 15 g、白芍 15 g、细辛 6 g、小通草 5 g、炙甘草 10 g、大枣 25 g、黄芪 35 g、枸杞子 15 g、菊花 10 g、蒺藜 10 g、木贼草 10 g、党参 20 g、生地黄 15 g、麦冬 15 g、茯苓 20 g。7 剂，水煎服。

2022 年 8 月 30 日二诊，诉服药后心悸改善（心率 62 次/分）、头晕改

善、饥饿感不明显，双下肢冷改善，手脚麻木改善，仍视物模糊、干涩，头胀双耳鸣，夜眠可，食欲可，二便调。原方去生地黄、麦冬，加熟地黄15g、磁石45g，继服10剂。

按语：该患者因为心动过缓、头晕、心悸，经过治疗后心率提高，症状也明显改善。中医辨证从方证入手，当想起经典条文"手足厥寒，脉细欲绝者，当归四逆汤主之。"结合患者肢冷、舌淡、苔白、脉细沉，则很快得出治疗思路。视物模糊、眼干涩、耳鸣、手脚麻木均为气血不足，脏器失养表现。以当归四逆汤温经通脉，加上黄芪、党参补益气血，枸杞子、生、熟地黄补益肝肾，菊花、蒺藜、木贼草、磁石聪耳明目。

143.神疲乏力、反复低烧的患者

李某，女性，54岁，2022年9月8日初诊。主诉：反复低烧1周。自诉近1周自觉低烧反复，体温37.1～37.3℃，活动后上半身汗多，不恶风，神疲乏力，阵发性潮热，心烦，夜眠梦多，易醒，尿黄，大便粘厕所。既往史：胆囊结石切除胆囊2年，卵巢囊肿及子宫肌瘤微创术后半年。查体：舌淡红，齿痕，苔薄黄腻，脉弦细滑数。

中医诊断：内伤发热（气阴两虚夹湿热证）。

中医治法：补中益气，滋阴泻火，清热祛湿。

中药处方：补脾胃泻阴火升阳汤加减。

黄芪30g、党参15g、白术10g、炙甘草6g、升麻5g、北柴胡10g、黄芩10g、黄连3g、知母20g、仙鹤草40g。6剂，颗粒剂，水冲服。

2022年9月14日二诊，低烧消失，神疲乏力、汗多明显减轻，二便调。刻下心烦，阵发性潮热、夜眠梦多、易醒。原方黄芩减为6g、加生龙骨、煅牡蛎各20g，9剂。

按语：补脾胃泻阴火升阳汤出自《脾胃论》，原方主要治疗饮食伤胃，劳倦伤脾，脾胃气虚发热，兼湿热内蕴表现，如尿黄、大便黏滞，苔黄腻等。气虚之人，神疲乏力，动则汗出，脉细数。气虚发热，应用甘温之品补益脾胃，源于李东垣的"甘温能除大热""阴火"论。关于气虚发热的理论依据，李氏说："是热也，非表伤寒邪皮毛间发热也，乃肾间脾胃下流之湿气闷塞其下，至阴火上冲，作蒸蒸燥热。""既脾胃虚衰，元气不足，而心

火独盛。心火者，阴火也，起于下焦，其系系于心，心不主令，相火代之；相火，下焦包络之火，元气之贼也。火与元气不两立，一胜则一负。"气虚发热的实质是脾胃虚，升降失常，清阳下陷，脾湿下流，下焦阳气郁而生热上冲，加之化源不足，心血不足以养心而致心火独亢而出现的热象。治疗这种发热，李氏认为"惟当以甘温之剂，补其中，升其阳，甘寒以泻其火则愈。"该方以补中益气汤甘温除热，加黄芩、黄连清热祛湿泻火，知母养阴，仙鹤草补虚强壮，全方消补兼施、寒温并用。

144. 带状疱疹痊愈后夜间胁肋痛的患者

汪某，女性，29 岁，2022 年 9 月 13 日初诊。主诉：2 周前右胁肋带状疱疹，经过西医药治疗痊愈后开始晨起口干，口苦，口渴，夜间胁胀痛至醒，咳嗽，咳出黄痰，夜眠梦多，食欲可，二便调。平素喜欢辛辣口味食物。查体：胁肋部无触痛及压痛，舌红，苔黄腻，脉弦滑。

中医诊断：胁痛、咳嗽（少阳证、肝胆湿热）。

中医治法：和解少阳，清热祛湿。

中药处方：小柴胡汤加减。

柴胡 24 g、黄芩 10 g、法半夏 10 g、炙甘草 10 g、生石膏 30 g、栀子 10 g、生地黄 15 g、淡竹叶 10 g、天花粉 20 g、矮地茶 15 g、牡蛎 20 g。6 剂，水煎服。

2022 年 9 月 19 日二诊，咳嗽减少，咳出少量黄痰，夜间胁肋痛稍减，口干苦减轻，舌红，苔黄腻，脉弦滑。

柴胡 15 g、黄芩 10 g、法半夏 10 g、炙甘草 10 g、生石膏 25 g、栀子 10 g、生地黄 15 g、玉米须 20 g、天花粉 20 g、矮地茶 20 g、泽泻 15 g、川楝子 10 g、延胡索 15 g。6 剂，水煎服。

2022 年 9 月 27 日三诊，咳嗽明显减轻，夜间胁肋疼痛明显减轻，夜眠安，不渴，口干口苦明显减轻，舌红，苔薄黄，脉弦细滑。

柴胡 15 g、黄芩 10 g、法半夏 10 g、炙甘草 10 g、栀子 10 g、生地黄 15 g、玉米须 20 g、天花粉 20 g、矮地茶 20 g、泽泻 15 g、川楝子 10 g、延胡索 15 g、川芎 15 g。6 剂，水煎服。服药后随访，诸症消失。

按语：带状疱疹属于中医"蛇窜疮"范畴，早期常常辨证为肝胆湿热证，使用中医药治疗一般不会留下后遗症。该患者疱疹经过西医药治疗已经痊愈，没有后遗性神经痛，但是夜间胁肋胀痛至醒，口干口苦，舌红，苔黄腻，脉弦滑均为明显肝胆湿热证，又合并外感咳嗽，故以小柴胡汤加清热祛湿、理气活血、清热化痰而获得明显疗效。

145. 牙痛、白睛出血、头痛、皮下紫癜伴呕吐的患者

龚某，女性，21 岁，2022 年 11 月 15 日初诊。主诉：牙痛 5 天伴白睛出血、呕吐半天。自诉 5 天前智齿拔牙后开始牙痛，无发热，自服阿莫西林、牛黄甲硝唑等，昨晚开始右眼外侧白睛出血，全身长紫癜，不痒，不痛，自服地氯雷他定无缓解。刻下呕吐明显，口苦，头痛怕冷，牙痛，今日大便未解。查体：右眼白睛充血，多处皮肤紫癜，舌红，苔黄，脉弦滑。辅助检查：血常规 +C 反应蛋白：白细胞计数 12.04 ↑ ×10⁹/L，淋巴细胞百分率 15.30 ↓ %，中性粒细胞绝对值 8.45 ↑ ×10⁹/L，单核细胞绝对值 0.84 ↑ ×10⁹/L，嗜酸性粒细胞绝对值 0.89 ↑ ×10⁹/L，C 反应蛋白 19.58 ↑ mg/L；尿液分析：白细胞 1+cells/μL；凝血常规：正常。

中医诊断：眼衄、牙痛、呕吐病（少阳证、阳明证）。

中医治法：和解少阳，通腑泄热。

中药处方：大柴胡汤加减。

北柴胡 15 g、黄芩 10 g、黄连 6 g、大黄 12 g、枳实 10 g、姜半夏 10 g、大枣 15 g、赤芍 15 g、生姜 10 g、生石膏 30 g、炙甘草 10 g。6 剂，颗粒剂，水冲服。服药后随访，得知诸症消失。

按语：患者新型冠状病毒感染期间因牙痛不便就医，自行买药服用，出现白睛出血、皮下紫癜、呕吐、头痛等不适而急诊就诊，涉及眼科、五官科、皮肤科、消化科等多学科疾病。从中医四诊入手，六经辨证考虑白睛出血、牙痛、皮下紫癜、呕吐为阳明胃火上逆，头痛、呕吐、口苦为少阳证，故以大柴胡汤加减，加石膏、黄连以清胃火，嘱其停用所有西药。

146. 消瘦的重型颅脑损伤患者

吴某，男性，32 岁，2023 年 2 月 3 日初诊。主诉：疲倦消瘦 4 个月。家属代诉 4 个月前因头部外伤，经过手术治疗后，逐渐消瘦、疲倦。刻下神志

浅昏迷，面色黄，四肢软瘫，全身肌肉消瘦见骨，大便不畅。查体：牙关紧闭，舟状腹，腹肌紧张抵抗明显，脉弦细。

中医诊断：虚劳病（太阴证、气血两虚证）。

中医治法：益气养血，温中健脾。

中药处方：归芪建中汤加减。

当归 15 g、黄芪 60 g、桂枝 15 g、白芍 30 g，炙甘草 10 g、生姜 15 g、大枣 30 g、山药 30 g。7 剂，水煎服。服药后随访，得知患者神疲改善，大便通畅，建议守方继续服用 1 个月。

按语：小建中汤出自《伤寒杂病论》，原文"虚劳里急，悸，衄，腹中痛，梦失精，四肢酸疼，手足烦热，咽干口燥，小建中汤主之。"该方常用来治疗慢性疾病后期体质虚弱状态，主要方证有腹部消瘦、腹肌紧张、虚弱，或伴腹部悸动，烦热。小建中汤加当归、黄芪又名归芪建中汤，常用来治疗外科患者，病久而气血两虚者。该患者重型颅脑损伤后睁眼昏迷状态，进食靠鼻胃管，长期服用八珍汤、补阳还五汤之类中药，日渐消瘦，皮包骨，舟状腹，此刻可见明显脾胃虚弱，气血不足，只宜补益，不宜活血祛瘀。

急诊中医药外治篇

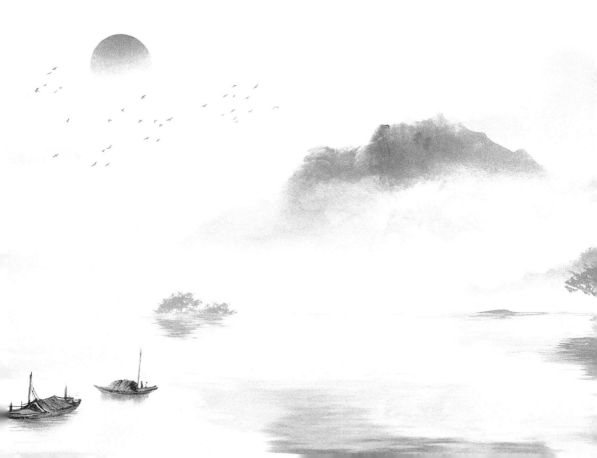

第一节 针刺治疗急性痛症

1. 三叉神经疼痛

张某，男，32 岁，2019 年 11 月 3 日就诊。主诉：阵发性左侧面颊部及左侧头部疼痛 3 小时。现病史：患者自诉 3 小时前骑自行车吹风后，突感阵发性左侧面颊部及左侧头痛，发作时程度剧烈，出现十几秒，因疼痛而说话及张口困难，头不敢晃动，难以忍受，故来急诊就诊。刻下症：左侧阵发性头痛，微恶风寒，无发热，无头晕目眩，无出汗，无恶心呕吐，无腹泻，食欲可，大便调。既往体健，无特殊疾病史。查体：张口困难，咬合无力，左侧面颊部局部触痛。舌淡红，苔薄白，脉弦滑。西医诊断：三叉神经痛。中医诊断：头痛（风寒型）。治疗：先以针刺止痛，取颊车穴、下关穴、合谷穴、头痛穴（平衡针穴位）、感冒穴（平衡针穴），操作以提插捻转泻法，得气即可，不留针。方药以八味大发散内服疏风散寒，通络止痛。处方：麻黄 10 g、蔓荆子 10 g、藁本 10 g、细辛 3 g、白芷 10 g、川芎 10 g、羌活 10 g、防风 10 g，3 剂，每日 1 剂，早晚各服药 1 次。患者经过针刺后，疼痛立即缓解八成，隔日回访，已经没有疼痛感觉，宣告痊愈。

按语：神经性头痛经过针刺治疗，经常可以快速止痛。王文远教授认为针刺止痛的原理主要是通过针刺外周神经靶点，在大脑中枢靶轴调控下达到病变靶位新的平衡，起效时间往往在几秒钟之间。对于急性发作的神经性头痛，排除脑血管意外后，多可以从风寒论治。八味大发散出自《眼科奇书》，原方由麻黄等八味药组成，主治外感风寒湿邪引起的目赤肿痛，兼恶寒发热，头身疼痛，现在用于眼科常见的急性结膜炎等急症。笔者经过反复临床验证，发现对于风寒引起的急性神经性头痛效果非常好，对于阳虚的还可加熟附片，合麻黄附子细辛汤的方义。

2. 牙痛案

李某，女，45岁，2019年10月7日就诊。主诉：左侧上牙痛3天，加重2小时。现病史：患者自诉3天前因多食干果辛辣之物，开始出现左侧上牙痛，自服牛黄甲硝唑后无明显缓解，服布洛芬可以暂时缓解，但出现恶心、胃脘不适。2小时前，患者牙痛加重，难以入睡，急诊就诊。既往史：常感腰酸痛。查体：左侧上牙可见智齿，智齿周边牙龈稍微充血。舌红，苔薄黄少津，脉弦细滑。西医诊断：智齿冠周炎。中医诊断：牙痛（肾虚胃火型）。治疗：先以针刺止痛，取颊车穴、牙痛穴（平衡针）、合谷穴，操作以提插捻转泻法，得气即可，不留针；方药以玉女煎加减（具体处方：生石膏25 g、知母8 g、麦冬15 g、牛膝15 g、熟地黄15 g、升麻8 g、细辛3 g，3剂，每日1剂，早晚各服药1次。）内服滋肾阴清胃火，通络止痛。患者经过针刺后，疼痛立即缓解九成，隔日回访，已经没有牙痛感觉了，继续服药巩固疗效，嘱饮食清淡。

按语：该患者急诊就诊本欲看口腔科医师，无奈大多数医院夜间无口腔科医师值班，急诊值班本想为患者使用盐酸曲马多注射液肌内注射止痛，患者又惧怕药物的不良反应而拒绝，因此建议先使用针刺止痛，明早取配方中药内服，患者竟欣然接受。《景岳全书》中关于玉女煎的论述"水亏火盛，六脉浮洪滑大；少阴不足，阳明有余，烦热干渴，头痛牙疼，失血等证如神。"指明了方证的病机为肾虚胃火，故笔者常用此方治疗此类牙痛，加升麻取其升阳散火之意。

3. 落枕颈痛

宋某，女，30岁，2019年9月10日就诊。主诉：右侧颈项疼痛2天，加重3小时。现病史：患者自诉2天前洗头后未吹干入睡，第二天早上起来感觉明显右侧颈项部疼痛，颈项部右侧活动明显困难。刻下症：右侧颈项部僵硬疼痛，微恶风，无明显恶寒及发热，无出汗，无鼻塞流涕，纳可，二便调。既往有颈椎病史。查体：右侧胸锁乳突肌，斜方肌僵硬，触痛明显。舌淡红，苔薄白，脉弦滑。西医诊断：落枕。中医诊断：项痹（风寒入络型）。治疗：先以针刺止痛，取颈痛穴（平衡针穴）、后溪穴，操作以提插捻转泻法，得气即可，不留针；方药以葛根汤加减（具体处方：葛根50 g、麻黄8 g、桂枝8 g、白芍25 g、炙甘草15 g、生姜15 g、大枣25 g、川芎

15 g，3 剂，每日 1 剂，早晚各服药 1 次）。内服疏风散寒，通络止痛。患者经过针刺后，疼痛立即缓解九成，隔日回访，已经没有颈项部疼痛感觉，继续服药巩固疗效，嘱避风寒。

按语：针刺治疗急性颈项疼痛经过反复验证，疗效确切，往往只需要 1 ~ 2 个穴位，几分钟之间便可见效。葛根汤出自《伤寒论》，根据其条文"太阳病，项背强几几，无汗，恶风者，葛根汤主之。"患者此刻的颈项部僵硬疼痛之状正切合葛根汤方证，方证相应故当有效。

4. 心绞痛

张某，男，52 岁，2019 年 8 月 2 日就诊。主诉：反复左侧胸痛 1 年余，再发半小时。现病史：患者 1 年前开始，劳累后或天冷时感明显左侧胸痛，发作时服救心丸或休息或热水袋保暖可以缓解，反复发作，夜间明显。半小时前，再发胸痛，症状同前。既往史：吸烟十余年，每日 1 包。有冠心病病史。平素易感疲倦乏力，怕冷喜温，四肢偏凉。夜尿每晚 2 ~ 3 次，大便每日 1 ~ 2 次，质稀烂。食欲、睡眠一般。查体：体型稍胖，心肺听诊无异常，腹软，无压痛，四肢末端温度偏低。舌暗淡，胖大，苔白腻，边尖齿痕，脉沉弦滑。辅助检查：心电图：V1/V2/V3 导联可见 T 波倒置，较既往心电图变化不大。心肌酶谱、肌钙蛋白 T、D 二聚体均无异常。西医诊断：心绞痛。中医诊断：胸痹（心阳不振，寒湿阻滞型）。治疗：先以针刺止痛，取胸痛穴（平衡针穴）、内关穴，操作以提插捻转泻法，得气即可，不留针。方药以枳实栝楼薤白桂枝汤加减（具体处方：熟附子 20 g、细辛 3 g、枳实 15 g、栝楼 25 g、薤白 30 g、桂枝 15 g、川芎 25 g、红花 15 g、炙甘草 10 g、茯苓 15 g，5 剂，每日 1 剂，早晚各服药 1 次）。内服温阳散寒，化痰祛湿，通络止痛。患者经过针刺后，疼痛立即缓解八成，隔 3 日回访，已经没有活动后明显胸痛感觉，疲倦感改善，畏寒怕冷减轻，夜尿减少，大便每日 1 次，成型。继续服药巩固疗效，嘱避风寒，禁食生冷。

按语：急性胸痛在急诊很常见，不管是否危险性胸痛，针刺止痛技术都建议使用，经过完善检查已经排除危险胸痛的患者中医药治疗更加适合。枳实栝楼薤白桂枝汤出自《金匮要略·胸痹心痛短气病脉证并治第九》"胸痹心中痞气，气结在胸，胸满，胁下逆抢心，枳实薤白桂枝汤主之，人参汤亦主之。"方中的枳实、川厚朴开痞散结，下气除满，桂枝宣通心胸之阳，瓜蒌开胸涤痰，薤白辛温通阳散结气。笔者对于心绞痛，考虑胸阳不振痰气互结之胸痹，经常使用该方。

5.胆绞痛

李某，男，42岁，2018年10月3日就诊。主诉：右侧上腹痛5天，加重2小时。现病史：患者自诉5天前吃油腻食物后开始出现右上腹阵发性绞痛，时伴有恶心欲呕，口苦，纳差，心烦，夜寐不安，大便秘结，小便黄。2小时前，午饭后再发腹痛，症状同前。既往史：胆囊结石、血脂偏高。查体：急性痛苦面容，腹型肥胖，腹肌软，右上腹触痛明显，墨菲征阳性。舌暗红，苔黄腻，脉弦滑。辅助检查：腹部彩超：胆囊结石并胆囊肿大。血常规：白细胞 13×10^9/L，中性粒细胞百分比83%，肝功能、血淀粉酶正常。西医诊断：胆囊结石并胆囊炎。中医诊断：胁痛（肝胆湿热证）。治疗：先以针刺止痛，取腹痛穴（平衡针穴）、胆囊穴、足三里穴，操作以提插捻转泻法，得气即可，不留针。方药以大柴胡汤加减（具体处方：北柴胡10 g、黄芩15 g、大黄15 g、枳实15 g、法半夏10 g、赤芍25 g、大枣20 g、郁金15 g、金钱草35 g、鸡内金15 g，5剂，每日1剂，早晚各服药1次）。内服疏肝利胆，清热祛湿。患者经过针刺后，疼痛立即缓解八成，隔日回访，已经没有明显右上腹疼痛感，口苦纳差减轻，大便每日2～3次，质稀烂。继续服药巩固疗效，嘱禁食油腻。

按语：胆绞痛的治疗急诊常用山莨菪碱等解痉止痛药，不少患者用药后出现口渴、小便不畅等不良反应，但是经过针刺特定穴位同样可以收到满意的止痛效果。大柴胡汤出自《金匮要略·腹满寒疝宿食病脉证并治》："按之心下满痛者，此为实也，当下之，宜大柴胡汤。"方中柴胡、黄芩和解少阳枢机，枳实、大黄疏通阳明燥结，半夏、生姜降逆止呕，白芍柔肝缓急，大枣护胃固中，切合急性腹痛实证的病机。笔者运用此方的经验：如合并肝胆湿热，故加郁金、金钱草，如有结石，加鸡内金、海金沙，如血瘀加桃仁、牡丹皮、三棱、莪术，如有气滞加厚朴、木香等，便秘者要重用生大黄至25 g以上，呕吐明显，不能服药者，也可以直肠滴灌。

6.肾绞痛

王某，男，35岁，2020年2月20日就诊。主诉：左侧腰腹部阵发性绞痛3天，加重2小时。现病史：患者3天前饮酒后开始阵发性左侧腰腹部绞胀疼痛，疼痛向小腹及会阴部放射，伴有恶心呕吐、出汗、口干、口苦、心烦、尿黄。2小时前疼痛加重，故来急诊。既往史：间断饮酒，有左肾结石病史。查体：左肾区叩痛阳性，左侧中输尿管区压痛。舌红，苔薄黄腻，脉弦滑。腹部彩超：左侧输尿管上端扩张，左侧输尿管中段可见高回声结石（大小约6 mm×7 mm），左肾周积液（约10 mm）。血常规：白细胞$10×10^9$/L，中性粒细胞百分比80%。尿常规：潜血（+++），白细胞（++）。西医诊断：输尿管结石并左肾积水。中医诊断：石淋（湿热下注）。治疗先以针刺止痛，取腹痛穴（平衡针穴）、承山穴。操作以提插捻转泻法，得气即可，不留针。方药以自拟化石汤（具体处方：川牛膝60 g、滑石15 g、甘草15 g、赤芍25 g、金钱草30 g、冬葵子15 g、白茅根30 g，3剂，每日一剂，分三次服）内服清热祛湿，活血止痛。患者经过针刺后疼痛缓解八成，口服第一次中药后1小时，患者感觉明显小便通畅，疼痛轻微。嘱患者20分钟内饮水600毫升，并做跳绳运动。4小时后，口服第二次中药后半小时，已经不感到腹痛了。8小时后口服第三次中药，患者自觉排尿受阻，阴茎疼痛，接着尿道口排出一粒石头后再无任何不适。复查泌尿系统彩超已经正常。嘱继续服药2剂后再复查尿常规。

　　按语：急性肾绞痛常因为输尿管结石造成的梗阻引发，患者的疼痛剧烈，甚至哭喊，倒地打滚，诊断不难，治疗当先要止痛。大多医院或以山莨菪碱注射液肌注，或以曲马多注射液肌内注射、或以盐酸哌替啶注射液肌注，不是所有患者的止痛效果都好，同时也会有不想看到的不良反应出现，如呕吐、口干、尿潴留、成瘾性等。针刺治疗肾绞痛在湖南省直中医医院急诊科常规开展，取腹痛穴、足三里穴，能起到很好的解痉止痛作用，而且没有明显的不良反应，操作简单，大部分患者能够减轻六、七成的疼痛。笔者自拟化石汤，方中川牛膝、赤芍以利尿活血止痛，滑石、冬葵子以滑利排石，金钱草以清热祛湿排石，甘草以缓急止痛，白茅根以凉血止血，生津止渴。排石过程常见血尿、剧烈绞痛，不通则痛，必有血瘀，故而重用川牛膝，可以明显缓解疼痛，促进排石。对于年老阳虚体弱，排尿无力的患者，可以加用熟附子、乌药，对于气滞明显的可以加元胡索、小茴香。

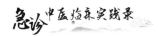

第二节　急性扁桃体炎的中医特色治疗

7. 急性咽部剧痛的患者

张某，女性，32 岁，2022 年 5 月 4 日初诊。主诉：咽喉肿痛 3 天。自诉 3 天前受凉后开始咽肿痛，逐渐加重，吞口水难受，低烧，干咳，口渴，自服头孢类消炎药、蒲地蓝口服液、连花清瘟胶囊等无效，故来诊。查体：双侧扁桃体Ⅱ度红肿，可见脓苔，舌红，苔黄，脉滑数。中医诊断：急乳蛾（肺胃郁热证）。治疗先以白矾按摩扁桃体腺，继以麻杏石甘汤加减（具体处方：麻黄 8 g、苦杏仁 10 g、生石膏 30 g、甘草 15 g、板蓝根 15 g、桔梗 10 g）6 剂，水煎服。

2022 年 5 月 10 日因为失眠复诊，自诉扁桃体按摩后立即感觉咽痛明显减轻，很快烧退，加上口服中药后，已经无明显咽痛了。

按语：白矾按摩扁桃体腺体治疗急乳蛾，是来源于民间的一个特效疗法，经过反复验证，确实有效，特此记录在案。该方法适用于 2 岁以上，能够配合患者，无明显毒副作用，配合口服中药，疗效更佳。

白矾按摩扁桃体腺的具体操作：①准备一次性橡胶手套、白矾粉末少量、芝麻香油。②嘱患者坐于垃圾桶前，张大口，术者戴手套。③左手持压舌板压住舌面，右手食指沾少量芝麻香油后，再沾取一层薄薄的白矾，快速按摩患者双侧扁桃体腺体。④患者很快有呕吐反应，停止按摩，嘱患者自由呕吐即可。⑤如此操作 2 次即可。

8. 发热、头痛的患者

王某，男性，35 岁，2018 年 4 月 25 日初诊。主诉：发热、头痛 1 天。

自诉昨日早上开始发热，头痛，畏寒无汗，全身疼痛，口渴，食欲可，无明显咽痛，尿黄，大便干结，3日未解。既往经常扁桃体化脓。查体：双侧扁桃体Ⅲ度红肿，可见脓苔，舌红，苔黄，脉滑数。中医诊断：急乳蛾（肺胃郁热证），治疗先以双侧耳尖放血，继以麻杏石甘汤加减（具体处方：麻黄8 g、苦杏仁10 g、生石膏30 g、甘草15 g、板蓝根15 g、桔梗10 g）6剂，水煎服。

患者耳尖放血后，体温立即下降0.6 ℃，头痛缓解很多，继续回家服药，随访已经痊愈。

按语：该患者反复扁桃体化脓，此次就诊因为发热、头痛，并无咽痛，查体才知道发热、头痛的原因。耳尖放血对于外感发热、头痛，尤其是高热患者，有明显的退热、止痛作用。笔者经常急诊出诊处理小儿高热惊厥时，救护车上使用耳尖放血，下车时患者体温下降，惊厥得到很好控制。

附：关于放血疗法

1. 作用及机理

放血疗法治病机理是调整阴阳、疏通经络、调和气血，改变经络中气血运行不畅的病理变化，从而达到调整脏腑气血功能的作用。

（1）解表。当外邪在表未定之时，刺络放血可起祛邪解表之效，如《素问·离合真邪论》说："此邪新客，溶溶未有定处也……刺出其血，其病立已。"

（2）止痛。针刺放血疗法最突出的治疗作用是止痛，如神经性头痛、关节疼痛、坐骨神经痛、结石绞痛、脉管炎剧痛、阑尾炎腹痛等病症，针刺放血后疼痛均可明显减轻或消失。中医认为"痛则不通"，如果气血运行失常，发生气滞血瘀，经络壅滞、闭塞不通，就会发生疼痛。针刺放血可以疏通经络中壅滞的气血，改变气滞血瘀的病理变化，"通则不痛"，经络气血畅通了，疼痛则可消除。

（3）泄热。针刺放血可以退热，古医书有"泄热出血"的记载。引起发热的原因很多，一般来说，针刺放血治疗，对外感发热和阳盛发热，效果比较好。针刺放血后可促使邪热外泄或减少血中邪热，使体内阴阳平衡而退热。

（4）消肿。跌打损伤引起的肢体局部肿胀疼痛，活动受限，多因气滞血瘀、经络壅塞所致。针刺放血可以疏通经络中壅滞的气血，"宛陈则除之"，使局部伤处气血畅通，则肿痛自可消除。

（5）解毒。针刺放血有解毒消炎作用，一些感染性疾病如急性乳腺炎、急性阑尾炎、丹毒、疖肿、红眼病等，针刺放血治疗可以促使炎症消散。

2. 操作规范

（1）针具的选择

三棱针：由不锈钢制成，分为粗细两种，针尖部有三面三棱，十分锋利，粗针长 7～10 cm，针柄直径 2 mm，适用于四肢、躯干部位放血。细针长 5～7 cm，针柄直径 1 mm，适用于头面部及手足部放血。

静脉采血针：操作同前。

（2）持针姿势

一般以右手持针，用拇、食两指捏住针柄中段，中指指腹紧靠针体的侧面，露出针尖 2～3 mm。

（3）针刺方法—点刺法

用锋利的针，在人体皮肤表面，轻轻点刺，即点刺腧穴出血或挤出少量液体的方法。针刺前在点刺穴位的上下用手指向点刺处推按，使血液积聚于点刺部位，常规消毒后，左手拇、食指固定点刺部位，右手持针直刺 2～3 mm，快进快出，点刺后采用反复交替挤压和舒张针孔的方法，使出血数滴，或挤出液体少许，右手捏干棉球将血液或液体及时擦去。为了刺出一定量的血液或液体，点刺穴位的深度不宜太浅。

3. 禁忌证

患有血小板减少症、血友病等有出血倾向疾病的患者以及晕血者、血管瘤患者，一般禁止用本疗法。贫血、低血压、孕期和过饥过饱、醉酒、过度疲劳者，不宜使用本疗法。一般放血量以不易挤出为止，宜 1 日或 2 日 1 次。1～3 次为一个疗程。

第三节　穴位注射

9.眩晕、呕吐的患者

李某，女性，50岁，2022年3月14日初诊。主诉：眩晕、呕吐3小时。自诉3小时前起床后开始头晕目眩，视物旋转，恶心呕吐，饮水即吐，无头痛，无肢体麻木、乏力，无食欲。查体：神志清，精神疲倦，病理征阴性，舌淡红，苔水滑，脉滑数。辅助检查：头部CT：未见明显异常。中医诊断：眩晕病（痰饮上逆证）。治疗先以甲氧氯普胺注射液10 mg，行足三里穴位注射止呕，继续予吴茱萸汤合小半夏汤加减（具体处方：吴茱萸6 g、生姜20 g、姜半夏10 g、党参10 g、炙甘草5 g、大枣15 g、茯苓15 g）6剂，水煎服。

疗效：穴位注射后恶心欲呕明显减轻，可以配合服药不呕，半剂药喝完，观察2小时眩晕明显缓解，嘱患者回家休息。

按语：甲氧氯普胺注射液行足三里穴位注射常用治疗眩晕症患者初期，呕吐明显者，患者止呕后可以配合服中药而不呕。

10.半夜腰痛、腹痛的患者

张某，男性，30岁，2021年12月15日初诊。主诉：左侧腰腹痛疼痛4小时。自诉4小时前开始突发左侧腰痛及腹，逐渐加重，伴有恶心欲呕，排尿困难。平素怕冷，手脚凉。体检：T 36.2℃，P56次/分，R20次/分，BP136/93 mmHg。左肾区叩击痛阳性，左侧中尿管压痛点压痛明显，舌淡红，苔白滑，脉沉弦滑。辅助检查：腹部彩超：左肾积水、左侧输尿管上段扩张。血常规：白细胞数 12.25×10^9/L，中性粒细胞绝对值 8.72×10^9/L；尿常规：潜血（+++）。CRP、D-二聚体结果正常。中医诊断：石淋病（阳虚寒凝、气滞血瘀证）。先予孕酮注射液20 mg行承山穴注射，很快患者腰痛明显缓解，继续口服自拟排石汤6剂（具体处方：乌药15g、川牛膝50g、赤芍15g、炙甘草15g、延胡索15g、滑石10g、茯苓30g、泽泻15g、桂枝10g）。

按语：肾结石常常无明显症状，待结石活动后堵塞在输尿管则容易发生痉挛性腹痛、腰胀痛，甚至恶心呕吐，小便不利等。此刻关键是解决患者的腹痛，通过中医药治疗缓解输尿管痉挛、扩张输尿管。不通则痛，结石梗死区域肯定是存在气滞血瘀的病机，结合患者怕冷、舌淡红，苔白滑，脉沉，考虑合并阳虚寒凝的病机。孕酮注射液行承山穴注射，经过反复临床验证，具有很好的解痉止痛作用。

附：关于穴位注射

1. 作用及机理

穴位注射技术是以中医基本理论为指导，以激发经络、穴位的治疗作用，结合现代医药学中的药理作用和注射方法而形成的一种独特疗法。使用时，将注射针刺入穴位后，运用提插手法，使其得气，抽吸无回血后再将药液缓慢注入穴位，从而起到穴位、针刺、药物三者结合的作用。一方面针刺和药物作用直接刺激了经络线上的穴位，产生一定疗效；另一方面穴位注射后，药物在穴位处存留的时间较长，故可增强与延长穴位的治疗效能，并使之沿经络循行以疏通经气直达相应的病理组织器官，充分发挥穴位和药物的共同治疗作用；再有药物对穴位的作用亦可通过神经—内分泌—免疫系统作用于机体，激发人体的抗病能力，产生更大的疗效。

（1）止痛作用：大量的临床资料和实验结果证实，穴位注射与针刺一样，可以兴奋多种感受器，产生针感信号，通过不同的途径到达脊髓和脑，产生诱发电位，这种诱发电位可以有明显的抑制作用。因局部刺激信号进入中枢后，可以激发许多神经元的活动，释放出多种神经介质，其中5-羟色胺、内源性吗啡物质的释放起到了止痛作用。

（2）防御作用：穴位注射可以增强体质，预防疾病，主要是与其针刺可以激发体内的防御机制有关。免疫是机体识别和清除外来抗原物质和自身变形物质，以维持机体内环境相对恒定所产生的一系列保护性反应。

（3）双向调整作用：研究者发现，不同经穴对不同药物反应性不同，经穴有辨别接受化学性刺激的性质，或者说穴位组织对注射药物有一定的辨识作用，这正是药物的归经理论表现所在。在穴位注入有相对特异性的药物，这种药物的性味与此经穴具有特殊的亲和作用，即归于此经，就能显著地加强穴位药物的效应；相反，如果注射进入的药物被识别为不利于机体时，穴位组织能够减弱或者纠正这种不良效应。穴位注射当以经络为载体，把药物运送到相应区域或部位，从而发挥药物和经穴的双向作用，使药效得到加强，并且更迅速、持久。明显药效的发生与发展有经络功能的参与和协同，有一定的循经性，遵循经穴—脏腑相关原理。

（4）穴效药效"叠加效应"：现代研究表明，穴位注射疗法可以在小剂量的情况下，在短时间内产生大剂量静脉注射等强度或者更强的药效。尤其是穴位主治作用与药物药理作用相一致时，表现出最强的穴效药效，具有穴效药效"叠加效应"。穴位药效既具有药物原有药效学特性，又见效快，在未吸收或未达有效血药浓度前即产生强大的药效，且该药效可与无吸收过程的静脉注射相同甚至更好。这种既快速又强大的初始药效与血药浓度无明显相关，也与神经系统的完整性无明显关系，说明穴位注射药效与经络参与有关，从穴位药效的特征中探索经穴的本质是经络研究的一个新的突破口。穴位注射作用包括针刺样作用、药物循经作用、药物与腧穴相互作用等，对其机制的研究应当继续深入。

2. 操作规范

（1）术前评估

①当前主要症状、临床表现、既往史及药物过敏史。

②穴位注射部位的局部皮肤情况。

③对疼痛的耐受程度。

④心理状况。

（2）物品准备：治疗盘、遵医嘱配置药液、无菌注射器及针头、砂轮、皮肤消毒液、镊子、棉签等。

针具：根据使用药物的剂量大小及针刺的深浅，选用不同规格的注射器和针头，经常规消毒即可使用。一般可使用 1 mL、2 mL、5 mL 注射器，若肌肉肥厚部位可使用 10 mL、20 mL 注射器。针头可选用 5 ～ 7 号普通注射针头、牙科用 5 号长针头，以及封闭用的长针头。

常用药液：穴位注射法的常用药液有三类。

中草药制剂：如复方当归注射液、丹参注射液、川芎嗪注射液、天麻素注射液、柴胡注射液等。

维生素类制剂：如维生素 B_1、维生素 B_6、维生素 B_{12} 注射液，维生素 C 注射液等。

其他常用药物：5% ~ 10% 葡萄糖、0.9% 生理盐水、注射用水、甲氧氯普胺、孕酮、山莨菪碱、间苯三酚等。

（3）选穴处方：一般可根据针灸治疗时的处方原则辨证取穴，局部取穴则选用压痛点、皮下结节、条索状物等阳性反应点进行治疗。选穴宜精练，以 1 ~ 2 个穴为妥，最多不超过 4 个穴，并宜选取肌肉比较丰富的部位进行穴位注射。急诊常用足三里、阳陵泉、承山穴。

（4）操作程序：根据所选穴位的部位不同及用药剂量的差异，选择比较合适的注射器及针头。局部常规消毒，用无痛进针法刺入穴位，然后慢慢推进或上下提插，待针下有"得气"感后，回抽一下，若回抽无血，即可将药推入。

（5）针刺的角度和深度：根据穴位所在部位与病变组织的不同要求，决定针刺角度和注射的深浅。如头面及四肢远端等皮肉浅薄处的穴位多浅刺，而腰部和四肢肌肉丰厚部位的穴位可深刺。三叉神经痛于面部有触痛点，可在皮内注射成一"皮丘"；腰肌劳损的部位多较深，故宜适当深刺注射。

（6）药物剂量：穴位注射的用药剂量差异较大，决定于注射部位及药物的性质和浓度。一般耳穴每穴注射 0.1 mL，面部每穴注射 0.3 ~ 0.5 mL，四肢部每穴注射 1 ~ 2 mL，胸背部每穴注射 0.5 ~ 1 mL，腰臀部每穴注射 2 ~ 5 mL。5% ~ 10% 葡萄糖每次可注射 3 ~ 5 mL，而刺激性较大的药物一般用量较小，即所谓小剂量穴位注射，每次用量多为常规量的 1/10 ~ 1/3。中药注射液的穴位注射常规剂量为 1 ~ 2 mL。

3. 注意事项

（1）严格遵守无菌操作，防止感染。

（2）注意药物的性能、药理作用、剂量、禁忌及毒副作用。凡能引起过敏的药物，必须常规皮试，皮试阳性者不可应用。不良反应较严重的药物，使用时应谨慎。某些中草药制剂有时也可能有反应，应用时也应注意。

（3）使用穴位注射法前，应注意药物的有效期，不要使用过期药物。并注意检查药液有无沉淀变质等情况，如已变质即应停止使用。

（4）药物不宜注入关节腔、血管内和脊髓腔。若药物误入关节腔，可致关节红肿、发热、疼痛；误入脊髓腔，有损伤脊髓的可能，严重者可导致瘫痪。

（5）在主要神经干通过的部位作穴位注射时，应注意避开神经干，以免损伤神经。如针尖触到神经干，有触电样感觉，应及时退针，更不可盲目地反复提插。

（6）内有重要脏器的部位不宜针刺过深，以免刺伤内脏。

（7）年老体弱及初次接受治疗者，最好取卧位，注射部位不宜过多，药量也可酌情减少，以免晕针。孕妇的下腹部、腰骶部及合谷、三阴交等穴，不宜作穴位注射，以免引起流产。

第四节　刮痧治疗

11. 背部麻木、冷痛的患者

张某，男性，54岁，2021年4月3日初诊。主诉：右侧肩胛下角区麻木、冷痛10余年。自诉10余年前开始无明显诱因出现右侧肩胛下角，巴掌大区域麻木、冷痛，活动后反而减轻，夜间明显，影响睡眠，食欲可，二便调。查体：右侧肩胛下角的巴掌大区域偏皮温稍低，颜色正常，无明显触压痛，舌淡红，苔薄白，脉沉弦滑。中医诊断：痹病（寒湿痹阻证）。治疗先以局部铜砭刮痧，继以当归四逆汤（具体处方：当归10 g、桂枝15 g、赤芍15 g、细辛5 g、小通草5 g、炙甘草10 g、大枣20 g、路路通10 g、延胡索15 g）7剂内服。

2021年4月20日复诊，经过2次刮痧治疗肩胛处冷痛、麻木当日减轻很多，服完中药已经痊愈。

按语：久病入络，患者肩胛角冷痛、麻木日久，考虑寒湿阻滞，导致局部气血不畅，夜间明显，属于瘀血证表现。故治疗以铜砭局部刮痧，起到直接的疏经通络，活血祛瘀作用。当归四逆汤善于治疗寒湿阻滞、气血瘀滞导致的局部冷痛，刚好对症，故能快速治愈顽疾。

12. 背痛、活动后加重的患者

陈某，男性，58岁，2022年6月8日初诊。主诉：左侧肩胛角区疼痛3天。自诉3天前搬重物后出现左侧肩胛角区疼痛，活动左上肢则牵拉痛，贴伤痛膏药无缓解，食欲可，二便调。既往有肺结节、痛风病史。查体：左侧肩胛角区域颜色正常，无明显压痛，舌淡红，苔薄白，脉弦滑。中医诊断：伤筋病（气滞血瘀证）。治疗先于疼痛处刮痧，再以桃红四物汤加减（桃仁15 g、红花10 g、川芎15 g、当归10 g、熟地黄10 g、赤芍15 g、延胡索

15 g）7 剂内服。

2022 年 6 月 18 日复诊，左侧肩胛角区域疼痛刮痧后即减轻很多，服完药疼痛已经消失，要求继续治疗肺结节。

按语：由于搬运重物后导致肢体痛，中医多考虑筋伤，一般活动时疼痛加重，常规检查一般无阳性发现，核磁共振可以发现局部软组织、韧带等炎症、水肿，刮痧治疗局部筋伤，效果很好。桃红四物汤作为急诊常用治疗外科处方，对于急慢性软组织损伤的疼痛，疗效都很好，值得推荐。

13. 颈项僵硬疼痛的患者

尹某，女性，56 岁，2022 年 6 月 8 日初诊。主诉：左侧颈项疼痛 1 年余，加重 5 天。自诉 1 年前开始反复左侧颈项僵硬、疼痛，曾经核磁共振提示颈椎病，经过针灸、推拿理疗可以缓解，近 5 天感觉左侧颈项僵硬疼痛加重，食欲可，二便调。查体：左侧胸锁乳突肌、斜方肌紧张，舌淡红，苔薄白，脉弦滑。中医诊断：项痹（太阳证）。治疗先以铜砭于左侧胸锁乳突肌、斜方肌刮痧，再以葛根汤加减（葛根 50 g、麻黄 10 g、桂枝 10 g、白芍 15 g、生姜 15 g、炙甘草 10 g、川芎 15 g、延胡索 15 g）7 剂。

2022 年 6 月 17 日复诊，自诉刮痧后左侧颈项僵硬、疼痛缓解很多，服完中药颈项疼痛已经不明显，要求继续巩固治疗。

按语：对于颈项僵硬、疼痛的颈椎病患者，如果惧怕针刺，急诊还可以先刮痧缓解症状，再内服中药葛根汤舒筋通络，活血化瘀以巩固疗效。

附：关于刮痧疗法

1. 机理作用

现代医学对刮痧治疗疾病的很多机制还并不明确。其疗效机制的实验研究已从新陈代谢、免疫抗炎、神经调节、内分泌、皮肤组织血管方面进行探讨。但目前有关刮痧的临床及实验研究仍存在一些不足，中医认为刮痧对人体的作用机制是通过刺激穴位、皮肤经络，将体内邪气驱逐出体表、通达于外，从而达到祛除邪气，活血通络，增强脏腑功能的作用。

2. 急诊临床应用

本疗法临床应用范围较广，以往主要用于痧症，现扩展用于呼吸系统和消化系统等疾病。

（1）痧症（多发于夏秋两季，微热形寒，头昏、恶心、呕吐，胸腹或胀或痛，甚则上吐下泻，多起病突然）：取背部脊柱两侧自上而下刮治，如见神昏可加用眉心、太阳穴。

（2）中暑：取脊柱两旁自上而下轻轻顺刮，逐渐加重。

（3）湿温初起（见感冒、厌食、倦怠、低热等证）：取背部自上而下顺刮，并配用苎麻蘸油在腘窝、后颈、肘窝部擦刮。

（4）感冒：取生姜、葱白各 10 g，切碎和匀布包，蘸热酒先刮擦前额、太阳穴，然后刮背部脊柱两侧，也可配刮肘窝、腘窝。如有呕恶者加刮胸部。

（5）发热咳嗽：取颈部向下至第四腰椎处顺刮，同时刮治肘部、曲池穴。如咳嗽明显，再刮治胸部。

（6）呕吐：取脊柱两旁自上而下至腰部顺刮。

（7）腹痛：取背部脊柱旁两侧刮治。也可同时刮治胸腹部。

（8）伤食所致呕吐腹泻：取脊椎两侧顺刮。如胸闷、腹胀剧痛，可在胸腹部刮治。

（9）头昏脑涨：取颈背部顺刮。配合刮治或按揉太阳穴等。

（10）小腿痉挛疼痛：取脊椎两旁（第 5 胸椎～第 7 腰椎）刮治，同时配用刮治腘窝。

3. 操作规范

（1）用物准备：治疗盘、治疗碗（内盛刮具及纱布 2～3 块），另备治疗碗盛少量清水或药液，弯盘，必要时备浴巾，屏风等。

（2）操作步骤：

①根据部位选择坐位或卧位，暴露并清洁刮痧的皮肤，涂介质。

②刮拭刮痧板与皮肤保持 45° 左右，利用腕力和臂力，用力均匀适中，由轻渐重，顺一个方向进行刮拭，刮痧部位应尽量拉长，刮完一个部位再刮另一处。以出痧或能耐受为度，每个部位刮痧 10～20 次。

③顺序按头部、颈部、背部（胸椎部、腰椎部、骶椎部）、胸部、腹部、上肢（内侧、外侧）下肢（内侧、外侧）的顺序进行刮拭。

④刮痧结束后，用干净手纸或毛巾将刮拭部位介质拭干，轻轻揉按片刻，让患者休息片刻方可离开。痧斑消失后再进行下一次刮痧。

4. 注意事项

（1）对于不出痧或出痧较少的人，未必强求出痧。

（2）刮痧出痧后 1 ~ 2 小时内忌洗凉水澡。

（3）刮痧时应避风，注意保暖，室温较低时应尽量减少暴露部位，夏季高温时不可在电扇处或有对流风处刮，冬季或天气寒冷时刮痧时间宜稍长，夏季或天气热时则刮痧时间宜缩短。

（4）体弱特别紧张怕痛的客人宜用补法刮拭，若有晕刮者，应停止刮痧，让其平卧，处理同晕针。

（5）勿来回刮拭和刮伤皮肤。

（6）不可连续大面积出痧治疗，以保护正气。

第五节　中药封包治疗

14. 泌尿系结石案例

张某，男，32 岁，2021 年 6 月 8 日初诊。主诉：阵发性左腰痛 3 天，加重 1 小时。自诉 3 天前开始阵发性左腰痛，1 小时前开始加重，伴有轻度尿急、尿频、尿痛。既往有"左肾结石"病史。查体：T 36.8℃，P 90 次 / 分，R 20 次 / 分，BP 110/60 mmHg。左肾区叩击痛阳性。辅助检查：腹部彩超：左侧输尿管扩张并左肾积水。尿常规：潜血 3+。诊断考虑左输尿管结石，予中药封包外用行气止痛后自觉腰痛大减，再以自拟排石汤（具体处方：乌药 15 g、川牛膝 50 g、赤芍 15 g、炙甘草 15 g、延胡索 15 g、滑石 10 g、茯苓 30 g、泽泻 15 g、桂枝 10 g）6 剂内服。

15. 腹痛案例

李某，男，19 岁，2021 年 10 月 8 日初诊。主诉：腹痛、呕吐 1 天。患者自诉 1 天前受凉后开始出现上腹部疼痛，呕吐胃内容物 4 次，无腹泻。查体：T 37.1℃，P 69 次 / 分，R 20 次 / 分，BP 126/80 mmHg。剑突下压痛，墨菲征阴性。舌淡红，苔薄白，脉浮滑。诊断考虑急性胃炎。辅助检查：血常规大致正常，血淀粉酶、腹部彩超未见明显异常。治疗予中药封包外用，配合泮托拉唑口服治疗。用药当晚症状即感明显缓解，次日再以原治疗方案处之，症状基本消失。

附：关于中药封包治疗

1. 作用及机理

（1）活化药物：通过远红外线、磁场共同作用，消除无菌性炎症及水肿，改善无氧代谢功能。把有效的中药活化物质转化为离子状态，通透皮肤，直接渗入病灶，用药集中。对症用药、辨证施治、针对不同的疾病导入不同的中药活化物质。见效快、无毒副作用、疗效稳定。

（2）止痛：用于解除或缓解中风引起的各种肢体麻木乏力、疼痛，颈椎病引起的头痛，腰椎间盘突出引起的腰痛、腰酸等。

2. 急诊临床应用

（1）妇科疾病：子宫炎症、痛经等。

（2）呼吸系统疾病：痰喘咳嗽、支气管炎、伤风感冒等。

（3）消化系统疾病：急性胃肠道炎症等。

（4）运动系统疾病：肩周炎、腰肌劳损、腰痛、外伤肿痛、落枕等。

（5）神经系统疾病：肢体麻木、肢体萎软、口眼歪斜等。

（6）泌尿系统疾病：输尿管结石。

3. 操作规范

（1）操作前评估

①了解患者是否有外伤史，感受寒凉史及主要症状。

②外科腹痛者评估症候属性；女性患者评估月经期及孕产史。

③封包治疗局部皮肤有无破损、炎症及知觉的敏感度。

④了解患者当前的心理状态、年龄，对操作者及该项操作的信任度。

（2）封包药物组成：白芥子50 g、紫苏子50 g、莱菔子50 g、川椒50 g、吴茱萸50 g。

（3）操作重点步骤

①评估患者当前主要症状、临床表现及既往史、过敏史，局部皮肤情况，有无感觉迟钝、障碍，对热的耐受程度、心理状态。

②备齐用物，携至床旁，做好解释，核对患者信息。

③取合理体位，协助大小便。将患者的衣裤整理好，封包外罩一次性清洁套，置封包于患处（隔着患者的衣物），根据不同部位，选用绷力绷带、胶布或沙袋固定（瘦弱患者骨突处尽量不做封包，若要做时，注意稍绑松一点，随时询问患者感觉）。

④加热封包，告知患者封包约几分钟就会有温热的感觉，稍有药味，勿擅自调节药包温度。

⑤做封包的过程中，经常询问患者感觉，若患者自觉温度过高或不能耐受，及时将封包稍放松或在封包与患处之间再垫一层布，随时观察患者局部

皮肤情况。

⑥做完封包治疗，检查患者局部皮肤情况，嘱患者暂不吹风，协助患者整理衣物，安置舒适卧位。

4.注意事项

（1）中药封包禁忌证

①孕妇腹部及腰骶部不宜治疗。

②对药包药物过敏患者不宜治疗。

③药物温度不能太烫，太烫会烫伤患者皮肤。

④用药后，若出现红疹、瘙痒、水疱等过敏现象，应暂停使用。

（2）疗效评估

①封包治疗部位准确及局部皮肤微红、发热，无烫伤。

②治疗中及治疗后患者体位安排合理舒适。

③患者对此项操作满意，预期目标达到效果。

（3）意外情况及预防处理措施

①药物过敏：指患者敷药后局部皮肤出现红疹、瘙痒、水疱症状。

预防及处理：操作前详细询问过敏史，应注意封包治疗时间勿过长，以30分钟为宜。观察病情，发现患者有皮肤发红、瘙痒等现象时及时给予停止治疗，并予温水擦净患处。

②烫伤：指因封包温度过度或患者耐受温度低而致患者局部皮肤发红或起水泡、脱皮等。

预防及处理：注意药包的温度，勿过度烘烤造成患者烫伤。若发生烫伤，小水疱可注意保护不用处理，大水疱予以无菌抽液，换药处理。

③告知：治疗过程中局部皮肤可能出现烫伤等情况，药包开始加热后会有的淡淡的中药气味，治疗过程中局部皮肤产生烧灼、热烫的感觉，应立即停止治疗，治疗过程中局部皮肤可能出现水疱。

附　录

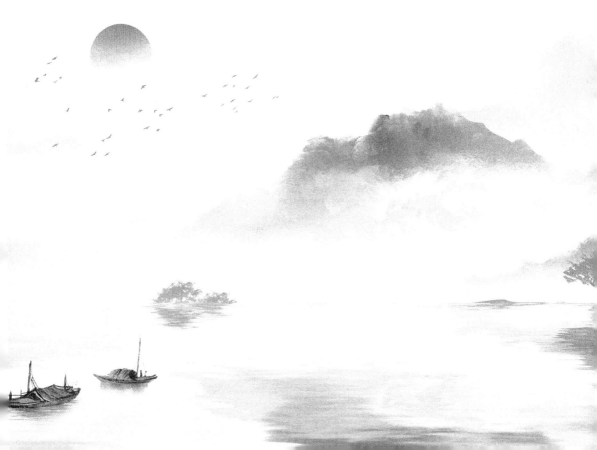

附录一 急诊常用 23 个穴位

1. 耳尖穴（图 1）

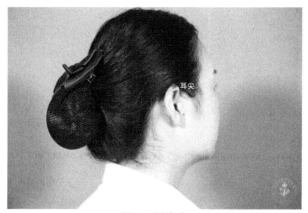

图 1 耳尖穴

定位取穴：正坐或侧伏坐位。在耳郭的上方，当折耳向前，耳廓上方的尖端处。双侧同时取穴。

用法：点刺出血。

急诊适应证：发热、惊厥、目赤肿痛、暴发火眼、睑腺炎、咽喉肿痛、头痛等。

2. 迎香穴（图 2）

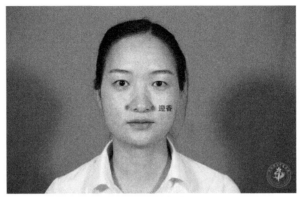

图 2　迎香穴

定位取穴：在鼻翼外缘中点旁，当鼻唇沟中。坐位，用手指沿鼻唇沟向上推，至鼻翼中点旁，可触及一凹陷，即为本穴。同侧取穴。

用法：斜刺 0.3 寸或直刺 0.1 ~ 0.2 寸，不提插捻转。

急诊适应证：鼻塞、衄衄、口歪、口噤等局部病症。

3. 颊车穴（图 3）

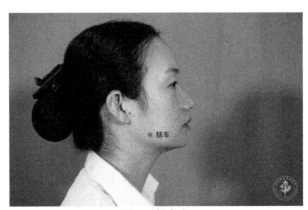

图 3　颊车穴

定位取穴：在面颊部，下颌角前上方约 1 横指，当咀嚼时咬肌隆起最高点，按之凹陷处。交叉取穴。

用法：直刺 0.3 ~ 0.5 寸，不提插捻转。

急诊适应证：齿痛、牙关不利、颊肿、口角歪斜、三叉神经痛等。

4.翳风穴（图4）

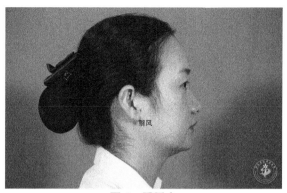

图4　翳风穴

定位取穴：在耳垂后方，当乳突与下颌角之间的凹陷处，此张口时更加明显，故张口取穴。

用法：直刺0.5～1寸，不提插捻转。

急诊适应证：三叉神经痛、齿痛、面瘫、牙关紧闭、腮腺炎、耳鸣耳聋等。

5.风池穴（图5）

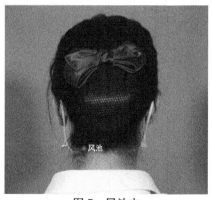

图5　风池穴

定位取穴：在项部，当枕骨之下，与风府相平，胸锁乳突肌与斜方肌上端之间的凹陷处。正坐，在后头骨下两条大筋外缘有两处凹陷，此凹陷与耳垂齐平，用力按压有酸胀感，即为本穴。双侧同时取穴。

用法：向鼻尖斜刺 0.5 ~ 1 寸，不提插捻转。

急诊适应证：头痛、眩晕、颈项痛、目赤肿痛、中风等。

6. 少商穴（图 6）

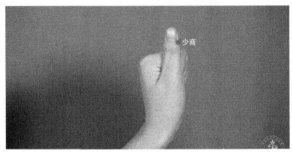

图 6　少商穴

定位取穴：在手拇指末节桡侧，距指甲角 0.1 寸（赤白肉际处）。双侧取穴。

用法：直刺 0.1 寸或点刺出血。

急诊适应证：咽喉肿痛、鼻衄、高热、昏迷、癫狂等。

7. 合谷穴（图 7）

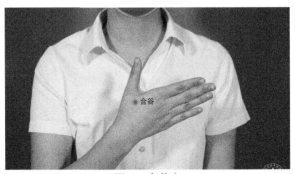

图 7　合谷穴

定位取穴：在手背，第 1、第 2 掌骨间，当第 2 掌骨桡侧的中点处。伸臂，拇、食指张开；以一只手的拇指指间横纹，放在另一只手拇、食指之间的指蹼缘上；屈指，拇指尖所指处，按压有明显酸胀感，即为本穴。

用法：患者半握拳状，直刺0.5～1寸，或深透后溪穴。

急诊适应证：头痛、目痛、齿痛、鼻衄、咽痛、面瘫等。

8.内关穴（图8）

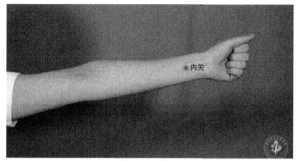

图8 内关穴

定位取穴：在前臂掌侧，当曲泽与大陵的连线上，腕横纹上2寸，掌长肌腱与桡侧腕屈肌腱之间凹陷处。双侧取穴。

用法：直刺0.5～1.5寸，可透外关；斜刺1～2寸，针尖向上肘弯部。

急诊适应证：胸痛、心悸、胸闷、胃痛、呕吐、呃逆等。

9.外关穴（图9）

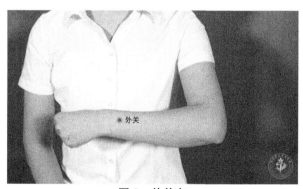

图9 外关穴

定位取穴：在前臂背侧，当阳池与肘尖的连线上，腕背横纹上2寸，尺骨与桡骨之间凹陷处，按之有酸胀感。

用法：直刺 1 ~ 1.5 寸，可透内关。

急诊适应证：头痛、胁肋痛、目痛、高热、耳鸣、耳聋等。

10. 曲池穴（图 10）

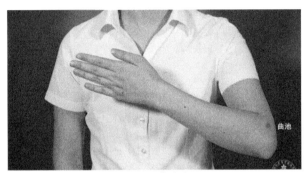

图 10　曲池穴

定位取穴：在肘横纹外侧端，屈肘，当尺泽与肱骨外上髁连线中点。屈肘 45°；在肘关节的外侧，肘横纹头处，按压有酸胀感，即为本穴。

用法：直刺 0.5 ~ 1.5 寸。

急诊适应证：发热、高血压、腹痛、咽痛、膝痛、手臂肩痛、皮肤瘙痒等。

11. 十宣穴（图 11）

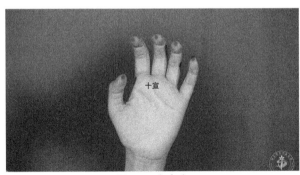

图 11　十宣穴

定位取穴：仰掌，十指微屈。在手十指尖端，距指甲游离缘 0.1 寸，左右共 10 个穴位。

用法：点刺出血。

急诊适应证：昏迷、休克、中暑、癔病、晕厥、咽痛等。

12. 三间穴（图 12）

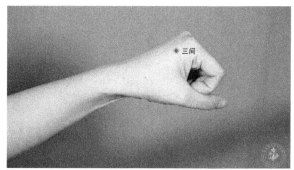

图 12　三间穴

定位取穴：微握拳，在食指桡侧第 2 掌指关节后凹陷中。

用法：直刺 0.3 ～ 0.5 寸，针尖朝向掌横纹中点。

急诊适应证：腰痛、坐骨神经痛、齿痛、咽痛、腹胀、手指拘挛麻木等。

13. 后溪穴（图 13）

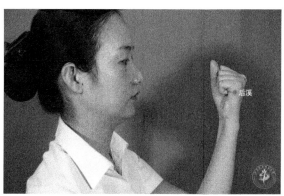

图 13　后溪穴

定位取穴：在手尺侧，微握拳，当小指本节（第 5 指掌关节）后得远侧掌横纹头赤白肉际。

用法：直刺 0.5 ～ 1 寸。可透次合谷穴。

急诊适应证：急性腰痛、落枕、手指及肘痹挛痛、癫狂痫等。

14. 神阙穴（图 14）

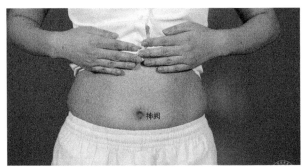

图 14　神阙穴

定位取穴：在腹中部，脐中央。

用法：穴位贴敷治疗或灸法、中药封包治疗。

急诊适应证：腹痛、腹泻、腹胀、自汗、盗汗、尿潴留。

15. 阳陵泉（图 15）

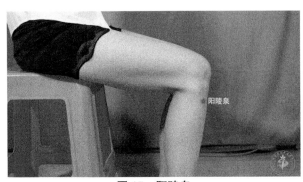

图 15　阳陵泉

定位取穴：在小腿外侧，当腓骨头前下方凹陷处。坐位，屈膝成 90°，膝关节下方，腓骨小头前缘与下缘交叉处有一凹陷，为取穴部位。

用法：直刺 1 ～ 1.5 寸。

急诊适应证：腹痛、肩痛、胁肋疼痛、黄疸、口苦、呃逆、呕吐、下肢及膝关节疼痛、高血压等。

16.胆囊穴（图16）

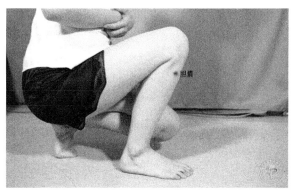

图16　胆囊穴

定位取穴：腓骨小头前下方凹陷处（阳陵泉）直下2寸。坐位，屈膝，腓骨小头前下方凹陷往下量2横指（大拇指指间关节部位的横径为1寸）处，即为本穴。

用法：直刺1～2寸。

急诊适应证：胆囊炎、胆结石、胆绞痛、胁痛、下肢痹痛。

17.足三里（图17）

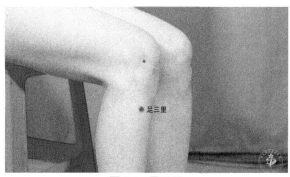

图17　足三里

定位取穴：在小腿前外侧，当犊鼻穴下3寸，距胫骨前缘1横指（中指）。坐位，同侧手张开，食指第二指关节桡侧缘对准犊鼻穴下缘，小指第二指关节处即是本穴。双侧取穴。

用法：直刺 1 ~ 2 寸；穴位注射治疗；艾灸。

急诊适应证：胃痛、呕吐、腹胀、腹泻、呃逆等胃肠疾病。

18. 委中穴（图 18）

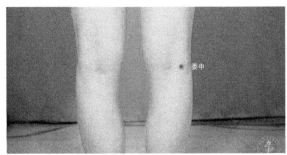

图 18　委中穴

定位取穴：腘横纹中点，当股二头肌肌腱与半腱肌肌腱的中点。俯卧，腘横纹中点处（肌腱之间）。

用法：直刺 1 ~ 1.5 寸，或点刺放血、拔罐。

急症适应证：腰背痛、中暑、急性胃肠炎、腹痛、丹毒等。

19. 承山穴（图 19）

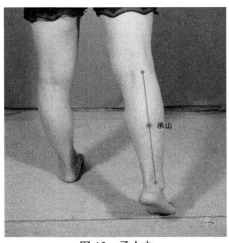

图 19　承山穴

定位取穴：在小腿后面正中，委中与昆仑之间，当伸直小腿或足跟上提的，腓肠肌肌腹下出现尖角凹陷处。俯卧或侧卧位，取腘横纹中点与外踝尖连线中点处，即为本穴。

用法：直刺 1 ~ 2 寸，或穴位注射。

急诊适应证：腰腿拘急疼痛、输尿管结石、坐骨神经痛、小儿惊风、痛经、腓肠肌痉挛、痔疮、脱肛等。

20. 太冲穴（图 20）

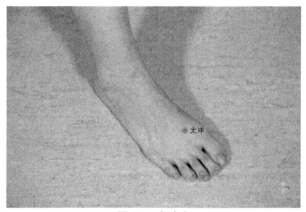

图 20　太冲穴

定位取穴：在足背侧，当第 1、第 2 跖骨结合部之间凹陷处。

用法：斜刺 0.5 ~ 1 寸。

急诊适应证：头痛、眩晕、目赤肿痛、中风、癫痫、惊风、胁痛、呕逆、癃闭等。

21. 水沟穴（图 21）

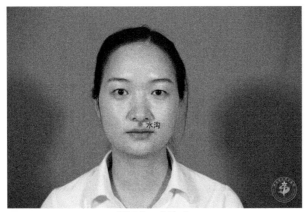

图 21　水沟穴

定位取穴：在面部，当人中沟上 1/3 处交点处。

用法：向上斜刺 0.3 ～ 0.5 寸，强刺激；或指甲掐按。

急诊适应证：晕厥、中暑、中风、昏迷、癫狂痫、癔症、低血压、腰脊强痛。

22. 涌泉穴（图 22）

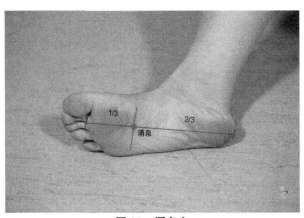

图 22　涌泉穴

定位取穴：在足底部，卷足时足前部凹陷处，约当足底第 2、第 3 趾趾缝纹头端与足跟连线的前 1/3 与后 2/3 交点上。

用法：直刺 0.5 ～ 1 寸，或灸法。

急诊适应证：昏厥、中暑、癫痫、惊风、头痛、头晕等。

23. 大椎穴（图 23 ）

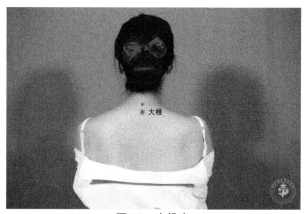

图 23　大椎穴

定位取穴：在后正中线上，第 7 颈椎棘突下凹陷中。坐位低头，确定后正中线上的颈背部交界处椎骨高突（第 7 颈椎棘突），在高突下有一凹陷，即为本穴。

用法：点刺放血或艾灸。

急诊适应证：热病、感冒、咳嗽、头项疼痛、癫痫、惊风、头面部痤疮、睑腺炎等。

附录二 急诊常用 100 味中药

1. 桂枝

《神农本草经》："主上气咳逆，结气，喉痹，吐吸，利关节，补中益气。"

性味归经：辛、甘、温。归心、肺、膀胱经。

功效：发汗解表，温经通阳。

主治：气上冲、出汗、惊恐、腹痛。

2. 芍药

《神农本草经》："主邪气腹痛，除血痹，破坚积，寒热疝瘕，止痛，利小便，益气。"

性味归经：苦、酸、微寒。归肝、脾经。

功效：养血敛阴，柔肝止痛，平抑肝阳。

主治：挛急，尤以脚挛急、腹中急痛、身疼痛为多。

3. 甘草

《神农本草经》："主五脏六府寒热邪气，坚筋骨，长肌肉，倍力，金创，解毒。久服轻身延年。"

性味归经：甘、平。归心、肺、脾、胃经。

功效：补脾益气，清热解毒，祛痰止咳，缓急止痛，调和诸药。

主治：用于脾胃虚弱，倦怠乏力，心悸气短，咳嗽痰多，脘腹、四肢挛急疼痛，痈肿疮毒，缓解药物毒性、烈性。

4. 大枣

《神农本草经》："主心腹邪气，安中养脾，助十二经。平胃气，通九窍，补少气、少津液，身中不足，大惊，四肢重，和百药。"

性味归经：甘，温。归脾、胃、心经。

功效：补脾和胃，益气生津，调营卫，解药毒。

主治：胃虚食少，脾弱便溏，气血津液不足，营卫不和，心悸怔忡。妇人脏躁。

5. 麻黄

《神农本草经》："主中风伤寒头痛温疟，发表，出汗，去邪热气，止咳逆上气，除寒热，破癥坚积聚。"

性味归经：辛、微苦，温。归肺、膀胱经。

功效：发汗散寒，宣肺平喘，利水消肿。

主治：用于风寒感冒，胸闷喘咳，风水浮肿。蜜麻黄润肺止咳。多用于表证已解，气喘咳嗽。

6. 附子

《神农本草经》："主风寒咳逆邪气，温中，金创，破癥坚积聚，血瘕，寒温，踒（《御览》作痿）。躄拘挛，脚痛，不能行步。"

性味归经：辛、甘、大热；有毒。归心、肾、脾经。

功效：回阳救逆，补火助阳，散寒止痛。

主治：用于亡阳虚脱，肢冷脉微，心阳不足，胸痹心痛，虚寒吐泻，脘腹冷痛，肾阳虚衰，阳痿宫冷，阴寒水肿，阳虚外感，寒湿痹痛。

7. 乌头

《神农本草经》："主中风，恶风，洗洗，出汗，除寒湿痹，咳逆上气，破积聚，寒热。"

性味归经：辛、苦、热、有大毒。归心、肝、肾、脾经。

功效：祛风除湿，温经止痛。

主治：用于风寒湿痹，关节疼痛，心腹冷痛，寒疝作痛及麻醉止痛。

8. 干姜

《神农本草经》："主胸满咳逆上气，温中止血，出汗，逐风，湿痹，肠澼，下利。生者尤良，久服去臭气，通神明。"

性味归经：辛、热。归脾、胃、肾、心、肺经。

功效：温中逐寒，回阳通脉。

主治：心腹冷痛，吐泻，肢冷脉微，寒饮喘咳，风寒湿痹，阳虚吐、衄、下血。

9. 细辛

《神农本草经》："主咳逆，头痛，脑动，百节拘挛，风湿，痹痛，死肌。久服明目，利九窍，轻身长年。"

性味归经：辛、温。归心、肺、肾经。

功效：祛风散寒，祛风止痛，通窍，温肺化饮。

主治：用于风寒感冒，头痛，牙痛，鼻塞流涕，鼻衄，鼻渊，风湿痹痛，痰饮喘咳。

10. 吴茱萸

《神农本草经》："主温中，下气，止痛，咳逆，寒热，除湿血痹，逐风邪，开腠。"

性味归经：辛、苦、热；有小毒。归肝、脾、胃、肾经。

功效：散寒止痛，降逆止呕，助阳止泻。

主治：用于厥阴头痛，寒疝腹痛，寒湿脚气，经行腹痛，脘腹胀痛，呕吐吞酸，五更泄泻。

11. 柴胡

《神农本草经》："主心腹，去肠胃中结气，饮食积聚，寒热邪气，推陈致新。久服，轻身明目益精。"

性味归经：苦、凉。归肝、胆经。

功效：和解表里，疏肝解郁，升阳举陷，退热截疟。

主治：用于感冒发热，寒热往来，胸胁胀痛，月经不调，子宫脱垂，脱肛。

12. 半夏

《神农本草经》："主伤寒，寒热，心下坚，下气，喉咽肿痛，头眩胸胀，咳逆肠鸣，止汗。"

性味归经：辛、温、有毒。归脾、胃、肺经。

功效：燥湿化痰，降逆止呕，消痞散结。

主治：用于湿痰寒痰，咳喘痰多，痰饮眩悸，风痰眩晕，痰厥头痛，呕吐反胃，胸脘痞闷，梅核气；外治痈肿痰核。

13. 黄芪

《神农本草经》："主痈疽，久败疮，排脓，止痛，大风癞疾，五痔，鼠瘘，补虚，小儿百病。"

性味归经：甘、微温。归肺、脾经。

功效：补气升阳，固表止汗，利水消肿，生津养血，行滞通痹，托毒排脓，敛疮生肌。

主治：用于气虚乏力，食少便溏，中气下陷，久泻脱肛，便血崩漏，表虚自汗，气虚水肿，内热消渴，血虚萎黄，半身不遂，痹痛麻木，痈疽难溃，久溃不敛。

14. 白术

《神农本草经》："主风寒湿痹死肌，痉，疸，止汗，除热，消食，作煎饵。久服，轻身延年，不饥。"

性味归经：苦、甘、温。归脾、胃经。

功效：补脾益胃，燥湿和中，安胎。

主治：脾胃气弱，不思饮食，倦怠少气，虚胀，泄泻，痰饮，水肿，黄疸，湿痹，小便不利，头晕，自汗，胎气不安。

15. 茯苓

《神农本草经》："主胸胁逆气，忧恚，惊邪，恐悸，心下结痛，寒热烦满，咳逆，口焦舌干，利小便。久服安魂养神，不饥，延年。"

性味归经：甘、淡、平。归心、肺、脾、肾经。

功效：渗湿利水，益脾和胃，宁心安神。

主治：小便不利，水肿胀满，痰饮咳逆，呕哕，泄泻，淋浊，惊悸，健忘。

16. 猪苓

《神农本草经》："主痎疟，解毒蛊。"

性味归经：甘、淡、平；脾、肾、肺、膀胱经

功效：利尿渗湿。

主治：小便不利，水肿胀满，脚气，泄泻，淋浊，带下。

17. 土茯苓

《玉楸药解》："利水泻湿，燥土健中，壮筋骨而伸拘挛，利关节而消壅肿，最养脾胃，甚止泄利。"

性味归经：甘、淡、平。归肝、胃经。

功效：解毒除湿，通利关节。

主治：用于梅毒及汞中毒所致的肢体拘挛，筋骨疼痛；湿热淋浊，带下，痈肿，瘰疬，疥癣。

18. 茯苓皮

《本草纲目》："主水肿肤胀，开水道，开腠理。"

性味归经：甘、淡、平。归肺、脾、肾经。

功效：利水消肿。

主治：用于水肿，小便不利。

19. 茯神

《名医别录》："疗风眩，风虚，五劳，口干。止惊悸，多恚怒，善忘。开心益智，养精神。"《药性论》"主惊痫，安神定志，补劳乏；主心下急痛坚满，小肠不利。"

性味归经：甘、淡、平。归心、脾经。

功效：宁心，安神，利水。

主治：用于心虚惊悸，健忘，失眠，惊痫，小便不利。

20. 泽泻

《神农本草经》："主风寒湿痹，乳难消水，养五脏，益气力，肥健。久服耳目聪明，不饥，延年轻身，面生光，能行水上。"

性味归经：甘、淡，寒。归肾、膀胱经。

功效：利水渗湿，泄热，化浊降脂。

主治：用于小便不利，水肿胀满，泄泻尿少，痰饮眩晕，热淋涩痛，高脂血症。

21. 滑石

《神农本草经》："主身热泄澼，女子乳难，癃闭。利小便，荡胃中积聚寒热，益精气。久服，轻身，耐饥，长年。"

性味归经：甘、淡，寒。归膀胱、肺、胃经。

功效：利尿通淋，清热解暑，外用祛湿敛疮。

主治：用于热淋，石淋，尿热涩痛，暑湿烦渴，湿热水泻；外治湿疹，湿疮，痱子。

22. 防己

《神农本草经》："主风寒温疟热气诸痫，除邪，利大小便。"

性味归经：苦，寒。归膀胱、肺经。

功效：祛风止痛，利水消肿。

主治：用于风湿痹痛，水肿脚气，小便不利，湿疹疮毒。

23. 防风

《神农本草经》："主大风，头眩痛，恶风，风邪，目盲无所见，风行周身，骨节疼痹，烦满。久服轻身。"

性味归经：辛、甘，微温。归膀胱、肝、脾经。

功效：祛风解表、胜湿止痛、解痉、止痒。

主治：外感风寒、头痛身痛、风湿痹痛、骨节酸痛、腹痛泄泻、肠风下血、破伤风、风疹瘙痒、疮疡初起。

24. 羌活

《药性本草》："治贼风，失音不语，多痒血癞，手足不遂，口面歪斜，遍身顽痹。"

性味归经：辛、苦、温，归膀胱、肾经。

功效：解表散寒，祛风胜湿，止痛。

主治：风寒感冒，风寒湿痹，项强筋急，骨节酸疼，风水浮肿，痈疽疮毒。

25. 独活

《神农本草经》："主风寒所击，金疮止痛，贲豚，痫痓，女子疝瘕。久服，轻身耐老。"

性味归经：辛、苦，微温。归肾、膀胱经。

功效：祛风除湿，通痹止痛。

主治：用于风寒湿痹，腰膝疼痛，风寒挟湿头痛。

26. 葛根

《神农本草经》："主消渴，身大热，呕吐，诸痹，起阴气，解诸毒，葛谷，主下利，十岁已上。"

性味归经：甘、辛，凉，归脾、胃经。

功效：解肌退热，生津止渴，透疹，升阳止泻，通经活络，解酒毒。

主治：用于外感发热头痛，项背强痛，口渴，消渴，麻疹不透，热痢，泄泻，眩晕头痛，中风偏瘫，胸痹心痛，酒毒伤中。

27. 栝楼根

《神农本草经》："主消渴，身热，烦满，大热，补虚安中，续绝伤。"

性味归经：甘、微苦，微寒。归肺、胃经。

功效：清热生津，消肿排脓。

主治：用于热病烦渴，肺热燥咳，内热消渴，疮疡肿毒。

28.黄连

《神农本草经》："主热气，目痛，眦伤，泣出，明目，肠澼，腹痛，下利，妇人阴中肿痛。久服，令人不忘。"

性味归经：苦、寒，归心、脾、胃、肝、胆、大肠经。

功效：清热燥湿，泻火解毒。

主治：用于湿热痞满，呕吐吞酸，泻痢，黄疸，高热神昏，心火亢盛，心烦不寐，心悸不宁，血热吐衄，目赤，牙痛，消渴，痈肿疔疮；外治湿疹，湿疮，耳道流脓。酒黄连善清上焦火热，用于目赤，口疮。姜黄连清胃和胃止呕，用于寒热互结，湿热中阻，痞满呕吐。萸黄连舒肝和胃止呕，用于肝胃不和，呕吐吞酸。

29.黄芩

《神农本草经》："主诸热黄疸，肠澼，泄利，逐水，下血闭，恶创恒蚀，火疡。"

性味归经：苦、寒，归肺、胆、脾、大肠、小肠经。

功效：清热燥湿，泻火解毒，止血，安胎。

主治：用于湿温、暑湿，胸闷呕恶，湿热痞满，泻痢，黄疸，肺热咳嗽，高热烦渴，血热吐衄，痈肿疮毒，胎动不安。

30.黄柏

《神农本草经》："主五藏，肠胃中结热，黄疸，肠痔，止泄利，女子漏下赤白，阴阳蚀创。"

性味归经：苦、寒，归肾、膀胱经。

功效：清热燥湿，泻火解毒。

主治：热痢，泄泻，消渴，黄疸，痿躄，梦遗，淋浊，痔疮，便血，赤白带下，骨蒸劳热，目赤肿痛，口舌生疮，疮疡肿毒。

31. 栀子

《神农本草经》："主五内邪气，胃中热气，面赤，酒疱齄鼻，白癞、赤癞、疮疡。"

性味归经：苦、寒，归心、肺、三焦经。

功效：泻火除烦，清热利尿，凉血解毒。

主治：热病心烦，黄疸尿赤，血淋涩痛，血热吐衄，目赤肿痛，火毒疮疡。

32. 大黄

《神农本草经》："主下瘀血，血闭，寒热，破癥瘕积聚，留饮，宿食，荡涤肠胃，推陈致新，通利水谷，调中化食，安和五脏。"

性味归经：苦、寒，归脾、胃、大肠、肝、心包经。

功效：泻下攻积，清热泻火，凉血解毒，逐瘀通经，利湿退黄。

主治：用于实热积滞便秘，血热吐衄，目赤咽肿，痈肿疔疮，肠痈腹痛，瘀血经闭，产后瘀阻，跌打损伤，湿热痢疾，黄疸尿赤，淋证，水肿；外治烧烫伤。酒大黄善清上焦血分热毒，用于目赤咽肿，齿龈肿痛。熟大黄泻下力缓，泻火解毒，用于火毒疮疡。大黄炭凉血化瘀止血，用于血热有瘀出血症。

33. 虎杖

《本草经集注》："主通利月水，破留血癥结。田野甚多此，状如大马蓼，茎斑而叶圆。极主暴瘕，酒渍根服之也。"

性味归经：微苦、微寒，归肝、胆、肺经。

功效：利湿退黄，清热解毒，散瘀止痛，止咳化痰。

主治：用于湿热黄疸，淋浊，带下，风湿痹痛，痈肿疮毒，水火烫伤，经闭，癥瘕，跌打损伤，肺热咳嗽。

34. 芒硝

《名医别录》："主五脏积聚，久热胃闭，除邪气，破留血，腹中痰实结搏，通经脉，利大小便及月水，破五淋，推陈致新。"

性味归经：咸、苦、寒，归胃、大肠经。

功效：泻下通便，润燥软坚，清火消肿。

主治：用于实热积滞，腹满胀痛，大便燥结，肠痈肿痛；外治乳痈，痔疮肿痛。

35. 厚朴

《神农本草经》："主中风，伤寒，头痛，寒热，惊悸气，血痹，死肌，去三虫。"

性味归经：苦、辛、温，归脾、胃、肺、大肠经。

功效：燥湿消痰，下气除满。

主治：用于湿滞伤中，脘痞吐泻，食积气滞，腹胀便秘，痰饮喘咳。

36. 枳实

《神农本草经》："主大风在皮肤中，如麻豆苦痒，除寒热结，止利，长肌肉，利五脏，益气轻身。"

性味归经：苦、辛、酸、微寒，归脾、胃经。

功效：破气消积，化痰散痞。

主治：用于积滞内停，痞满胀痛，泻痢后重，大便不通，痰滞气阻，胸痹，结胸，脏器下垂。

37. 枳壳

《本草经解》："主风痒麻痹，通利关节，劳气咳嗽，背膊闷倦，散留结胸膈痰滞，逐水消胀满，大肠风，安胃止风痛。"

性味归经：苦、辛、酸、微寒，归脾、胃经。

功效：理气宽中，行滞消胀。

主治：用于胸胁气滞，胀满疼痛，食积不化，痰饮内停，脏器下垂。

38. 青皮

《雷公炮制药性解》："主破滞气，愈用而愈效。削坚积，愈下而愈良。引诸药至厥阴之分，下饮食入太阴之仓，消温疟热甚结母，止左胁郁怒作痛，去肉，微炒用。青皮即橘之小者，酸能泄水，宜走肝经；温能辅导，宜归脾部。"

性味归经：苦、辛、温，归肝、胆、胃经。

功效：疏肝破气，消积化滞。

主治：肝郁气滞之胁肋胀痛、乳房胀痛、乳核、乳痈，疝气疼痛，食积气滞之胃脘胀痛，以及气滞血瘀所至的癥瘕积聚，久疟癖块。

39. 陈皮

《神农本草经》："主胸中瘕热逆气，利水谷。久服去臭，下气，通神。"

性味归经：苦、辛，温，归肺、脾经。

功效：理气健脾，燥湿化痰。

主治：用于脘腹胀满，食少吐泻，咳嗽痰多。

40. 栝蒌实

《本草正义》："瓜蒌仁，性降而润，能降实热痰涎，开郁结气闭，解消渴，定胀喘，润肺止嗽。但其气味悍劣，善动恶心呕吐，中气虚者不宜用，《本草》言其补虚劳，殊为大谬。"

性味归经：甘、微苦、寒，归肺、胃、大肠经。

功效：清肺化痰，滑肠通便。

主治：痰热咳嗽，肺虚燥咳，肠燥便秘，痈疮肿毒。

41. 薤白

《神农本草经》："主金疮疮败。"

性味归经：辛、苦、温，归肺、胃、大肠经。

功效：通阳散结，行气导滞。

主治：用于胸痹疼痛，痰饮咳喘，泄痢后重。

42. 石膏

《神农本草经》："主中风寒热，心下逆气，惊喘，口干舌焦，不能息，腹中坚痛，产乳，金疮。"

性味归经：甘、辛、大寒，归肺、胃经。

功效：清热泻火，除烦止渴。

主治：用于外感热病，高热烦渴，肺热喘咳，胃火亢盛，头痛，牙痛。

43. 知母

《神农本草经》："主消渴热中，除邪气肢体浮肿，下水，补不足，益气。"

性味归经：苦、甘、寒，归肺、胃、肾经。

功效：清热泻火，生津润燥。

主治：用于外感热病，高热烦渴，肺热燥咳，骨蒸潮热，内热消渴，肠燥便秘。

44. 麦冬

《神农本草经》："主心腹结气，伤中伤饱，胃络脉绝，羸瘦短气。久服轻身，不老不饥。生川谷及堤阪。"

性味归经：甘、微苦、微寒，归心、肺、胃经。

功效：养阴生津，润肺清心。

主治：用于肺燥干咳，虚痨咳嗽，津伤口渴，心烦失眠，内热消渴，肠燥便秘，咽白喉。

45. 白茅根

《神农本草经》："主劳伤虚羸，补中益气，除瘀血、血闭寒热，利小便。"

性味归经：甘、寒，归肺、胃、膀胱经。

功效：凉血止血，清热利尿。

主治：用于血热吐血，衄血，尿血，热病烦渴，黄疸，水肿，热淋涩痛，急性肾炎水肿。

46. 芦根

《名医别录》：“主消渴客热，止小便利。”
性味归经：甘、寒，归肺、胃经。
功效：清热生津，除烦，止呕，利尿。
主治：用于热病烦渴，胃热呕哕，肺热咳嗽，肺痈吐脓，热淋涩痛。

47. 萆薢

《神农本草经》：“主腰背痛，强骨节，风寒湿周痹，恶疮不瘳，热气。”
性味归经：苦，平，归肝、胃、膀胱经
功效：祛风湿，利湿浊。
主治：膏淋、白浊、带下、疮疡、湿疹、风湿痹痛。

48. 瞿麦

《神农本草经》：“主关格诸癃结，小便不通，出刺，决痈肿，明目去翳，破胎堕子，下闭血。”
性味归经：苦、寒，归心、小肠经。
功效：利尿通淋，破血通经。
主治：用于热淋、血淋、石淋、小便不通、淋沥涩痛、月经闭止。

49. 龙骨

《神农本草经》：“主咳逆，泄痢脓血，女子漏下，癥瘕坚结，小儿热气惊痫。”
性味归经：味甘、涩、平、无毒，归心、肝、肾、大肠经。
功效：镇惊安神，平肝潜阳，固涩，收敛。
主治：主惊痫癫狂、心悸怔忡、失眠健忘、头晕目眩、自汗盗汗、遗精遗尿、崩漏带下、久泻久痢、溃疡久不收口及湿疮。

50. 牡蛎

《神农本草经》：“主伤寒寒热，温疟洒洒，惊恚怒气，除拘缓鼠瘘，女子带下赤白。久服强骨节。"

性味归经：味咸、微寒，归肝、胆、肾经。

功效：重镇安神，潜阳补阴，软坚散结。

主治：用于惊悸失眠、眩晕耳鸣、瘰疬痰核、癥瘕痞块。煅牡蛎收敛固涩，用于自汗盗汗、遗精崩带、胃痛吞酸。

51. 磁石

《神农本草经》："主周痹风湿，肢节中痛，不可持物，洗洗酸痟，除大热烦满及耳聋。"

性味归经：味咸、寒，归肝、心、肾经。

功效：平肝潜阳，聪耳明目，镇惊安神，纳气平喘。

主治：用于头晕目眩、视物昏花、耳鸣耳聋、惊悸失眠、肾虚气喘。

52. 珍珠母

《饮片新参》："平肝潜阳，安神魂，定惊痫，消热痞、眼翳。"

性味归经：味咸、寒，归肝、心经。

功效：平肝潜阳，定惊明目。

主治：用于头痛眩晕、烦躁失眠、肝热目赤、肝虚目昏。

53. 石决明

《别录》："主目障翳痛，青盲。"

性味归经：味咸、平，归肝、肾经。

功效：平肝潜阳，清肝明目。

主治：用于头痛眩晕、目赤翳障、视物昏花、青盲雀目。治风阳上扰、头痛、眩晕、惊搐、骨蒸劳热、青盲内障。

54. 决明子

《神农本草经》："主青盲，目淫肤赤白膜，眼赤痛，泪出，久服益精光。"

性味归经：甘、苦、咸、微寒，归肝、大肠经。

功效：清热明目，润肠通便。

主治：用于目赤涩痛、羞明多泪、头痛眩晕、目暗不明、大便秘结。

55. 人参

《神农本草经》："主补五脏，安精神，止惊悸，除邪气，明目，开心益智。"

性味归经：甘、微苦、平，归脾、肺、心经。

功效：大补元气，复脉固脱，补脾益肺，生津，安神。

主治：用于体虚欲脱、肢冷脉微、脾虚食少、肺虚喘咳、津伤口渴、内热消渴、久病虚羸、惊悸失眠、阳痿宫冷、心力衰竭、心源性休克。

56. 党参

《本草从新》："补中益气，和脾胃，除烦渴。"

性味归经：甘、平，归脾、肺经。

功效：补中益气，健脾益肺。

主治：用于脾肺虚弱、气短心悸、食少便溏、虚喘咳嗽、内热消渴。

57. 西洋参

《本草从新》："补肺降火，生津液，除烦倦。虚而有火者相宜。"

性味归经：甘、微苦、凉，归心、肺、肾经。

功效：补气养阴，清热生津。

主治：用于气虚阴亏，内热，咳喘痰血，虚热烦倦，消渴，口燥咽干。

58. 红参

《神农本草经》："主补五脏，安精神，止惊悸，除邪气，明目，开心益智。"

性味归经：甘、微苦、温，归脾、肺、心经。

功效：大补元气，复脉固脱，益气摄血。

主治：用于体虚欲脱、肢冷脉微、气不摄血、崩漏下血。

59. 生姜

《药征续编》："生姜主治呕，兼治干呕噫哕逆。"
性味归经：辛、微温，归肺、脾、胃经。
功效：解表散寒，温中止呕，解鱼蟹毒。
主治：风寒感冒，胃寒呕吐，鱼蟹中毒。

60. 阿胶

《神农本草经》：主"心腹内崩，劳极洒洒如疟状，腰腹痛，四肢酸疼，女子下血。安胎。久服益气。"
性味归经：甘、平，归肺、肝、肾经。
功效：补血，滋阴，润燥，止血。
主治：用于血虚萎黄、眩晕心悸、肌痿无力、心烦不眠、虚风内动、肺燥咳嗽、劳嗽咯血、吐血尿血、便血崩漏、妊娠胎漏。

61. 生地黄

《神农本草经》：主"折跌，绝筋，伤中，逐血痹，填骨髓，长肌肉。"
性味归经：甘、苦、寒，归心、肝、肾经。
功效：清热凉血，养阴生津。
主治：热病伤阴、舌绛烦渴、温毒发斑、吐血、衄血、咽喉肿痛。

62. 当归

《神农本草经》：主"咳逆上气，润肺气。温疟寒热，洗洗在皮肤中，皆风寒在血中之病。"
性味归经：甘、温，归肝、心、脾经。
功效：补血活血，调经止痛，润肠通便。
主治：血虚萎黄、眩晕心悸、月经不调、经闭痛经、虚寒腹痛。

63. 川芎

《神农本草经》：主"中风入脑头痛，寒痹筋挛，缓急金疮，妇人血闭无子。"

性味归经：辛、温，归肝、胆、心包经。

功效：活血行气，祛风止痛。

主治：血瘀气滞、胸痹心痛、头痛、风湿痹痛。

64. 牡丹皮

《神农本草经》："热，中风，瘛疭，痉，惊痫，邪气，除癥坚，瘀血留舍肠胃，安五脏，疗痈疮。"

性味归经：苦、辛、微寒。归心、肝、肾经。

功效：清热凉血，活血化瘀。

主治：热入营血、温毒发斑、吐血衄血、夜热早凉、无汗骨蒸、经闭痛经、跌扑伤痛、痈疮毒。

65. 苦杏仁

《神农本草经》："主咳逆上气雷鸣，喉痹，下气，产乳金疮，寒心奔豚。"

性味归经：苦、微温、有小毒。归肺、大肠经。

功效：降气止咳平喘，润肠通便。

主治：咳嗽气喘、胸闷痰多、肠燥便秘。

66. 五味子

《神农本草经》："主益气，气敛则益。咳逆上气，肺主气，肺气敛则咳逆除，而气亦降矣。"

性味归经：味酸、甘，性温。归肺、心、肾经。

功效：收敛固涩，益气生津，补肾宁心。

主治：久咳虚喘、梦遗滑精、遗尿尿频、久泻不止、自汗盗汗。

67. 桔梗

《神农本草经》："主胸胁痛如刀刺，腹满，肠鸣幽幽，惊恐悸气。"

性味归经：味苦、辛，性平。归肺经。

功效：宣肺，利咽，祛痰，排脓。

主治：咳嗽痰多、胸闷不畅、咽痛音哑、肺痈吐脓。

68.葶苈子

《神农本草经》："主癥瘕结聚结气，饮食寒热，破坚逐邪，通利水道。"

性味归经：味辛、苦，性寒。入肺、膀胱经。

功效：破坚逐邪，泻肺行水，祛痰平喘。

主治：痰饮、咳喘、脘腹胀满、肺痈。

69.桃仁

《神农本草经》："主瘀血，血闭瘕邪气，杀小虫。"

性味归经：苦、甘，平。归心、肝、大肠经。

功效：活血祛瘀，润肠通便，止咳平喘。

主治：经闭痛经、癥瘕痞块、肺痈肠痈、跌扑损伤、肠燥便秘、咳嗽气喘。

70.红花

《神农本草经》："主产后血晕口噤，腹内恶血不尽绞痛，胎死腹中。"

性味归经：辛，温。归心、肝经。

功效：活血通经，散瘀止痛。

主治：经闭、瘀滞腹痛、跌打损伤。

71.蟅虫

《神农本草经》："主心腹寒热洗洗，血积癥瘕，破坚，下血闭。"

性味归经：咸、寒。有小毒。归肝经。

功效：破血逐瘀、续筋接骨。

主治：跌打损伤、血瘀经闭。

72. 水蛭

《神农本草经》："主逐恶血，瘀血月闭，破血瘕积聚，诸败血结滞之疾皆能除之。无子，恶血留于子宫则难孕。"

性味归经：咸、苦、平。有小毒。归肝经。

功效：破血通经，逐瘀消癥

主治：血瘀经闭、癥瘕痞块、中风偏瘫、跌扑损伤。

73. 虻虫

《神农本草经》："主逐瘀血，破下血积，坚痞，癥瘕，寒热，通利血脉及九窍。"

性味归经：苦、微寒。有小毒、归肝经。

功效：破血逐瘀、消癥散积。

主治：血瘀经闭、跌打损伤、瘀滞肿痛。

74. 地龙

《神农本草经》："主蛇瘕，去三虫、伏尸、鬼疰、蛊毒，杀长虫。"

性味归经：咸、寒。归肝、脾、膀胱经。

功效：清热定惊、平肝息风、通经活络、平喘利尿。

主治：高热、神昏、惊痫抽搐、关节痹痛、肺热喘咳。

75. 全蝎

《开宝本草》："疗诸风瘾疹及中风半身不遂，口眼㖞斜，语涩，手足抽掣。"

性味归经：辛、平。归肝经。

功效：息风镇痉，通络止痛、攻毒散结。

主治：肝风内动、痉挛抽搐、小儿惊风、中风。

76. 蜈蚣

《神农本草经》："主鬼注蛊毒，啖诸蛇虫鱼毒，杀鬼物老精，温虐，去三虫。"

性味归经：辛、性温、有毒。归肝经。

功效：息风止痉，解毒散结，通络止痛。

主治：主治急慢惊风、破伤风。

77. 薄荷

《神农本草经》："薄荷气味辛温无毒，主贼风伤寒，发汗恶气，心腹胀满、霍乱，宿食不消，下气，煮汁服，亦堪生食。"

性味归经：辛、凉。归肺、肝经。

功效：疏散风热，利咽透疹，疏肝解郁，清利头目。

主治：风热表证，头痛、头眩晕、目赤肿痛等。

78. 连翘

《神农本草经》："主寒热，鼠瘘，瘰疬，痈肿，恶疮，瘿瘤，结热，蛊毒。"

性味归经：苦、微寒。归心、肺、小肠经。

功效：清热解毒、消肿散结、疏散风热。

主治：痈疽、瘰疬、乳痈、风热感冒、温病初起、热淋涩痛。

79. 金银花

《神农本草经》："主外感风热、瘟病初起、疮疡疔毒、红肿热痛、便脓血。"

性味归经：甘、寒。归心、肺、胃经。

功效：清热解毒，疏散风热。

主治：疔疮、喉痹、丹毒、风热感冒、热毒血痢。

80. 淡竹叶

《神农本草经》："主咳逆上气，溢筋急，恶疡，杀小虫。"

性味归经：甘、淡；寒。归心、胃、小肠经。

功效：清热泻火、除烦止渴、利尿通淋。

主治：热病烦渴、口舌生疮、小便短赤涩痛。

81. 熟地黄

《本草衍义》: "地黄, 经只言干、生二种, 不言熟者。如血虚劳热, 产后虚热, 老人中虚燥热, 需地黄者, 若与生、干, 常虑其寒, 如此之类, 故后世改用熟者。"

性味归经: 甘, 微温。归肝、肾经。

功效: 补血滋阴、益精填髓。

主治: 阴虚血少、腰膝痿弱、劳嗽骨蒸、遗精、崩漏、月经不调、消渴、溲数、耳聋、目昏。

82. 苦参

《神农本草经》: "主心腹结气, 癥瘕积聚, 黄疸, 溺有余沥, 逐水, 除痈肿, 补中, 明目, 止泪。"

性味归经: 苦、寒。归心、肝、胃、大肠、膀胱经。

功效: 清热燥湿、祛风、杀虫、利尿。

主治: 湿疹、阴囊潮湿、白带、湿疮的皮肤瘙痒。外用可以用于滴虫性阴道炎。

83. 肉豆蔻

《神农本草经》: "主温中, 消食止泄, 治积冷心腹胀痛, 霍乱。"

性味归经: 辛、温。归脾、胃、大肠经。

功效: 温中行气, 涩肠止泻。

主治: 久泻不止、胃寒气滞、脘腹胀痛、食少呕吐。

84. 骨碎补

《神农本草经》: "主伤寒, 补不足, 金创痈伤, 折跌, 续筋骨, 妇人乳难。久服益气力。"

性味归经: 苦、温。归肝、肾经。

功效: 活血疗伤止痛、补肾强骨; 外用消风祛斑。

主治: 跌打闪挫、筋骨折伤、肾虚腰痛、耳鸣耳聋、牙齿松动、久泻。

85. 续断

《药性论》："主绝伤，去诸温毒，能通宣经脉。"
性味归经：苦、辛。归肝、肾经。
功效：补肝肾，强筋骨，续折伤，止崩漏。
主治：腰膝酸软、风湿痹痛、跌打损伤、崩漏经多、胎漏下血。

86. 杜仲

《神农本草经》："主腰脊痛，补中，益精气，坚筋骨，强志，除阴下痒湿，小便余沥。"
性味归经：甘、温。归肝、肾经。
功效：补肝肾、强筋骨、安胎。
主治：腰膝酸软、筋骨无力、头晕目眩、妊娠漏血、胎动不安。

87. 车前子

《神农本草经》："主气癃，止痛，利水道小便，除湿痹。"
性味归经：甘，寒。归肝、肾、肺、小肠经。
功效：清热利尿通淋，渗湿止泻，明目，祛痰。
主治：热淋涩痛、水肿胀满、暑湿泄泻、痰热咳嗽、目赤肿痛。

88. 车前草

《别录》："金疮，止血衄鼻，瘀血血瘕，下血，小便赤，止烦下气，除小虫。"
性味归经：甘，寒。归肝、肾、肺、小肠经。
功效：清热利尿通淋，祛痰，凉血，解毒。
主治：热淋涩痛、水肿尿少、暑湿泄泻、痰热咳嗽。

89. 乳香

《本草拾遗》："疗耳聋，中风口噤，妇人血气，能发酒，理风冷，止大肠泄澼，疗诸疮令内消。"
性味归经：辛、苦。归心、肝、脾经。

功效：活血定痛，消肿生肌。

主治：跌打损伤、痈肿疮疡、气滞血瘀、胸痹心痛、胃脘疼痛、痛经、产后瘀阻。

90. 没药

《药性论》："主打扑损，心腹血瘀，伤折跌损，筋骨瘀痛，金刃所损，痛不可忍，皆以酒投饮之。"

性味归经：辛、苦，平。归心、肝、脾经。

功效：散瘀定痛，消肿生肌。

主治：跌打损伤、痈肿疮疡、气滞血瘀、胸痹心痛、血瘀气滞之胃痛。

91. 五灵脂

《开宝本草》："主疗心腹冷气，小儿五疳，辟疫，治肠风，通利气脉，女子月闭。"

性味归经：苦、咸，甘。归肝经。

功效：活血止痛，化瘀止血。

主治：瘀血阻滞诸痛证、瘀滞出血。

92. 蒲黄

《神农本草经》："主心腹膀胱寒热，利小便，止血，消瘀血。"

性味归经：甘、平。归肝、心包经。

功效：止血，化瘀，通淋。

主治：吐血、衄血、咯血、崩漏、经闭痛经、血淋涩痛。

93. 升麻

《神农本草经》："主解百毒，杀百老物殃鬼，辟温疾，障，邪毒蛊。"

性味归经：辛、微甘。归脾、胃、大肠、肺经。

功效：发表透疹，清热解毒，升阳举陷。

主治：时气疫疠、头痛寒热、喉痛、口疮、斑疹不透。

94. 鳖甲

《神农本草经》："主心腹癥瘕，坚积，寒热，去痞息肉，阴蚀痔恶肉。"

性味归经：咸、微寒。归肝、肾经。

功效：滋阴潜阳，退热除蒸，软坚散结。

主治：阴虚发热、骨蒸劳热、阴虚阳亢、头晕目眩、虚风内动。

95. 蜀椒

《神农本草经》："主邪气咳逆，温中，逐骨节皮肤死肌寒湿痹痛，下气。"

性味归经：辛、温。归脾、胃、肾经。

功效：温中止痛，杀虫止痒。

主治：脘腹冷痛、呕吐泄泻、虫积腹痛、湿疹、阴痒。

96. 延胡索

《本草纲目》："活血，理气，止痛，通小便。"

性味归经：辛、苦、温。归肝、脾、心经。

功效：活血，行气，止痛。

主治：气血瘀滞，胸胁、脘腹疼痛，胸痹心痛，经闭痛经，跌打肿痛。

97. 木香

《神农本草经》："主邪气，辟毒疫温鬼，强志，主淋露。"

性味归经：辛、苦、温。归脾、胃、大肠、胆经。

功效：行气止痛，健脾消食。

主治：脾胃气滞、脘腹胀痛、食积不消、不思饮食、泻痢后重、胸胁胀痛、黄疸。

98. 郁金

《神农本草经》："主血积，下气，生肌止血，破恶血，血淋尿血。"

性味归经：苦、辛，性寒。归肝、胆、心经。

功效：活血止痛，解郁行气，凉血清心，利胆退黄。

主治：用于胸胁刺痛、胸痹心痛、经闭痛经、乳房胀痛、热病神昏、癫痫发狂、血热吐衄、黄疸尿赤。

99. 金钱草

《中药大词典》："治黄疸，水肿，膀胱结石，疟疾，肺痈，咳嗽，吐血，淋浊，带下，风湿痹痛，小儿疳积，惊痫，痈肿，疮癣，湿疹。"

性味归经：甘，咸、微寒。归肝、胆、肾、膀胱经。

功效：利湿退黄，利尿通淋，解毒消肿。

主治：湿热黄疸、胁肋胀痛、石淋、热淋，小便涩痛、痈肿疔疮，蛇虫咬伤。

100. 鸡内金

《神农本草经》："主上气咳逆，结气，喉痹，吐吸，利关节，补中益气。"

性味归经：甘，寒。归脾、胃、小肠、膀胱经。

功效：健胃消食、涩精止遗、通淋化石。

主治：食积不消、呕吐泻痢、通淋化石、遗精、石淋涩痛。

参考文献

［1］黄煌.经方的魅力［M］.北京：人民卫生出版社，2006.

［2］赵宇昊，史成和，陈绍红，等.麻杏甘石汤方证探讨[J].中国实验方剂学杂志，2010，16（15）：244-245.

［3］陈光，杨浩婕，张乙，等.从中医发热理论的发展谈中医的创新［J］.世界中医药，2015，10（8）：1250-1253.

［4］张艺伟，徐占兴.浅谈外感发热的中医证治［J］.辽宁中医药大学学报，2008，10（12）：12-13.

［5］曹颖甫.经方实验录［M］.北京：学苑出版社，2010.

［6］柳亚男.葛根汤的抗炎活性及其对 MAPK 和 NF-κB 炎性信号通路的调控机制 [D].烟台大学，2019.

［7］王文远.王氏平衡针疗法.[M].北京：中国中医药出版社，2018.

［8］王华.针灸学.[M].2版.北京：高等教育出版社，2013.

［9］刘星，王欢.中医刺血术发展史述略[J].山西中医学院学报，2001（03）：14-16.

［10］张瑜，吴勋仓.《黄帝内经》刺络放血疗法探析[J].陕西中医，2005（07）：703-704.

［11］钟超英.刺络放血法治疗痛症应用概况[J].广西中医药，2004（03）：1-4.

［12］黄伟.刺络放血疗法的源流与发展[J].中国民间疗法，2008（09）：3-4.

［13］苗彦霞，邢玉瑞，邢芳瑞.水针疗法治百病[M].北京：人民军医出版社，2004.

［14］邓朝霓，卢珊，李娟.承山穴注射黄体酮治疗输尿管结石绞痛30例[J].中国中医药现代远程教育.2015（22）：35-36.

［15］杨金生，王莹莹，赵美丽，等."痧"的基本概念与刮痧的历史沿革[J].中国中医基础医学杂志，2007（02）：104-106.

［16］杨敏，岳容兆，张沁，等．基于文献计量学探析单一刮痧疗法的临床病症谱［J］.护理研究，2019，33（08）：1320-324.

［17］曹星星，席瑾，缪丹，等．浅述刮痧的内涵与理论基础［J］.浙江中医药大学学报，2019，43（06）：559-561.

［18］金之剑．中医外治法的现代创新应用［N］.中国中医药报，2014-12-05（006）.

［19］黄捷平．中药封包配合艾灸治疗胃肠功能紊乱40例［J］.中国中医药现代远程教育，2016，014（017）：78-80.

［20］谭静．中药封包在急诊老年急性胃肠炎患者中的应用［J］.临床合理用药杂志，2020，13（04）：29-30.